Hatch Maietta

Kinästhetik

Frank Hatch Lenny Maietta

Kinästhetik®

Gesundheitsentwicklung und menschliche Aktivitäten

2., komplett überarbeitete Auflage

ELSEVIER URBAN & FISCHER

URBAN & FISCHER München

Zuschriften und Kritik an:
Urban & Fischer Verlag, Lektorat Pflege, Hackerbrücke 6, 80335 München

Wichtiger Hinweis
Die Erkenntnisse in der Medizin unterliegen laufendem Wandel durch Forschung und klinische Erfahrungen. Herausgeber und Autoren dieses Werkes haben große Sorgfalt darauf verwendet, dass die in diesem Werk gemachten therapeutischen Angaben (insbesondere hinsichtlich Indikation, Dosierung und unerwünschten Wirkungen) dem derzeitigen Wissensstand entsprechen. Das entbindet den Nutzer dieses Werkes aber nicht von der Verpflichtung, anhand der Beipackzettel zu verschreibender Präparate zu überprüfen, ob die dort gemachten Angaben von denen in diesem Buch abweichen und seine Verordnung in eigener Verantwortung zu treffen.

Bibliografische Information Der Deutschen Bibliothek
Die Deutsche Bibliothek verzeichnet diese Publikation in der Deutschen Nationalbibliografie;
detaillierte bibliografische Daten sind im Internet über http://www.d-nb.de abrufbar.

ISBN 978-3-437-31467-4

1. Auflage 1999
2. Auflage 2003

Übersetzung: Ute Villwock, Heidelberg; Elisabeth Brock, Kempten
Lektorat: Hilke Nüssler, München
Herstellung: Wolfram Friedrich; Christine Kosel, München
Satz: Kadja Gericke PROPRINT, Arnstorf
Druck und Bindung: Printforce, Alphen/NL
Umschlaggestaltung: SPIEZDESIGN, Neu-Ulm

Aktuelle Informationen finden Sie im Internet unter www.elsevier.com und www.elsevier.de

Inhaltsverzeichnis

Vorwort zur 2. Auflage

Dieses Buch wurde im Laufe des Jahres 1997 konzipiert, als das Thema Kinästhetik in der Pflege dabei war, in die Pflegeschulen der Schweiz und Deutschlands Eingang zu finden. Wir wollten beschreiben, wie kinästhetische Konzepte auf die Pflegeausbildung angewendet werden können. Das Werk sollte Lehrerinnen und Lehrer für Pflegeberufe, die kinästhetische Grund- und Aufbaukurse besucht hatten, dabei unterstützen, das Gelernte ihren Schülerinnen und Schülern weiterzugeben. Wir gingen davon aus, dass es in der Pflegeausbildung nicht nur um Patiententransfer und rückenschonende Methoden gehen sollte, sondern dass die Schulen auch an Grundlagenwissen über menschliche Bewegungen interessiert sind, weil Bewegung, Gesundheit und Wohlbefinden eng miteinander verbunden sind. In dieser Zeit prägten wir den Begriff „menschliche Aktivitäten" für alle Aktivitäten, die ein Leben ausmachen. Das geschah auch zum Teil in der Absicht, unseren eigenen Standpunkt zu definieren, um uns von denen, die von ATLs und anderen Aufzählungen von Pflegeaufgaben sprechen, zu unterscheiden. Wir wollten damals und möchten heute noch einmal darauf hinweisen, dass alles, was wir tun, unser Leben ausmacht. Dieses „Tun" ist das Ergebnis von Bewegung unserer Körper auf jeder Ebene. Wir sind der Meinung, dass Pflegende, aber auch alle anderen Personen, die anderen dabei helfen, ihre Gesundheit wiederherzustellen oder zu bewahren, bessere Arbeit leisten, wenn sie über ein solides Wissen über menschliche Bewegung und Aktivitäten verfügen, die aufgrund dieser Bewegung möglich sind.
Wir haben den Begriff „menschliche Funktionen" durch den etwas schlichteren Begriff „menschliche Aktivitäten" ersetzt, bei diesen Bemühungen aber festgestellt, dass wir einen der fruchtbaren Fehler gemacht hatten, die Wachstum auslösen und uns das Wesen der Welt um uns herum näher bringen. Es war ein Denkfehler, die Untergruppen einer Klassifizierung mit dem gleichen Wort zu bezeichnen wie die Klassifizierung selbst. Der Begriff „menschliche Funktionen" meint eine Klassifizierungstheorie, der verschiedene menschliche Aktivitäten zugeordnet sind. In dieser neuen Ausgabe haben wir überwiegend begriff-

liche Änderungen vorgenommen und unsere Nomenklatur korrigiert. Wir hoffen, der Leserschaft in ihrer Rolle als Personen, die anderen Menschen dabei helfen, ihre Lebensaktivitäten möglichst selbständig durchzuführen, die Anwendung der Kategorien der menschlichen Funktionen damit zu erleichtern.
Es hat sich herausgestellt, dass die erste Ausgabe dieses Buchs sowohl von erfahrenen Pflegekräften als auch von Lehrerinnen und Lehrern für Pflegeberufe und ihren Schülerinnen und Schülern gelesen und benutzt wurde. Wir freuen uns darüber und haben versucht, mit dieser neuen Ausgabe alle Pflegenden zu unterstützen, die daran interessiert sind, ihre Fähigkeit, Probleme der menschlichen Funktionen zu erkennen und zu lösen, zu verbessern. Wir haben keine neuen Aktivitäten hinzugefügt, weil wir glauben, dass die erforderlichen, spezifischen Fertigkeiten nur aus der Anwendung der verschiedenen kinästhetischen Konzepte auf reale Pflegesituationen erwachsen können und die Leserschaft dabei auf eigene Erfahrungen zurückgreifen muss.
Wir empfehlen unseren Leserinnen und Lesern auch diesmal, sich für die Lernaktivitäten, die in jedem Kapitel des Buchs empfohlen werden, genügend Zeit zu nehmen, weil nur so das Wissen verinnerlicht werden kann. Die Fertigkeit, die Durchführung menschlicher Aktivitäten zu analysieren, wird sich dann aufgrund eigener, durch Erfahrungen erhärteter Annahmen entwickeln können.
Wegen der manchmal etwas ungewöhnlichen Terminologie der Kinästhetik haben wir dieser zweiten Auflage ein Glossar angefügt. Es erklärt, was die Begriffe des speziellen „Jargons" der Kinästhetik bedeuten.

Frank Hatch und Lenny Maietta,
Santa Fe, Sommer 2002

Vorwort zur 1. Auflage

Dieses Buch beschreibt all jene Interaktionen, die zwischen professionell Pflegenden und ihren Patienten stattfinden. Vor fast 20 Jahren beklagte der Anthropologe *Gregory Bateson*, dass „es bis heute (1979) noch immer keine konventionelle Möglichkeit gibt, die Phänomene der biologischen Organisation und der menschlichen Interaktion zu erklären oder überhaupt zu beschreiben". Seitdem sind wir auf unserem Weg ein großes Stück vorangekommen. Drei Jahrhunderte lang haben die Physiker das wissenschaftliche Denken dominiert. In ständigem Bemühen um die Wahrung der Objektivität haben sie versucht, die gegenseitigen Beziehungen der Menschen so zu erklären wie ein Felsbrocken, der mit einem anderen verbunden ist. Aber die Physik als solche ist nicht in der Lage zu beschreiben, wie lebende Systeme interagieren. Langsam aber sicher sind Schreiber, Denker und Praktiker von der anmaßenden Autorität der naturwissenschaftlich dominierten Wissenschaft abgerückt. Die Interaktionen lebender Systeme werden nun in zunehmendem Maße als entscheidender Prozess betrachtet, der sich grundlegend von den Interaktionen der Planeten, chemischer Stoffe und anderer Elemente unterscheidet.

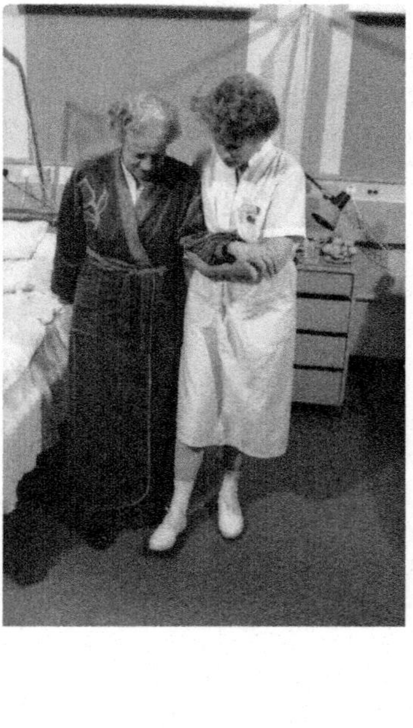

Abb. 1
Die Pflegende unterstützt die Patientin beim Gehen.

Es ist notwendig, zwischen der Natur der physischen Dinge (Materie) und der der lebenden Körper (Verhaltenssystemen) zu differenzieren. Wird dieser Unterschied nicht verstanden, ist die fast vermeidliche Folge, dass die Pflegenden ihre Patienten herum heben und tragen wie Gepäckstücke. Wird keine Differenzierung zwischen dem Bewegen des Gewichtes von Objekten und lebenden biologischen Systemen vorgenommen, dann werden sowohl

Pflegende als auch Patienten gleichermaßen zu Objekten der Aktion des anderen. Dies führt u.a. zu arbeitsbedingten Rückenverletzungen.
Noch gravierender ist die Tatsache, dass auf diese Weise Gelegenheiten verpasst werden, Gesundheit sowohl bei den Patienten als auch bei den Pflegenden zu fördern. Um diesem Missverständnis und seinen ungesunden Folgen vorzubeugen, sollten Pflegende unserer Meinung nach den Unterschied zwischen den Interaktionen von materiellen Objekten und Interaktionen von Menschen verstehen. Dieses Buch behandelt vorwiegend den zweiten Aspekt mit dem Ziel, den Lesern den hier relevanten Kontext zu veranschaulichen, was unserer Ansicht nach einen grundlegenden Wandel in der Einstellung zur Rollenfunktion der professionellen Gesundheitspflege darstellt.
Wir haben einen großen Teil der letzten 25 Jahre dazu verwendet, uns mit den Zusammenhängen zwischen Gesundheit, menschlicher Bewegung und menschlichen Aktivitäten zu beschäftigen. Die Natur der Körperbewegungen, ihr Spielraum, ihre Dynamik sowie zeitliche Faktoren waren dabei zentraler Fokus. Menschliche Bewegung ist natürlich kein abstraktes Phänomen. Sie erfolgt stets mit dem Ziel einer sinnvollen Funktion. Um diese Aktivitäten vollständig zu verstehen, war uns das Studium der Verhaltenskybernetik nützlich. Dies ist ein Bereich, der detailliert beschreibt, wie wir unser Verhalten durch Bewegung organisieren, wie wir diese Bewegung erfahren und uns auf der Grundlage unserer Erfahrung weiterbewegen. Man bezeichnet dies als Theorie der Feedback-Kontrolle. Dabei handelt es sich um ein bahnbrechendes Konzept zum Verständnis der Interaktionen zwischen den einzelnen Teilen lebender Systeme. Mit Hilfe der Feedback-Kontrolle können die menschlichen Aktivitäten detailliert beschrieben werden. Pflegende sowie andere Gesundheitsprofessionen benötigen ein ausreichendes Verständnis der menschlichen Aktivitäten, damit sie Patienten helfen können, die bei der Interaktion verschiedener Teile ihres Körpers Probleme haben. Nur dann können sie die Patienten nachhaltig dabei unterstützen, jene Basisfunktionen durchzuführen, welche für ihren Gesundheitszustand förderlich sind. Dieses Buch soll unser aktuelles Verständnis demonstrieren, menschliche Aktivi-

täten und die spezifischen Bewegungen zu beschreiben, die diese erst möglich machen.

Wir möchten allerdings vermeiden, „richtige" oder „falsche" Interaktionsformen mit Patienten zu beschreiben. Diese muss letztendlich jeder Einzelne selbst bestimmen. Unserer Meinung nach werden Sie, wenn Sie über die ganze Bandbreite aller Möglichkeiten für eine bestimmte Interaktion informiert sind, gemeinsam mit Ihrem Patienten zum Wohle aller Beteiligten agieren können. Darüber hinaus sind wir überzeugt, dass grundlegende Informationen über die menschlichen Aktivitäten von sämtlichen Gesundheitsprofessionen in ihrer Praxis sinnvoll angepasst werden können: von Pflegenden, wenn sie Patienten helfen sowie von verschiedenen Therapeuten und Ärzten bei ihrer Diagnostik und der Ausführung dem jeweiligen Spezialgebiete entsprechender Interventionen. Wir hoffen, dass dieses Buch dazu beitragen kann, dass alle Kolleginnen und Kollegen, die in der Gesundheitspflege tätig sind, aus dem gleichen Blickwinkel jene Rolle verstehen, die die menschliche Funktion bei der Entwicklung von Gesundheit spielt.

Abb. 2 Menschliche Funktion und spezifische Bewegung.

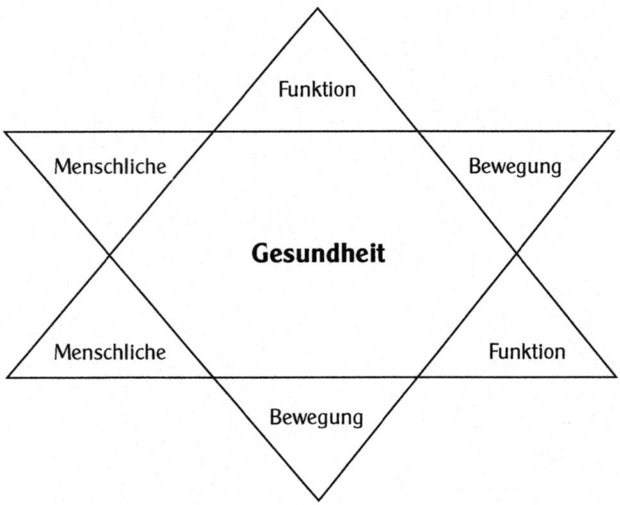

Kinästhetik und Gesundheitsentwicklung

Die Kinästhetik in den Pflegeprogrammen ist nicht immer als Beitrag zur Förderung der Gesundheitsentwicklung von Patienten wie auch vom Gesundheitspersonal verstanden und berücksichtigt worden. Als die Kinästhetik-Kurse Mitte der 80er Jahre erstmals für die berufsbegleitende Fortbildung der Pflegenden in der Schweiz und in Deutschland angepasst wurden, schien das Hauptinteresse lediglich der erhofften Wirkung zu gelten, welche dieser Kurse für die Reduzierung von arbeitsbedingten Rückenverletzungen bei Pflegenden beitragen würden. Wir führten eine inoffizielle Studie über all jene Pflegenden durch, die sich zwischen 1994 und 1997 in die kinästhetischen Pflegekurse für Fortgeschrittene eingeschrieben hatten. Von ihnen gaben insgesamt 70% an, dass das Auftreten von Schmerzen und Verletzungen durch Heben und Tragen von Patienten bereits dadurch reduziert worden war, dass sie an einem Kinästhetik-Grundkurs in der Pflege teilgenommen hatten.

Diese nur auf die Aspekte der Vorbeugung gegen Verletzungen konzentrierte Aufmerksamkeit in den Pflegekursen für Kinästhetik war für uns eine Überraschung. Wir hatten zwar von Anfang an beabsichtigt, auch solche praktischen Fähigkeiten zu unterrichten, die aus unserer Sicht Verletzungen bei Pflegenden verhindern können. Doch eigentlich bestand unserer primäre Absicht darin, ein Programm vorzustellen, das einen Beitrag zu den Fähigkeiten der Patienten zur Gesundheitsentwicklung leistet. Es hat schon etwas länger gedauert, bis die Kinästhetik-Programme als effektive Möglichkeit anerkannt wurden, Patienten bei der Entwicklung ihrer Gesundheit eine Hilfestellung zu bieten. Mit kinästhetischen Fähigkeiten vermeiden Pflegende nicht nur Arbeitsverletzungen, sie verbessern auch ihren professionellen Status. Dies basiert darauf, dass sie bei der Hilfe, die sie Patienten leisten, um gesund und selbständig zu werden, höchste Effektivität erzielen.

Kinästhetik und die Krise der Gesundheitspflege

Als wir dieses Buch schrieben, konnten wir fast täglich den Zeitungsüberschriften in ganz Europa wie auch in Amerika entnehmen, dass sich die Gewährleistung von Gesundheitspflege und besonders von professioneller Pflege in einer kritischen Situation befindet. Die immer wieder aufgeführten Gründe reichten von finanziellen Krisen über Bevölkerungskrisen, politische und soziale Krisen, Personalkrisen bis hin zu Know-how-Krisen. Solange wir schon versuchen, im Gesundheitsbereich eine Rolle für die Kinästhetik zu definieren, erregten diese Krisenzustände regelmäßig unsere Aufmerksamkeit. Und wie es aussieht, wird sich diese „Not"-Situation so bald nicht zum Positiven wenden.
Trotzdem stellen die Kinästhetik-Programme den entschlossenen Versuch dar, Dienstleistungen anzubieten, welche auf die Verbesserung der Kompetenzen von Pflegenden abzielen. Die Anwendung der Konzepte und Fähigkeiten, die in den Kinästhetik-Programmen vorgestellt worden, fördern den Gesundheitszustand sowohl von Pflegenden als auch von Patienten. Die Theorie und die Praxis der Kinästhetik basieren auf einer wissenschaftlichen Erklärung, was Gesundheit ist und wie sie entsteht. Die Forschung und das theoretische Rahmenwerk – die Studie der Feedback-Kontrolle von lebenden Systemen – stammen aus der Verhaltenskybernetik. Diese moderne Verhaltenswissenschaft bietet fundierte Strategien, mit deren Hilfe Gesundheit auf jeder Stufe individueller Aktivitäten, in Familien und anderen sozialen Gruppierungen sowie in den Institutionen der Gesundheitspflege gefördert werden kann.

Anwendung des Buches

Die zentrale Hypothese dieses Buches beruht auf der Annahme, dass jeder Mensch durch sein Verhalten eigene Erfahrungen erwirbt. Unserer sensorischen Systeme registrieren die Wirkung von Aktivitäten auf unsere Sinnesorgane und wir nutzen diese Informationen zur Steuerung unserer weiteren Aktionen. Jeder Mensch nutzt seine sensorischen Ressourcen im Lernprozess auf eine andere Weise. Beim Lernprozess lernen wir, wie wir die

Wirkung, die unsere Anstrengungen auf unsere Sinne haben, kontrollieren können. Damit dies effektiv erfolgten kann, müssen wir unsere eigenen Lernprozesse aktiv kontrollieren.
Wir haben dieses Buch so konzipiert, dass Sie eine Kontrolle über Ihren Lernprozess erhalten. Zuerst werden die zugrunde liegenden Ideen und Konzepte vorgestellt. Danach schlagen wir Aktivitäten vor, die Ihnen helfen werden, jedes dieser Konzepte mittels eigener Erfahrung zu verstehen. Und abschließend stellen wir themenbezogene Fragen, mit deren Hilfe Sie evaluieren können, was Sie verstanden haben. Wir möchten Sie bestärken, dieser Intention auch zu folgen, die Aktivitäten durchzuführen und die Fragen zu beantworten. Die daraus gewonnenen Erkenntnisse werden Ihnen eine sichere Grundlage für die kreative Anwendung dieser Vorstellungen in der Pflege bieten. Sie werden lernen, allen Bewegungsprozessen, die Sie selbst zur Ausführung von menschlichen Aktivitäten einsetzen, Aufmerksamkeit zu schenken. Unsere individuelle Bewegungsfähigkeit ist unsere Hauptressource, wenn wir Patienten dabei helfen wollen, ihre täglichen Aktivitäten auszuführen.

Geleitwort

Es gibt Zeiten, die von Stagnation gekennzeichnet sind und andere, die geprägt sind von neuen Impulsen und Erkenntnissen. Die 80er und 90er Jahre zählen zu den letzteren. Die Pflege im deutschsprachigen Raum befand sich in einem Umbruchprozess, der bis heute anhält. Neben der Auseinandersetzung mit dem Pflegeprozess in allen Ländern wurden Pflegetheorien zur Grundlage und zur Erläuterung pflegerischen Handelns eingesetzt. Pflegediagnosen dienten und dienen auch heute der Einschätzung des gesundheitlichen Zustandes eines Menschen und des sich daraus ergebenden Pflegebedarfs.
Qualitätsfördernde Maßnahmen hielten Einzug in den beruflichen Alltag. Als besonders bedeutsam stellte sich die Verlagerung des Arbeitsfeldes in den häuslichen Bereich dar. Hierauf waren viele beruflich Pflegende nicht ausreichend vorbereitet. Hilfsmittel waren nicht mehr so rasch verfügbar, ebenso konnte nicht auf eine zweite Person zurückgegriffen werden, die einem bei der Pflege zur Seite stand.
Ritualisierte Handlungen wurden und werden zunehmend hinterfragt, es wird nach wissensgestützten Maßnahmen in der Pflege gesucht.
Trotz der besonders theorielastigen Auseinandersetzung in dem Entwicklungsprozess der professionellen Pflege konnte erstmals gleichzeitig eine deutlich spürbare Auseinandersetzung mit dem direkten Handeln in diesem Beruf beobachtet werden.
So wurde im Bereich der menschlichen Bewegung neben den Erkenntnissen der Rückenschulen, die zumeist keine Pflegenden besonders begeisterten, vermehrt mit dem Ansatz von Bobath gearbeitet. Grundlegende, allgemeingültige Erkenntnisse für viele Pflegesituationen waren noch nicht vorhanden.
Dies änderte sich mit der Entwicklung des Konzeptes Kinästhetik für die Pflege. Es bildet im Rückblick einen der Momente, der einer Berufsgruppe wesentliche Impulse zur Weiterentwicklung gegeben hat.
Plötzlich war eine Möglichkeit vorhanden, menschliche Bewegung besser verstehen zu lernen und dieses Wissen in die Interaktion mit dem Betroffenen einfließen zu lassen.

Das Konzept unterstützte deutlich spürbar den eingeleiteten Paradigmawechsel in der professionellen Pflege, von der Abhängigkeit zur Autonomieförderung der Betroffenen.
Die Kinästhetik hielt genau zu dem Zeitpunkt Einzug in die Pflege, an dem die theoretischen Erörterungen dringend einer praktischen Entsprechung bedurften. Es musste spürbar werden, daß der Haltungswechsel in den Köpfen der Pflegenden begann und sich dies auf ihre eigene Bewegung auswirkte. Den Focus auf die Fähigkeiten der zu pflegenden Menschen richten zu können und nicht nur auf ihre Defizite, hierzu hat das Konzept Großartiges geleistet. Bewegungseingeschränkte Menschen wurden für bewegungsfähig erklärt, in ihre Alltagsgestaltung aktiv einbezogen und damit der Weg für Lernsituationen geöffnet.
Vielen Menschen ist seit dieser Wende eine für sie sinnvolle Möglichkeit der Bewegungsentwicklung und -unterstützung zuteil geworden. Dies hat Auswirkungen auf ihren Genesungsprozess und auf die Gestaltung ihres Lebens auch bei schwerster Beeinträchtigung.
Beide Autoren haben, als ich sie vor 15 Jahren kennenlernte, sicherlich nicht daran gedacht, dass ihr Konzept eine so grundlegende und weitreichende Bedeutung für pflegebedürftige Menschen entwickeln würde. Das Konzept entwickelte sich Schritt für Schritt mit ihnen weiter, hierbei waren nicht zuletzt die Menschen hilfreich, die sich mit auf den Weg machten, die Kinästhetik in die verschiedenen Felder der Pflege zu übertragen.
Inzwischen ist es in die Curricula der Ausbildungen eingeflossen, spezifische Weiterbildungen können durchlaufen werden, erste Forschungsergebnisse liegen vor. Dabei ist besonders das Augenmerk auch auf die interdisziplinäre Zusammenarbeit gerichtet. In einer Zeit, in der die Verweildauer in einer Klinik immer kürzer wird, der Genesungsprozess sich jedoch deshalb nicht beschleunigt, ist es von entscheidender Bedeutung zu wissen, über welche Bewegungsfähigkeiten Menschen verfügen, die der Pflege bedürfen oder die diese geben.
Es ist ein Glück, dass die Autoren mit Energie, Durchhaltevermögen und analytischer Reflektion an diesem Konzept konse-

quent weitergearbeitet haben. Ich hoffe, dass es eine große Verbreitung erfährt, damit Menschen in schwierigen gesundheitlichen Situationen die Möglichkeit haben auf Menschen zu treffen, die ihnen mittels dieses Wissens und Könnens eine adäquate Begleitung in dieser Zeit sind.

Christel Bienstein,
Schermbeck, Sommer 2002

1 Einleitung: Gesundheitsentwicklung in der professionellen Pflege

1.1 Was tun professionell Pflegende?

Ziel dieses Buches ist es, eine Rolle der Gesundheitsentwicklung für diejenigen zu beschreiben, die professionelle Pflege praktizieren. Viele Rollenfunktionen, denen Pflegende gerecht werden sollen, sind helfende Funktionen für andere Gesundheitsberufe. Sie assistieren bei medizinischen Verfahren, und sie sollen die speziellen Behandlungen von anderen Therapeuten unterstützen. Man erwartet von ihnen, dass sie sich den psychischen Bedürfnissen der Patienten widmen. Eine weitere Aufgabe der professionell Pflegenden besteht darin, die Pflege so zu strukturieren, dass sie die Bemühungen aller Kollegen in der Gesundheitspflege koordinieren und verbinden. Pflegende leisten in all den genannten Bereichen der Gesundheitspflege einen wichtigen Beitrag. Doch jeder Bereich ist gleichzeitig die Domäne von Spezialisten, die für die Tätigkeit in dem jeweiligen Praxisbereich als maßgebliche Autoritäten ausgebildet wurden. Worin besteht also in diesem Kontext die besondere, einzigartige Rolle der Pflegenden? Was tun sie, wofür andere Kollegen im Bereich der Gesundheitsversorgung nicht ausgebildet sind? Welche Rolle in der Gesundheitspflege können die Pflegenden eindeutig für sich in Anspruch nehmen? Und – in einer abschließenden Analyse – welche einzigartige Funktion wird von Pflegenden ausgeführt, für die sie in ihrem Beruf Verantwortung tragen?

1.2 Was also tun professionell Pflegende?

Pflegende helfen Menschen, all jene Aktivitäten auszuführen, die sie aufgrund von Krankheit, Verletzung oder Behinderung nicht alleine bewältigen können. Pflegende unterstützen Menschen, sich hinzulegen, aufzusetzen, aufzustehen und sich zu bewegen, ganz unabhängig vom Grund ihrer Einschränkung. Pflegende sind Patienten bei ihrer Körperpflege sowie beim An- und Auskleiden behilflich. Sie assistieren ihnen beim Essen und Trinken

und selbst beim Atmen. Pflegende leisten effektive Hilfe z.B. bei der Ausscheidung, beim Spucken, Husten oder Erbrechen. Pflegende stehen Patienten darüber hinaus bei der Artikulation ihrer körperlichen, mentalen und emotionalen Bedürfnisse zur Seite und helfen ihnen, ihre alltäglichen Aktivitäten zu verrichten. Pflegende stehen Menschen bei, mit ihren Schmerzen, Ängsten und Phantasien umzugehen.
Dies ist keine erschöpfende Aufzählung, doch wird hier das breit gefächerte Spektrum von Aktivitäten deutlich, für die Pflegende im Unterschied zu anderen Kollegen des Gesundheitsbereichs verantwortlich sind. Zumindest definieren Letztere ihre professionelle Funktion nicht auf der Grundlage dieser Aktivitäten. Die Mitglieder sämtlicher Gesundheitsberufe leisten einen Beitrag zur Heilung der Patienten. Häufig ist das Kern-Curriculum für die Ausbildung jeder einzelnen Profession durchaus vergleichbar. Doch hat letztendlich jede ihre eigene Funktion, ansonsten wären schon die unterschiedlichen Bezeichnungen nicht erforderlich. Der Unterschied liegt nicht nur in der Dauer oder Genauigkeit der Ausbildung jedes Berufes. Die Ärzte praktizieren die medizinische Versorgung und die anderen Therapeuten führen ihre Behandlungen durch, seien sie körperlicher oder mentaler Natur. Pflegende sind nicht einfach unzureichend ausgebildete Ärzte. Sie sind auch keine „Wochenend-Therapeuten", von denen man erwarten könnte, sie führten die Therapien weiter fort, wenn die Therapeuten frei haben. Das heißt jedoch nicht, dass die Pflegenden nicht wissen müssen, wie sie die Funktionen ihrer Kollegen unterstützen können. Es ist vielmehr offensichtlich, dass sie ihre Fähigkeiten und Kenntnisse definieren müssen, die sie von denen ihrer Berufskollegen unterscheiden. Die Pflegenden erfüllen bei ihrer Hilfe für Patienten, ihre täglichen menschlichen Aktivitäten auszuführen, eine einzigartige Rollenfunktion, für die keine andere Profession ausgebildet ist. Dieses Buch wird zeigen, dass dies absolut kein triviales Unterfangen ist.

1.3 Was meinen wir mit Gesundheit?

Wir betrachten Gesundheit als einen **dynamischen Prozess,** der sich über die gesamte Lebenszeit eines Menschen erstreckt. Es ist der natürliche Zustand des Lebens. Genau wie sich Leben entwickelt, ist auch Gesundheit etwas, das eine Entwicklung durchläuft. Gesundheit ist auch ein erlerntes Verhalten. Nicht unbedingt auf der Basis von Lernprozessen, wie sie in der Schule stattfinden, sondern eher aus der Erfahrung und durch „trial and error" (Ausprobieren). Es handelt sich um einen Status, der kontinuierlich praktiziert und verbessert wird. Was dabei erlernt und stetig weiterentwickelt wird, ist die Interaktionsfähigkeit von Zellen, Geweben, Organen, inneren Prozessen, Personen, Gruppen von Personen sowie von Menschen mit anderen Lebewesen. Diese **Interaktionen** führen zur Bewegung von Materie und zu einem Austausch von Information auf jedem denkbaren Niveau. Gesund zu sein, bedeutet nicht nur, dass Interaktionen stattfinden, sondern auch, dass Wachstum und in zunehmendem Maß kompetentes Verhalten entsteht.
Wir führen diese Interaktionen der Gesundheitsentwicklung anhand von ständigen Aktivitäten und Funktionen aus, die unser Leben ausmachen. Die Anstrengungen und Bewegungen, die wir ausüben, verursachen bei Zellen und Organen Interaktionen, wodurch die Energie für derartige Anstrengungen freigesetzt wird. Die zeitliche und räumliche Übereinstimmung der einzelnen Bestandteile auf jeder Ebene, vom zellulären bis zum sozialen Niveau, basiert auf den Bewegungen, die im Verlauf der Durchführung gewöhnlicher menschlicher Aktivitäten, z.B. Sitzen, Positionsveränderung, Essen oder Atmen, ausgeübt werden.
Die Gesundheitsentwicklung ist für jeden von uns ein Prozess, durch den unsere bestehenden Fähigkeiten und Funktionen stetig verbessert und optimiert werden. Für die meisten Menschen ist dies ein natürlicher Prozess, häufig im Verlauf des gesamten Lebens. Wenn es jedoch zu Unfällen kommt oder wenn die Prozesse unserer Gesundheitsentwicklung nicht mehr ausreichen, diese Gesundheit zu erhalten, werden wir hilfsbedürftig, wir werden zu Patienten. Dieses Buch wird sich darauf konzentrie-

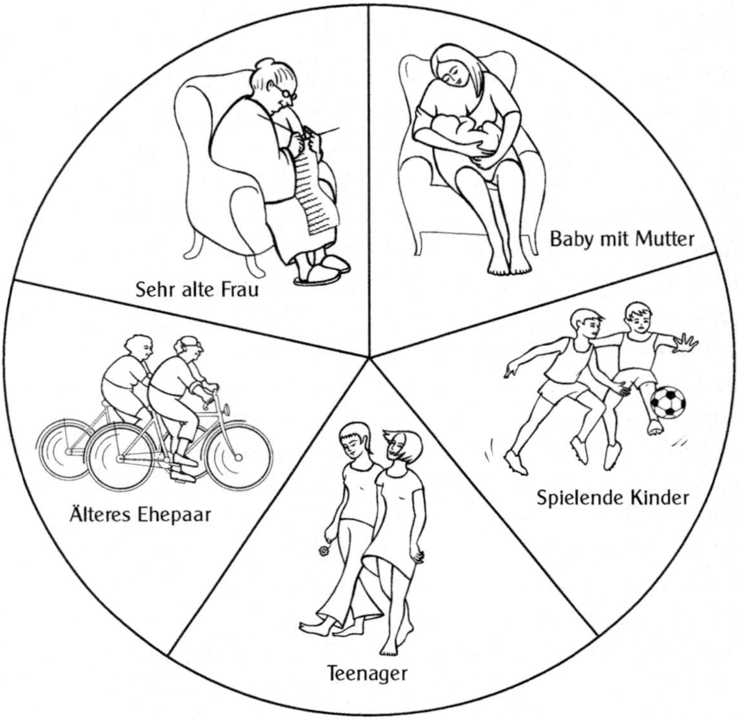

Abb. 1.1 Lebenszyklen: Gesundheitsentwicklung ist ein Prozess, der während des gesamten Lebens abläuft.

ren, was Pflegende tun können, um Patienten zu helfen, ihre Aufmerksamkeit auf jene gesunden Ressourcen und bestehenden Fähigkeiten zu richten, die trotz Krankheiten oder nach Unfällen noch verfügbar sind. Auf diese Weise werden die nicht mehr funktionierenden Elemente, also die Defizite, im Kontext des normalen Prozesses der Gesundheitsentwicklung weniger bedeutungsvoll.

1.4 Wie kann man Gesundheit entwickeln?

In Kapitel 2 wird eine Theorie und Beschreibung von Gesundheit als ein im Verlauf des Lebens erlerntes und entwickeltes Verhalten vorgestellt, das durch aktive Bewegung und Interaktionen gefördert wird. Wir entwickeln Gesundheit durch Normalisierung und Optimierung der Interaktionen zwischen den verschiedenen Teilen unseres Körpers. Dieser Normalisierungsprozess findet auch als Folge der Interaktionen statt, die Pflegende mit ihren Patienten aufnehmen, wenn sie ihnen helfen, ihre normalen Alltagsfunktionen auszuführen. Auf diese Weise können Pflegende eine einzigartige und zentrale Rolle in jenem Prozess spielen, wenn sie Patienten bei der Entwicklung ihrer Gesundheit helfen.

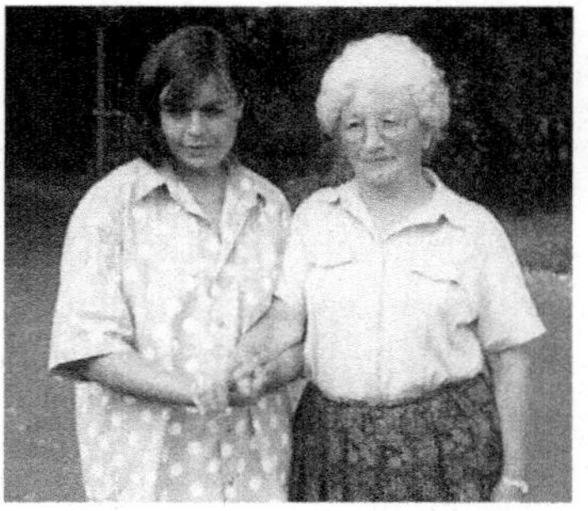

Abb. 1.2
Die Pflegende unterstützt die Bewohnerin eines Pflegeheimes beim Gehen.

1.5 Anwendung der Kinästhetik in der professionellen Pflege

Die Pflegenden können eine bedeutende Funktion in der Gesundheitsentwicklung übernehmen, wenn sie Fähigkeiten und Gewohnheiten entwickeln, um diejenigen gesunden Ressourcen zu aktivieren, welche selbst beim schwerstkranken Patienten noch vorhanden sind. Nur dann können sie Patienten helfen, diese Ressourcen auch weiterzuentwickeln.
Grundvoraussetzung hierfür ist allerdings, dass die Pflegenden die ganze Bandbreite der Ressourcen kennen, die die menschlichen Aktivitäten darstellen. Dies ist das grundlegende Thema der Interaktions- und Bewegungskonzepte, die in der Kinästhetik vorgestellt werden. **Kinästhetik** ist das Studium der Bewegung und der Wahrnehmung, die wiederum aus der Bewegung entsteht – sie ist die **Lehre von der Bewegungsempfindung.** Wir werden die Konzepte der Kinästhetik in Kapitel 3 vorstellen und sie mit den pflegerischen Fähigkeiten in Beziehung setzen.

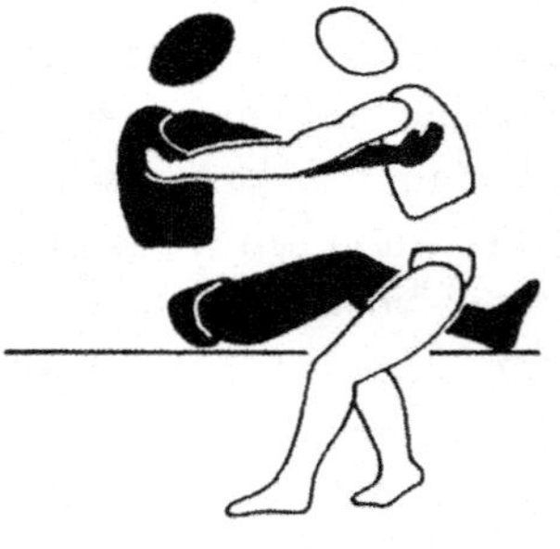

Abb. 1.3
Kinästhetik in der Pflege hat zum Ziel, die Bewegungen von Menschen zu erleichtern, Ressourcen zu erkennen und damit die Gesundheit zu fördern und die Betroffenen in ihrer Selbständigkeit zu unterstützen.

1.6 Menschliche Funktionen

Ausgestattet mit pflegerischen Kompetenzen und einer Philosophie ihrer Anwendung sollten Pflegende noch lernen, wie die wesentlichen menschlichen Aktivitäten organisiert sind und wie sie ausgeführt werden. In Kapitel 4 beschreiben wir die funktionalen Details zahlreicher Aktivitäten, die Pflegende bei ihrer Unterstützung der Patienten ausführen müssen. Wir diskutieren daran anschließend, welche Bedeutung dies für die pflegerische Praxis hat. Wir stellen Überlegungen für die Pflege in Verbindung mit allen wesentlichen menschlichen Aktivitäten an. Und zum Schluss werden wir natürlich auch einige Aktivitäten beschreiben, die Ihnen helfen, das **Konzept der Menschlichen Funktionen** (☞ 3.6) besser zu verstehen. Hierdurch werden die Pflegenden auch die Fähigkeit entwickeln, anderen bei deren Ausübung zu helfen. Mit Hilfe dieser Kenntnisse und Fähigkeiten werden sie Patienten so in ihrer Bewegung unterstützen können, dass diese ihr Engagement auf ihre gesunden Aktivitäten richten, welche ihre Gesundheit ausmachen.

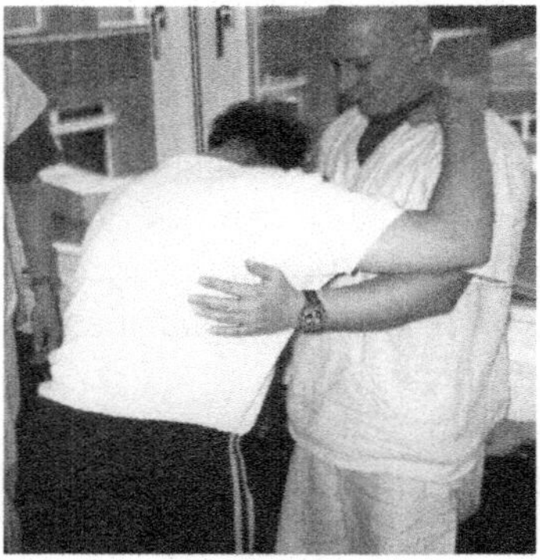

Abb. 1.4 Die Pflegeperson unterstützt den Patienten beim Aufstehen.

Wir sind überzeugt, dass diese Vorstellungen für die pflegerische Praxis ein ganz anderes Rollenverständnis definieren werden als dasjenige, welches die Profession Pflege bisher dominiert hat, immerhin mit einigen bemerkenswerten Ausnahmen seit ihrer Einführung in unserer modernen Welt. Die Versorgung von kranken und schwachen Menschen, bei der sich die Aufmerksamkeit vorwiegend darauf konzentriert, was bei ihnen nicht mehr „funktioniert", zieht ernsthafte Begrenzungen nach sich. Sich lediglich um ein Defizit zu kümmern, ist eigentlich „viel Lärm um nichts". Denn tatsächlich kann der Einzelne beim Umgang mit Defiziten nicht viel tun, außer vielleicht Mitleid zu haben und darüber besorgt zu sein. Ganz bestimmt können

Defizite jedoch nicht in der gleichen Weise entwickelt werden wie Ressourcen, nämlich zu positiven und gesundheitsfördernden Fähigkeiten.

1.7 Wissenschaftliche Grundlagen der Kinästhetik

Abschließend wird in Kapitel 5 eine Synopsis der verhaltenskybernetischen Forschung und Literatur vorgestellt, welche einen besonderen Einfluss auf die Entwicklung der Kinästhetik im Allgemeinen und das kinästhetische Pflegeprogramm im Besonderen genommen haben.

2 Wie erfolgt die Entwicklung von Gesundheit?

Was ist Gesundheit? Was ist Krankheit?

Dies sind essentielle Fragen für die in der Gesundheitspflege professionell Tätigen. Wie Sie selbst als Pflegeperson diese Fragen beantworten, wird bestimmen, auf welche Weise Sie Gesundheitspflege leisten. Ein Automechaniker setzt sich mit seiner Arbeit an einem kaputten Motor anders auseinander, als ein Gärtner mit seinen verwelkten Tulpen. Jeder hat eine andere Annahme, wodurch dieser Schaden entstanden sein könnte. Und demzufolge ergreift jeder eine andere Initiative. Der Mechaniker wird die betroffenen Teile reparieren oder neue kaufen und sie installieren. Der Gärtner wird seinen Tulpen Wasser und vielleicht etwas Schatten geben, damit sie sich wieder erholen und weiter wachsen können. Ihre Annahmen über Gesundheit und Krankheit haben darüber hinaus auch Konsequenzen für Ihre eigene Gesundheit. Letztendlich entscheiden Sie selbst, ob Sie die Gesundheitspflege als Mechaniker oder als Gärtner praktizieren.

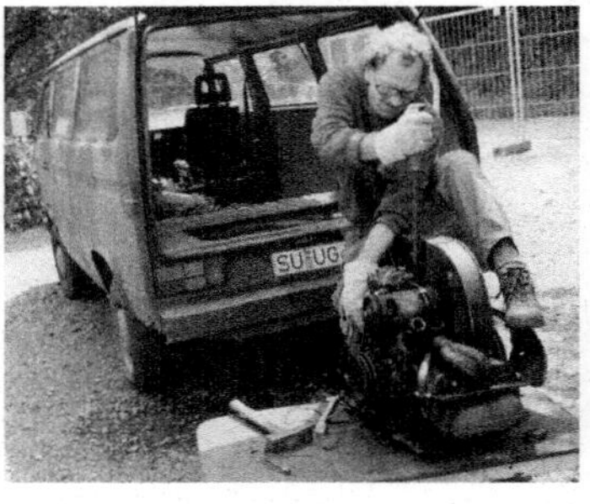

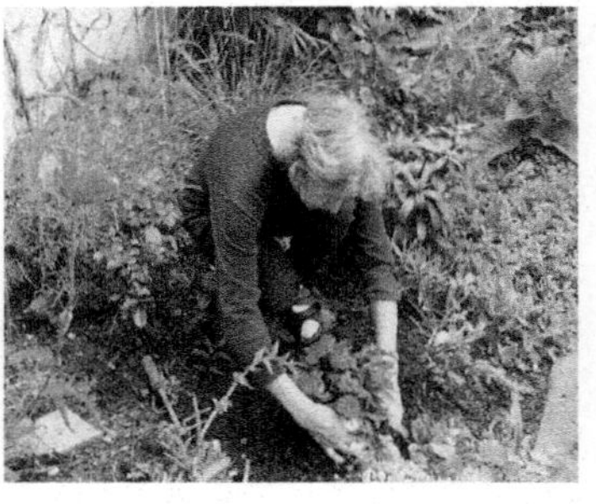

Abb. 2.1 und 2.2 Letztendlich entscheiden die Pflegenden selbst, ob sie Gesundheitspflege als Mechaniker oder als Gärtner praktizieren.

Ist Gesundheit etwas, das Ärzte und Pflegende ihren Patienten liefern, wie z.B. eine Pizza, die nach Hause geliefert wird? Ist Gesundheit ein natürliches Geschenk? Kann sie repariert werden? Ist Krankheit einfach eine schlechte Gesundheit – in der Art, wie der Gegensatz zwischen Glück und Unglück? Was kann man von Ihnen, von anderen Pflegenden, von Therapeuten oder von Ärzten als Maßnahmen im Umgang mit Gesundheit oder Krankheit erwarten? Was erwartet die Gesellschaft von Ihnen als Pflegeperson?

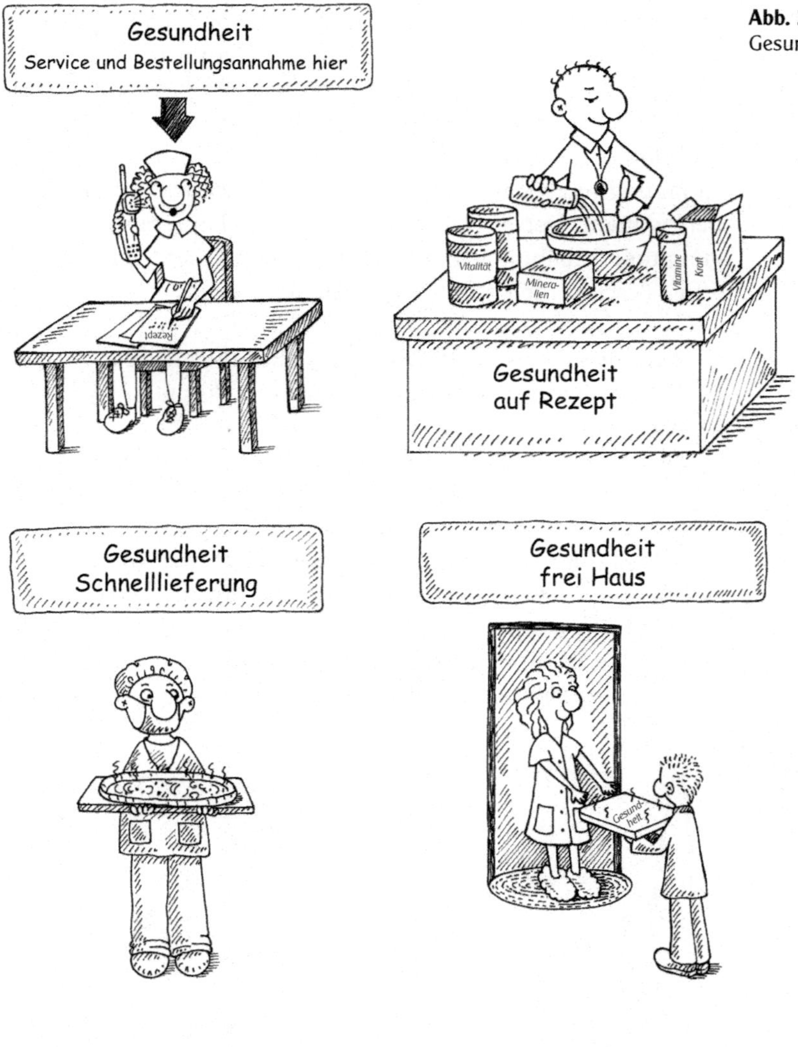

Abb. 2.3
Gesundheitslieferanten.

2.1 Was denken Sie?

Bevor Sie weiter lesen, nehmen Sie sich bitte einen Augenblick Zeit, um diese Fragen für sich selbst zu beantworten. Schreiben Sie die Antworten, die Ihnen dazu auffallen, auf. Das ist möglicherweise nicht ganz einfach, aber vielleicht ein ganz wichtiger

Moment, damit Sie Ihre Überlegungen als Vorbereitung für Ihre Praxis in die Gesundheitspflege integrieren können.
Die meisten modernen Gesundheitspraktiken basieren auf der Untersuchung von Krankheiten. Unmengen an Geld, Intelligenz und anderen menschlichen Ressourcen sind bisher in die Bestimmung ihrer Ursachen und denen von Verletzungen investiert worden. Der gleiche Einsatz wird zur Linderung, Vorbeugung und Schaffung von Bedingungen aufgebracht, welche derartige Beschwerden beheben oder lindern sollen.

> Aufgrund dieses Blickwinkels verstehen die meisten:
> Krankheit als Vorhandensein einer Erkrankung
> und
> Gesundheit als Nichtvorhandensein einer Erkrankung.

Wenn wir Gesundheit nur unter dieser Prämisse verstehen, tendieren wir dazu, sie gegen minimale Standards von sensorischen, motorischen, psychologischen und organischen Funktionen und Leistungen abzuwägen. Unsere Aufmerksamkeit wird von den Defiziten und Fehlern eingenommen, die wir registrieren können. Unsere Bemühungen im Bereich der Gesundheit

Abb. 2.4 und 2.5
Krankheit – Gesundheit.

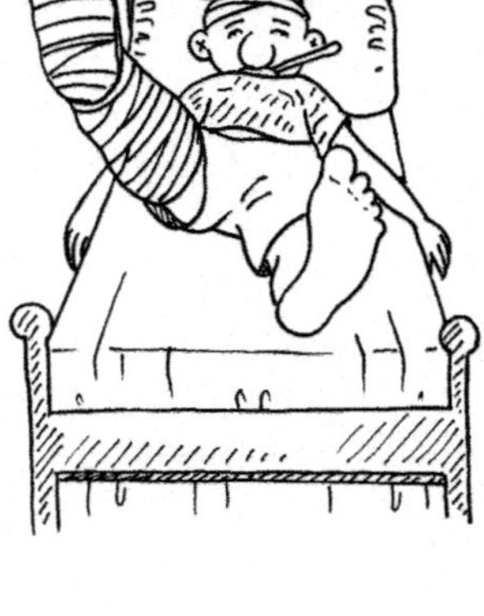

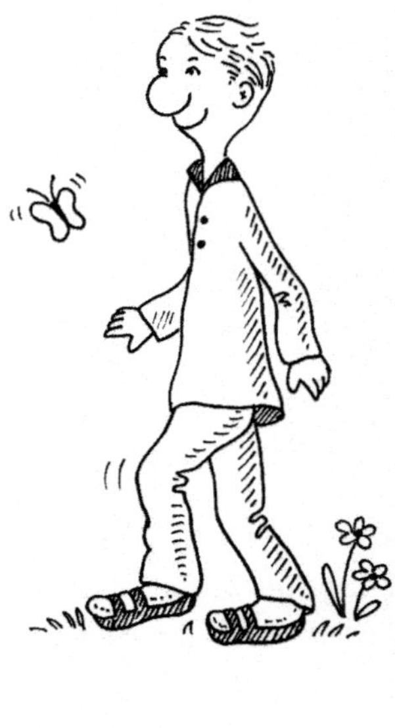

konzentrieren sich darauf, das Auftreten von Krankheiten zu vermeiden. Unser Ansatz im Umgang mit Krankheiten ist strikt kurativ. Wir versuchen vorzugsweise, Symptome zu beseitigen oder sie zumindest unsichtbar werden zu lassen. Gelingt dies nicht, sind wir unser ganzes Leben lang mit einer Krankheit oder chronischen Schmerzen und sehr wahrscheinlich mit einer langfristigen professionellen Pflege konfrontiert. Richtet sich unsere Aufmerksamkeit immer nur auf jene Körperteile, die nicht oder nur eingeschränkt funktionieren, werden wir all die anderen Teile, die gut funktionieren und das gesamte System am Leben erhalten, noch nicht einmal zur Kenntnis nehmen.

Dieses Konzept von Gesundheit und Gesundheitspflege lässt sich auf folgenden Kernsatz reduzieren:
Bestimme die Defizite und behebe sie!

Basierend auf dieser Vorstellung sind selbst gesundheitliche Präventivprogramme meist ganz gezielt nur der Vorbeugung oder Ausschaltung der Symptome von Krankheiten und Dysfunktionen gewidmet. Deshalb gelingt es ihnen oftmals nicht, positive Prozesse, die den Patienten bei ihrer Gesundheitsentwicklung helfen könnten, allein dadurch zu aktivieren, dass sie deren verfügbare Ressourcen strukturell in der Gesundheitspflege einbinden und organisieren.
Wir verstehen diese Konzentration auf die pathologische Situation nicht als Symptom für einen Mangel oder eine Schwäche der medizinischen Doktrin und Praxis. Medizinische und therapeutische Interventionen sind im Umgang mit Krankheiten und Verletzungen natürlich absolut unabdingbar. Wer eine medizinische oder therapeutische Behandlung benötigt, sollte selbstverständlich auch die bestmögliche erhalten. Und sicherlich werden Pflegende in diesen Bereichen der Gewährleistung von Gesundheitspflege stets die erforderliche Unterstützung anbieten. Wir möchten an dieser Stelle trotzdem klar zum Ausdruck bringen, dass es einen zusätzlichen Aspekt von Gesundheit und Gesundheitspflege gibt, der unseres Erachtens gleich wichtig ist. Dieser Aspekt ist, dass kranke, verletzte und schwache Menschen sich täglich bewegen und bestimmte Lebensfunktionen

ausüben; denn solche Aktivitäten sind für ihren Gesundungsprozess und für das Führen eines gesunden Lebens unverzichtbar. Diese Aktivitäten finden kontinuierlich statt, ob wir uns bewusst darum kümmern oder nicht. Kranke und verletzte Menschen führen ebenso wie ältere und behinderte Menschen ihre alltäglichen Lebensfunktionen auf eine Weise aus, die ihre Gesundheit verbessert – oder sie auch verschlechtern kann. An diesem Punkt wird deutlich, dass sich eine wichtige Chance zur Verbesserung der Gesundheitspflege bietet, wenn wir den Patienten eine systematische und fachlich kompetente Unterstützung bei ihren menschlichen Aktivitäten gewährleisten.

> Auf den Punkt gebracht, lautet das Konzept für Gesundheit und Gesundheitspflege:
> Bestimme die gesunden Ressourcen und organisiere sie in stets effektivere Verhaltensstrukturen!

Bei der ersten Beschreibung von Gesundheit und Gesundheitspflege ist es in vielen Fällen durchaus möglich, mit medizinischen oder einigen anderen therapeutischen Interventionen pathologische Erscheinungen zu beheben. Doch damit ist noch nichts für die Entwicklung der Gesundheit getan. Beim zweiten Ansatz dagegen ist die Gesundheitsentwicklung primärer Fokus. Wenn eine Heilpflege erforderlich ist, sollte sie natürlich auch ausgeführt werden. Doch halten solche „Reparaturen" oft nicht lange an, wenn sie nicht in den Kontext einer zumindest minimalen Gesundheitsentwicklung des Patienten eingebunden werden.

2.2 Die einzigartige Rolle der Pflegenden

Wir behaupten, dass grundlegende menschliche Aktivitäten, z.B. Liegen, Sitzen, Umdrehen, An- und Auskleiden oder Waschen, auch zu den Verhaltensformen gehören, welche den Zustand „Gesundheit" ausmachen. Pflegende sind verantwortlich, Patienten dabei zu helfen, solche Verhaltensweisen auszuführen. Dies definiert die einzigartige Funktion der pflegerischen Profession: diese Rolle weist den Pflegenden den gleichen Stellenwert

zu wie anderen Berufen, die ihre Bemühungen ebenfalls darauf richten, anderen zu helfen, sich eines gesunden Lebens zu erfreuen.
Nach unserer Überzeugung besteht die Rolle der Pflegenden darin, ihre Patienten zu mobilisieren und ihnen zu helfen, all jene Bewegungen und Aktivitäten des täglichen Lebens auszuführen, die durch Krankheit, Alter oder Verletzung eingeschränkt sind. Wir glauben nicht, dass Pflegende eine Berufung für die Behebung von Verletzungen haben, welche die Patienten bei der Ausübung von menschlichen Aktivitäten behindern. Dies zählt vielmehr zum Aufgabengebiet von Ärzten oder Therapeuten. Patienten fällt es in der Regel leichter, Interaktionen mit Pflegenden einzugehen. Der Grund dafür ist, dass ihre vorrangige Aufgabe ist, den Patienten bei der Erfüllung ihrer menschlichen Aktivitäten zu helfen – und damit die grundlegenden Aufgaben des Lebens zu bewältigen. Insbesondere das ist tägliches Aufgabengebiet der Pflegenden.

2.3 Gesundheitsentwicklung

Wenn man Gesundheit als das effektive Funktionieren aller Interaktionen versteht, die zwischen den Menschen und ihrer Umgebung stattfinden, dann gehen Aspekte wie die Organisation von lebenswichtigen Aktivitäten, Widerstandsfähigkeit gegen Krankheiten und Unfälle, Durchhaltevermögen und Effizienz natürlich weit über das bloße „Nichtvorhandensein einer Erkrankung“ hinaus. Nur dieser Gesundheitsansatz kann als entwicklungsorientiert und aktivitätsfördernd bezeichnet werden. Die wissenschaftlichen Grundlagen für diesen Ansatz basieren auf dem Studium von athletischen Leistungen, auf der Arbeitsleistungsergonomie und natürlich der Biologie. Keiner dieser Bereiche befasst sich mit pathologischen Zuständen. Sie alle suchen nach Antworten auf einfache Fragen wie z.B.:

- Wo liegt die natürliche Leistungsgrenze?
- Was ist in diesem besonderen Fall möglich?
- Welches Verhalten ist für eine spezielle Anforderung optimal und welches sind die besten Voraussetzungen für eine noch bessere Leistung?

2.3.1 Trainingseffekt

Forschungsergebnisse über physiologische Spitzenleistungen tragen heute wesentlich dazu bei, wie wir die Auswirkungen von körperlichen Aktivitäten auf Gesundheit und Wohlbefinden jedes einzelnen Menschen einschätzen können – auch bei denjenigen, die nicht gesund sind. Aber immer noch glauben viele, dass solche Übungen eher von jenen ausgeführt werden sollten, die gesund sind. Körperliche Übungen werden als „Präventiv-Medizin" verstanden, wie aus folgendem Zitat deutlich wird: „Empfehlenswert für sportliche und im wesentlichen gesunde Menschen; schwer Kranke und Verletzte sollten jedoch damit warten, bis sie wieder gesund genug sind, um dann wieder davon profitieren zu können". In Wahrheit fördern jedoch die gleichen Faktoren, die für einen durchtrainierten Athleten einen gesundheitlichen Nutzen bringen, auch die körperliche Gesundung von schwerstkranken Patienten. Bewegung veranlasst all unsere Körperteile zu gesunden Interaktionen. Dies ist schon seit langem bekannt, wird jedoch noch viel zu wenig in der Praxis umgesetzt.

2.3.2 Moderne Biologie

Die moderne Biologie ist der umfangreichste Wissensbereich über die Art und Weise, wie Lebewesen Gesundheit erhalten und entwickeln. Das heutige Verständnis und die Einblicke, die in der biologischen Wissenschaft über das normale gesunde Leben entwickelt worden sind, gehen weit über die Bemühungen zur Integration solcher Erkenntnisse in die Gesundheitspflegepraktiken hinaus. Natürlich können wir vieles über Gesundheit von gesunden Tier- und Pflanzenpopulationen lernen. Wenn sie wachsen und gedeihen, geschieht dies, weil sie sich an ihre physikalische Umgebung und an ihre Nachbarn, die in der gleichen Umgebung leben, anpassen können. Das gleiche gilt auch für die Spezies Mensch und für jedes einzelne ihrer Mitglieder. Wir setzen Bewegung ein, um uns in unsere physikalische Umgebung einzufügen, und passen sie an, um unsere Bedürfnisse zu befriedigen. Wir nutzen Bewegungsprozesse zur

Anpassung an andere Lebenssysteme, die sich ebenfalls in unserer Umgebung aufhalten. Es kommt zu Krankheiten und Verletzungen, wenn unsere Anpassungsfähigkeiten eingeschränkt werden. Eine Erweiterung der Bewegungsfähigkeiten, die zur Ausübung der unser normales Leben bestimmenden menschlichen Aktivitäten benötigt werden, verstärkt unsere Kompetenz zur Anpassung. Durch diesen Prozess wird Gesundheit entwickelt.

2.3.3 Ergonomie und Verhaltenskybernetik

Der Forschungsbereich, der die Auswirkungen von Bewegung und Anstrengung sowie von sozialer Interaktion auf sämtliche Aspekte von Gesundheit und Wohlbefinden des Menschen untersucht, ist die Ergonomie. Eine andere Bezeichnung für diesen Bereich lautet Verhaltenskybernetik. Die Forscher in diesem Feld haben die menschlichen Interaktionen und Arbeitsaktivitäten detailliert untersucht und beschrieben. Sie haben gezeigt, dass man anhand des Konzepts der **Feedback-Kontrolle** erklären kann, wie lebende Systeme die Aktivitäten ihres Lebens organisieren und ausführen. Das letzte Kapitel dieses Buches wird jenen Teil dieser Forschung vorstellen, der in unmittelbarem Zusammenhang mit der Kinästhetik und der professionellen Pflege steht. In diesem Kapitel möchten wir verdeutlichen, wie die Theorie der kybernetischen Feedback-Kontrolle die Auswirkungen erklärt, die Bewegungen auf die Gesundheitsentwicklung haben, und zwar auf jedem Niveau und unter jeder Bedingung.

2.4 Die Natur von lebenden Systemen

> Unsere Annahmen über lebende Systeme legen die Parameter dafür fest, wie wir leben und Verbindungen zu anderen Menschen herstellen.

Der erste Schritt bei der Erarbeitung einer Theorie der Gesundheitsentwicklung besteht darin, ein kohärentes Bild darüber zu erstellen, was es bedeutet, gesund zu sein. Was macht die Natur eines lebenden Systems aus, z.B. eines Menschen? Bedenken Sie nur, wie schwierig diese Frage ist. Die Antwort hierauf wurde im Verlauf der Zeit immer wieder korrigiert. Und tatsächlich ist sie auch heute noch immer wieder neuen Anpassungen unterworfen. Die letzte große Neudefinition erfolgte zu Beginn der wissenschaftlichen Revolution in der Mitte des 16. Jahrhunderts.

2.4.1 Mechanische Erklärung des Lebens

René Descartes (1596-1650), der große französische Philosoph, versuchte die Natur des Menschen durch seine These zu erklären, dass der Mensch aus zwei Teilen besteht, nämlich aus **Körper** und **Geist.** Die Erklärung des Geistes überließ Descartes klugerweise der Kirche. Seiner Meinung nach war der Körper lediglich so etwas wie eine komplexe Maschine, welche die Wissenschaft möglicherweise irgendwann vollständig beschreiben könnte. Er hatte einige lebensechte mechanische Puppen angefertigt, um seine These zu untermauern, dass lebendige Wesen lediglich ein rationaler Ausdruck des Geistes seien. Seine These ebnete den Weg, um die früheren, durch religiöse Dogmen geprägten Vorstellungen über die Natur des Lebens abzulösen. Sie löste auch eine kontroverse Diskussion aus, die als „Körper-Geist-Konflikt" bekannt wurde und selbst heute noch andauert. Etwa in der Mitte des letzten Jahrhunderts fand sich noch immer die Überzeugung, dass lebende Wesen komplizierte Maschinen

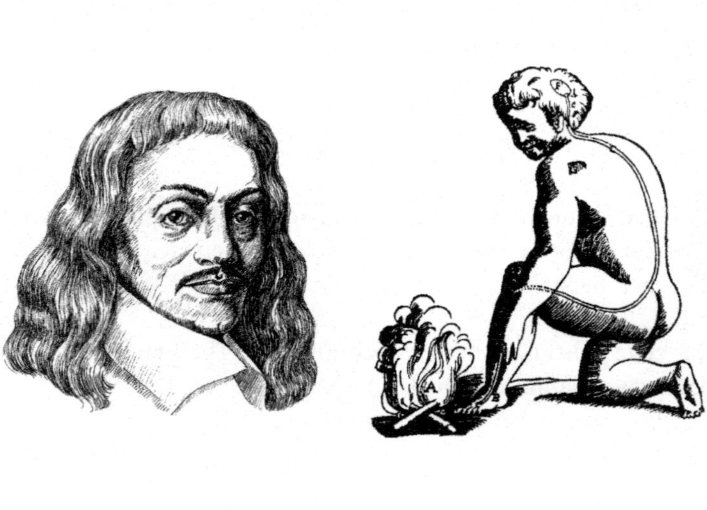

Abb. 2.6 und 2.7 *René Descartes* und die sog. „Descartes-Marionette". Nach Ansicht des französischen Philosophen besteht der Körper des Menschen aus zwei Teilen, dem Körper und dem Geist.

sind. Man glaubte, dass es eines Tages möglich sein werde, diese zu erklären, wenn wir nur einfach unsere Fähigkeiten immer weiter verbessern würden, sie auseinander zu nehmen und wieder zusammenzusetzen.

Descartes' mechanistische Erklärung des Lebens hat die Philosophie und die Einstellung der Gesundheitsberufe bis heute nachhaltig beeinflusst. Eines der größten Verdienste der wissenschaftlichen Revolution, die Descartes ausgelöst hat, war die Beobachtung, dass die Elemente einer stabilen chemischen Verbindung ein Gleichgewicht anstreben. Man hält die Arbeit von *Walter Cannon* für einen wesentlichen Durchbruch zum Verständnis der Mechanismen des Lebens. Er prägte 1932 in seinem Werk *Die Weisheit des Körpers (The Wisdom of the Body)* den Begriff **Homöostase,** der sich schnell durchsetzte. *Cannon* wählte diesen Ausdruck, um damit die offensichtliche Stabilität vieler physiologischer Werte zu bezeichnen, die bei Lebewesen beobachtet werden kann. Hierdurch sollte alles Sichtbare benannt werden. Organismen streben scheinbar ein inneres Gleichgewicht an, wie es auch Maschinen und chemische Substanzen tun.

Der Begriff **Stasis** (ausgeglichener Zustand) sowie die chemische Formel zur Erklärung der Natur von Lebewesen sind unglücklich gewählt. Wenn sie die Natur des Lebens erklären sollen, können rein physikalische Beispiele zu falschen Schlussfolgerungen führen. Sie bieten jedoch die Möglichkeit, den Unterschied zwischen den Interaktionen von materiellen Objekten, etwa den Elementen chemischer Verbindungen, und den Interaktionen der Bestandteile von lebenden Systemen zu erklären. Die Elemente von chemischen Verbindungen verfügen über kein eigenes Verhalten. Sie scheinen nur zu interagieren, wenn ihre positive oder negative Ladung die Ursache für eine Bewegung der Atome dieser Verbindung sind. Solche Ereignisse sollten eher als **Reaktionen** bezeichnet werden. Im Gegensatz dazu weisen lebende Systeme ein aktives **Verhalten** auf: sie **agieren.** Ihre Bestandteile engagieren sich in einem dynamischen Austausch. Ein Teil bewegt sich und passt sich an die Bewegung des anderen an. Tatsächlich folgen beide Teile einander, sowie auch zahlreichen anderen Bestandteilen.

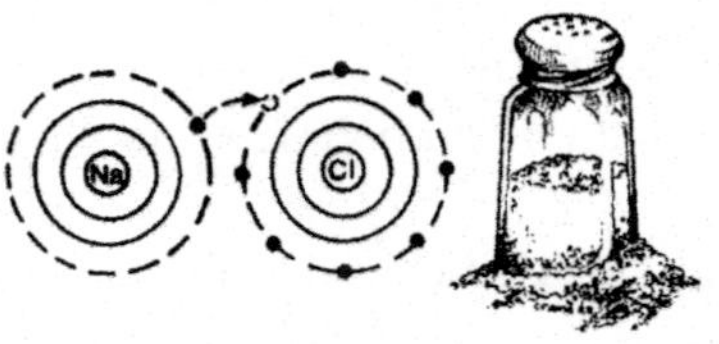

Abb. 2.8 Im Gegensatz zu Lebewesen, die ein aktives Verhalten aufweisen, verlaufen Ereignisse wie chemische Reaktionen, z.B. die Bildung von Kochsalz, eher passiv: sie reagieren.

Das heißt, dass Lebewesen über ein eigenes Verhalten verfügen, während nicht lebende Objekte lediglich nach den Gesetzen der Physik reagieren. Natürlich unterliegen auch lebende Wesen den physikalischen Gesetzen. Sie tendieren jedoch dazu, sich in manchen Situationen den unvermeidlichen Konsequenzen dieser Gesetze zu widersetzen oder sie zu widerlegen. Unser Standpunkt wird durch *Gregory Batesons* berühmten Vergleich verdeutlicht, dass es zu unterschiedlichen Konsequenzen kommt, ob man gegen einen Stein oder einen Hund tritt.

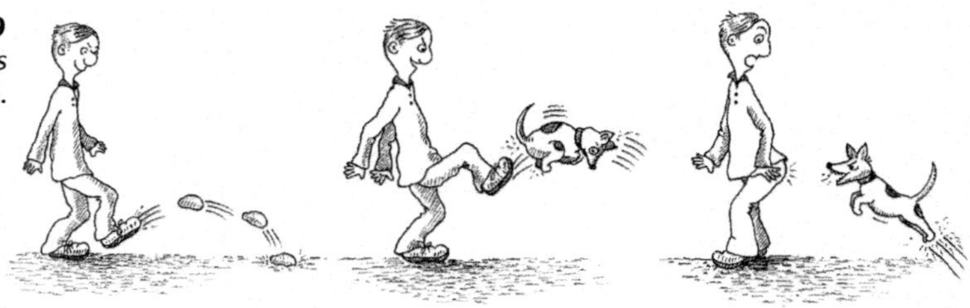

Abb. 2.9 *Gregory Batesons* Vergleich.

2.4.2 Erklärung des Lebens durch die Feedback-Kontrolle

Ihre Bemühungen um die Klarstellung der Unterschiede zwischen agierenden und reagierenden Elementen führten *Norbert Wiener* und seine Kollegen Anfang der 40er Jahre bei der Beschreibung von Verhalten zum System der Feedback-Kontrolle. Dies war exakt dreihundert Jahre, nachdem Descartes seine mechanistische Theorie aufgestellt hatte. Wiener und seine Mitarbeiter entwarfen und bauten einen Roboter in Form eines Käfers, der sich solange bewegte, bis er gegen ein Hindernis stieß. Dann drehte er um und lief in eine andere Richtung weiter, wobei sich jedes Mal, wenn er wieder gegen eine Blockade stieß, der gleiche Prozess wiederholte; so „verhielt" er sich, bis die Batterien leer waren. Wieners mathematische Analyse über dieses „agierende System" wurde zur Grundlage der Theorie über die

Feedback-Kontrolle. Diese Theorie besagt, dass die durch Bewegung ausgelösten Reaktionen von agierenden Organismen immer wieder genutzt werden, um neue Bewegungen in einem fortdauernden und sich ständig wiederholenden Prozess eines sensorisch-motorischen Austauschs zu initiieren.

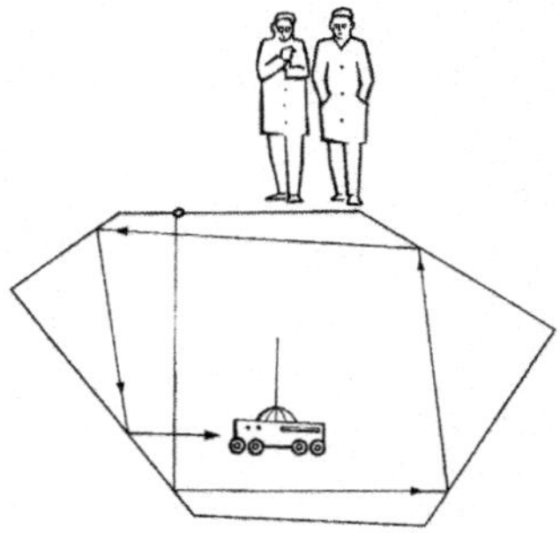

Abb. 2.10
Erstes Roboterexperiment von *Norbert Wiener:* zwei Forscher beobachten einen kleinen Roboter.

An dieser Stelle wird klar, dass die Feedback-Kontrolltheorie eine ganz neue Idee war. Und davon gibt es nicht allzu viele; wenn sie jedoch aufkommen, haben sie oft eine nachhaltige Wirkung auf ihr gesamtes Umfeld. Die Feedback-Kontrolle hat die Theorie und Forschung in vielen Bereichen beeinflusst, z.B. in der Biologie, Physiologie, Geschäftswelt, Erziehung und Ausbildung. Das Zeitalter der Elektronik und Informatik, das sich gegenwärtig über die ganze Erde ausbreitet, ist ein direktes Ergebnis der Einsichten aus der Feedback-Kontrolltheorie. Diese **Verhaltenstheorie** betrachtet alle lebenden Systeme als Bewegungssysteme. Sie kommunizieren und lernen durch Folgen und Anpassen an die Bewegungen anderer lebender Systeme in ihrer Umgebung. Diese neue Vorstellung ermöglicht es, die Natur der lebenden Systeme sowie ihre gesunde Entwicklung aus einem ganz anderen Blickwinkel zu betrachten. Hierdurch kann auch ein solider Grundstein für einen Ansatz der Gesundheitsentwicklung innerhalb der Gesundheitspflege gelegt werden.

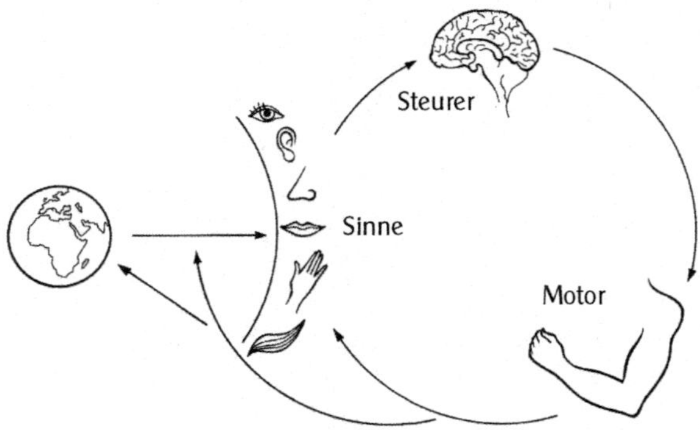

Abb. 2.11
Feedback-Kontrolle.

2.4.3 Verhaltenskybernetik

Vor über 40 Jahren führte unter Leitung von *Dr. K. U. Smith* die Forschung an der University of Wisconsin in Madison, USA, zur

Analyse des menschlichen Verhaltens als ein durch Feedback kontrolliertes Phänomen. Man untersuchte die Wirkung der organisierten Bewegungen des Systems der Skelettmuskulatur sowohl auf die interne (physiologische) wie auch auf die externe (verhaltensbezogene) Umgebung. Smith bewies, dass die Bewegungsvorgänge der normalen Lebensaktivitäten – z.B. Liegen, Sitzen, Essen und selbst Atmen – eine Wirkung auf die Organisation und Regulation der Interaktionen zwischen Zellen, Geweben, Organen, Organsystemen und ganzen menschlichen Systemen haben. Darüber hinaus bestimmt die Bewegung, die wir ausführen, wie unsere Sinne die externe Welt spüren. Dies ist der Grund dafür, dass wir anhand von Spannungen in unserem Körper erkennen können, wie hart oder wie weich für uns ein Bett oder ein Stuhl ist.

2.4.4 Homöokinese

Smith verwendete den Begriff **Homöokinese** zur Beschreibung der Eigenschaft einer durch kontinuierliche Bewegung verursachten Kontrolle von internen Prozessen. Bewegungen führen bei lebenden Systemen zur Erfahrung der Realität, weil die verschiedenen Bestandteile des Systems, bis hin zur zellulären Ebene, den Bewegungen der jeweils anderen folgen und sich ihnen anpassen. Dieses wechselseitige Folgen von Bewegungen **(Motion Tracking)** führt zu einer dauerhaften, stabilen, lebenden Existenz. Dies widerspricht Cannons Konzept der **Stase.** Das Vorhandensein einer Stabilität zwischen den einzelnen Teilen von lebenden Systemen ist das Ergebnis eines dynamischen motorischen Verhaltens, welches kontinuierlich verursacht, dass verschiedene Teile sich einander anpassen. Diese Folgewirkung führt wiederum zu neuen Bewegungen.

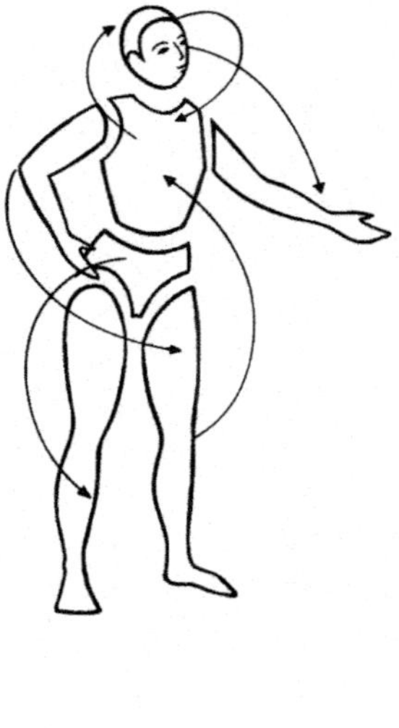

Abb. 2.12 Folgewirkung von Bewegungen der einzelnen Körperteile.

2.4.5 Feedback-Kontrolle von internen Prozessen

Erst seit Mitte des letzten Jahrhunderts dient die Feedback-Theorie als Erklärung dafür, wie lebende Dinge sich selbst und ihre Umgebung kontrollieren. Diese Sichtweise wurde rasch und allgemein verbreitet akzeptiert. Die Feedback-Interpretation der Kontrolle interner Prozesse ist in Bezug auf den Metabolismus und die Energieproduktion zur Standarddoktrin der physiologischen Integration geworden. *Adolph* (1982) behauptet, dass es „keine biologischen Prozesse gibt, die nicht feedback-kontrolliert sind".

Die Kontraktion und Entspannung von Muskelfasern dominieren sämtliche Prozesse der zellulären, physiologischen und selbst molekularen Austauschvorgänge in unserem Körper. Wenn wir eine genauere Kontrolle über die für unsere menschlichen Aktivitäten relevanten Bewegungen erreichen, wird auch die Präzisierung der zeitlichen und räumlichen Ordnung eines materiellen und energetischen Austauschs verbessert. Diese optimierte Präzision von verschiedenen Aktivitäten führt zur Gesundheit.

2.4.6 Feedback-Kontrolle von metabolischen und physiologischen Prozessen

Folgende körperliche Prozesse sind als regulierende Faktoren für die Muskelaktivität bestimmt und studiert worden:

- Produktion und Verbrauch von Energie (Adenosintriphosphat und seine Vorstufen) bei der Muskelkontraktion
- Herz-, Lungen-, Leber-, Nieren- und Darmfunktionen
- Verteilung von Blut und anderen Flüssigkeiten (Zirkulation) durch Muskelkontraktionen
- Körperfunktionen und -zustände (z.B. Essen, Ausscheiden, Sprechen, Denken, Schlafen etc.)
- Selbstwahrnehmung und Selbstbewusstsein
- Soziale Interaktionen.

Bioenergetischer Austausch

Muskelkontraktionen und -entspannungen finden statt, wenn die zwei grundlegenden Komponenten der Muskeln (Aktin- und Myosinfilamente = fadenförmige Proteinmoleküle) aneinander vorbei gleiten. Die Energie für diese Aktivität entsteht aus einer komplexen Abfolge von metabolischen Austauschen, die als **Zitronensäurezyklus** (☞ Abb. 2.13) bezeichnet wird. Die

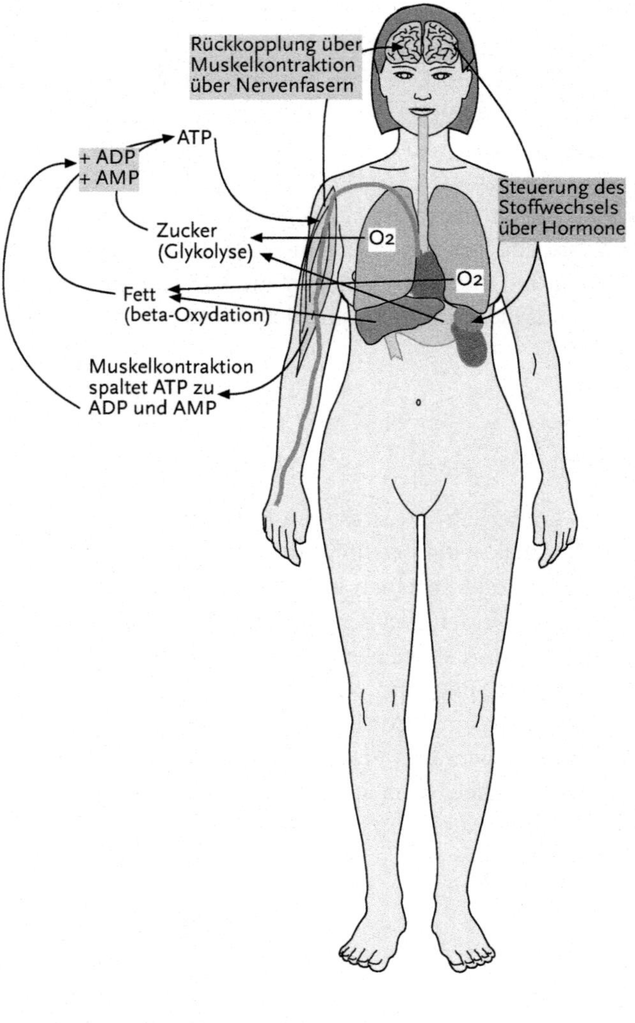

Abb. 2.13 Zitronensäurezyklus. Feedback-Kontrolle der Energieproduktion.

Details dieser biochemischen Interaktionen lösen in der Seele jedes Studenten der Physiologie oder der organischen Chemie Horrorvisionen aus. Wir möchten dieses Trauma nicht auf die Studenten der Pflege ausweiten. Die Feststellung genügt, dass der Zitronensäurezyklus Sauerstoff, Zucker, Fett und andere chemische Stoffe des Lebens auf eine Weise kombiniert, dass die richtigen Energiekomponenten in der exakten Quantität präzise zum richtigen Zeitpunkt zur entsprechenden Stelle befördert werden, um Bewegungen auszulösen, die aus den Muskelkontraktionen folgen. Die Interaktionen zwischen den Elementen der Energieproduktion sind zirkulär. Es sind keine offenen Ereignisketten. Jede Interaktion ist mit allen anderen Interaktionen durch die Tatsache der Bewegung des gesamten Systems verbunden.

Keine Bewegung: keine Energie für Bewegungen.

Besonders wichtig bei Betrachtung des Zitronensäurezyklus ist die Erkenntnis, dass die Kontraktion des Muskelgewebes der entscheidende Teil ist, welcher die Bewegungsprozesse auslöst. Genau aus diesem Grunde sind die eigenen aktiven Bewegungen so wichtig für die Gesundheit jedes Menschen. Sowohl Schwerstkranke als auch Musterexemplare von ausgeprägtem Wohlbefinden sollten sich auf zunehmend komplexere und anspruchsvollere Art und Weise bewegen, damit sie sich einer Gesundheit erfreuen können, die sich durch Bewegung immer wieder neu regenerieren kann.

2.4.7 Feedback-Kontrolle von Herz-, Lungen-, Leber-, Nieren- und Darmfunktionen

Das motorische Verhalten bestimmt das Funktionieren jedes organischen Systems unseres Körpers. Mit Hilfe der durch Bewegung ausgelösten Aktivitäten unserer verschiedenen Organe regulieren wir die Körpertemperatur, das Salz- und Flüssigkeitsgleichgewicht, die Entsorgung von Abfallprodukten durch die Nierenfunktion und die Stuhlausscheidung über den Darm. Und natürlich bestimmt unsere Bewegung auch die Leistung der kardiovaskulären und pulmonalen Systeme. Auch hier sind Zellen und Gewebe von der Energieversorgung abhängig, für die eine Verbindung aus organischen und chemischen Stoffen in Kombination mit Sauerstoff erforderlich ist. Dies alles wird präzise abgestimmt und mit Hilfe der Feedback-Regulation der Muskelaktivität freigesetzt.

Zirkulation

Die kombinierten Aktivitäten des kardio-respiratorischen Systems versorgen das Blut im Körper mit Sauerstoff, um die Verbrennung der spezifischen energetischen Komponenten zu ermöglichen, die zur Versorgung der aktiven Muskeln benötigt werden. Das gleiche System transportiert CO_2 und andere Abfallprodukte ab. Wie bei jeder anderen Körperfunktion werden diese Prozesse durch Muskelaktivität reguliert und genau kontrolliert, damit die Körperflüssigkeiten (Blut, Lymphe, Hormone und andere interzelluläre Bestandteile) je nach Bedarf während einer Aktivität oder in Ruhe in das Gewebe unseres Körpers und aus ihnen heraus transportiert werden können.

Körperfunktionen

Sämtliche menschlichen Aktivitäten und Zustände werden tatsächlich durch ganz bestimmte Muster von Kontraktion und Entspannung der Muskeln ausgeführt. Es gibt keine Aktivität und eigentlich auch keine Inaktivität, die keine Muskelaktion voraussetzt. Das strukturierte und spezialisierte motorische Verhalten bestimmt unseren Gesundheitszustand. Wenn wir nicht essen, schlafen, atmen, ausscheiden, denken oder uns bewegen können, wie wir es sollten, kann man mit Sicherheit behaupten, dass es uns nicht gut geht. Auf der anderen Seite, wenn jede unserer Aktivitäten reibungslos abläuft, können wir uns als gesund betrachten, zumindest in dieser Hinsicht. So wie die durch Muskelaktivität verursachte Bewegung unsere physiologischen Prozesse antreibt, so ermöglichen die koordinierten Interaktionen der Muskeln durch ihr gegenseitiges Feedback die Ausführung unserer menschlichen Aktivitäten. Und natürlich dürfen die zirkulären Feedback-Kontrollprozesse nicht vergessen werden, welche die Körperfunktionen, die Zirkulation, die organischen Funktionen sowie die Energieproduktion in einer kontinuierlichen kausalen Interaktion verbinden.

Selbstwahrnehmung und Selbstbewusstsein

Die **Propriozeption** (Wahrnehmung der eigenen Person) resultiert aus unserer eigenen Bewegung. Krankheit und Verletzungen, welche die Bewegungen einschränken, bewirken eine verminderte Wahrnehmung der eigenen Person. Die von uns ausgeführten Bewegungen lösen in unserem Körper Empfindungen aus. Wir benötigen solche Empfindungen, um uns selbst zu erfahren. Die Feedback-Theorie besagt, dass lebende Systeme die Interaktionen zwischen ihren einzelnen Teilen koordinieren und regulieren, indem sie der Bewegung dieser Bestandteile gegenseitig folgen (engl. *to track*). Diese Vorstellung des **„Body-Trackings"** hilft uns zu verstehen, wie wir uns selbst wahrnehmen. Die Bewegung wird in unserem Körper durch die sensorischen Systeme registriert. Diese Empfindungen werden wiederum in unser motorisches System zurückgeleitet, welches im Gegenzug die Empfindungen nutzt, um weitere Bewegun-gen auszuführen. Dieser Kreislauf von Spüren und Agieren ist das, was wir als Selbstwahrnehmung und Selbstbewusstsein erleben.

Soziale Interaktion

So wie wir uns durch die Bewegungen, deren Ausführung wir in uns spüren, selbst wahrnehmen, nutzen wir unsere Empfindungen über die Bewegungen anderer Menschen, um uns eine soziale Realität zu schaffen. Das einzige, was wir vielleicht von anderen Menschen wissen, erfahren wir über unsere Sinne, wenn sie die Bewegung dieser Menschen wahrnehmen. Wenn wir einen Feedback-Kreislauf in Gang bringen, indem wir uns in Beziehung zur Bewegung anderer selbst bewegen und diese wenigstens wiederum teilweise unserer Bewegung folgen, entsteht eine neue soziale Realität. Dieses **„Social Tracking"** bietet uns die Möglichkeit, miteinander zu kommunizieren. Auf diese Weise interagieren wir durch organisierte Bewegungsmuster im symbolischen (Sprache und Körpersprache) und funktionalen Austauschen. Diese durch Feedback kontrollierten Bewegungsmuster steuern die Regulierung und Organisation unseres Bewusst-

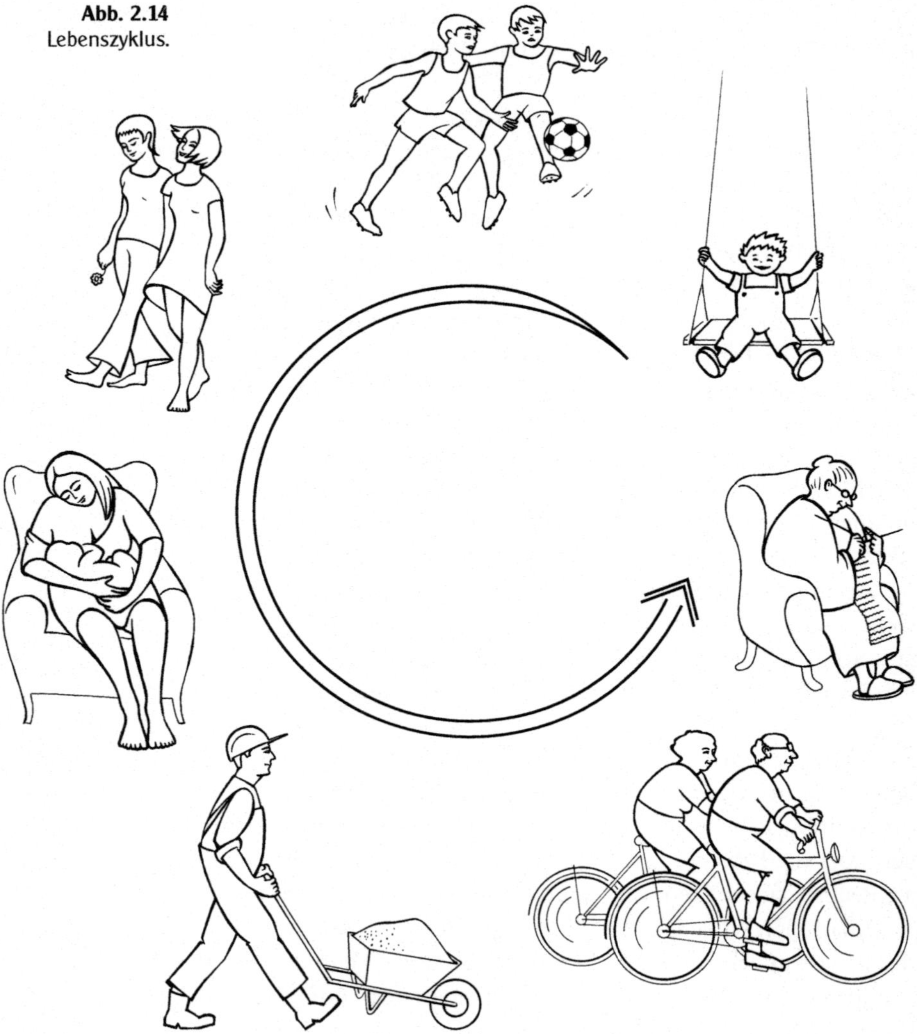

Abb. 2.14
Lebenszyklus.

seins von der Existenz der anderen. Und gleichzeitig sind es diese Bewegungen, welche jene physiologischen, anatomischen und sozialen Interaktionen in Szene setzen, die unsere Gesundheit in jeder Hinsicht weiterentwickeln.

2.5 Zusammenfassung und Schlussfolgerungen

Bis etwa Mitte des letzten Jahrhunderts hatte man die meisten menschlichen Leiden noch nicht hinreichend verstanden. Es wäre jedoch auch heute noch verfrüht, zu behaupten, dass die medizinischen Errungenschaften, über die wir nun zum Beginn dieses neuen Jahrtausends verfügen, ausreichend seien, um von einer Beherrschbarkeit aller denkbaren Krankheiten zu sprechen. Die Feedback-Eigenschaft des physiologischen und funktionalen Verhaltens bietet jedoch eine sinnvollere Erklärung für Gesundheit und Krankheit als die mechanische Erklärung, die unser Verständnis spätestens seit der Zeit von *Descartes* gelenkt hat. Die Vorstellung, dass lebende Wesen ihr Verhalten mit Hilfe von selbst gelenktem Feedback kontrollieren, geht von einem ganz anderen Ansatz der Gesundheitspflege aus als jenem, nach dem wir nur höchst komplizierte Maschinen sind, die durch interne und externe Kräfte oder Reize gesteuert werden.

Die mechanische Sichtweise, nach der chemische und physikalische Interventionen in Bezug auf die internen oder auch auf die externen Teile des Patienten angewandt werden, um in der Rolle des Mechanikers einen pathologischen Zustand zu reparieren, ist in bestimmten Grenzen sinnvoll und effektiv. Aus dem Blickwinkel eines durch Feedback-Kontrolle gestützten Verständnisses von lebenden Systemen ist jedoch die Sichtweise des Gärtners angemessener. Dies kann manchmal durchaus zu gleich relevanten Ergebnissen führen. Wie wir zu Beginn dieses Kapitels festgestellt haben, sind jene Einstellungen, welche die Anstrengungen des Mechanikers lenken, andere als solche, die den Gärtner oder andere leiten, wenn sie lebende Prozesse fördern.

Wie können wir einem selbstkontrollierenden System helfen, Gesundheit zu erhalten und/oder zu entwickeln?

2.6 Kybernetische Annahmen versus mechanische Annahmen über lebende Systeme

Vorstellungen besitzen nur in dem Kontext Glaubwürdigkeit, in dem sie entwickelt worden sind. Es gibt im kybernetischen Kontext bestimmte Hypothesen über den Menschen, die erst verdeutlicht werden müssen, um die darin vorgestellten Ideen verstehen und anwenden zu können. Die **Kybernetik** ist eine Denkweise, die eine ganz eigene Sichtweise von den menschlichen Systemen, den menschlichen Beziehungen und Bedingungen zum Inhalt hat. In den Annahmen über die Natur von lebenden Systemen unterscheiden sie sich deutlich von jenen, die den traditionellen Gesundheitspraktiken zugrunde liegen. Diese Annahmen bilden die Grundlagen für die kinästhetischen Pflegeprogramme. In der folgenden Übersicht werden die Annahmen über die Natur lebender Systeme aus kybernetischer Sichtweise mit dem traditionell mechanischen Verständnis verglichen.

Die verhaltenskybernetische Erklärung für Gesundheit geht von der Vorstellung aus, dass das System der Skelettmuskulatur der primäre kontrollierende Faktor bei der Bildung von Gesundheitsressourcen auf jedem Niveau ist. Die kybernetische Forschung hat nachgewiesen, dass alle Stufen eines lebenden Systems um die integrierten Eigenschaften des sensorisch-motorischen Kreislaufs von Ereignissen organisiert sind (Smith, 1971). Es hat sich gezeigt, dass eine Interaktion auf beliebigem Niveau eines lebenden Systems zu Anpassungen des gesamten Systems führt. Dies ist der Grund, warum angemessene Bewegungen von Patienten bei der Ausführung ihrer menschlichen Aktivitäten zu einer Verbesserung ihres gesamten Gesundheitszustandes führen. In den Pflegeprogrammen fördert die Kinästhetik bei den Pflegenden die erforderlichen Fähigkeiten und ein engagiertes Verständnis, um diese entwicklungsorientierten Gesund-

Traditionell mechanische Annahmen	Kybernetische Annahmen
1. Der Mensch wird in Körper (Soma) und Geist (Psyche) unterteilt. Man kann beides voneinander getrennt behandeln.	1. Der Mensch ist ein Feedback-System, in dem Körper und Geist notwendigerweise eine Einheit bilden. Die Behandlung erfolgt holistisch (ganzheitlich).
2. Eine Kontrolle entsteht durch die Reize, die von internen und externen Kräften verursacht werden. Dies führt zu einer begründeten Behandlung mit Medikamenten und/oder Operationen.	2. Ein solches System ist insofern selbst kontrolliert, als es jene Empfindungen auslöst, mit deren Hilfe das eigene Verhalten gelenkt wird. Somit werden Veränderungen durch externe Kräfte meist abgelehnt. Die Behandlung besteht vorwiegend in der Mobilisierung eigener Ressourcen.
3. Die Entwicklung erfolgt in nicht kontinuierlichen, normierten altersabhängigen Phasen. Die Kontrolle des Verhaltens hängt von diesen Phasen ab.	3. Die Entwicklung ist kontinuierlich. Sie führt zu einer immer komplexeren verhaltensbezogenen und physiologischen Effizienz.
4. Menschen müssen durch Versprechungen motiviert werden, zu kommunizieren und zu lernen.	4. Die Natur und das Bestreben von lebenden Systemen schließen Kommunikation und kontinuierliches Lernen ein.
5. Menschen müssen unterrichtet werden, ihre Ressourcen zu nutzen, um sich selbst vor Verletzungen zu schützen. Man muss die Patienten darüber aufklären, was gut und was schlecht für sie ist.	5. Lebende Systeme besitzen eine natürliche Neigung, vorhandene Ressourcen zu nutzen, um sich selbst vor Verletzungen zu schützen. Man geht davon aus, dass Patienten am besten wissen, was sie brauchen, man muss sie bloß danach fragen.
6. Lernen erfolgt passiv und mittels externer Quellen. Patienten müssen von Experten behandelt werden.	6. Lernen wird selbst aktiviert. Patienten heilen sich selbst, indem sie Verhaltensweisen erlernen, die zur Gesundheit führen.
7. Lernen wird durch die Kombination von externen Reizen bestimmt und muss durch Versprechungen und Wiederholungen forciert werden. Patienten sollten mit wiederholbaren Techniken behandelt werden.	7. Lernen erfolgt durch die direkten und unmittelbaren Feedback-Effekte der Aktivität der Skelettmuskulatur. Jede Interaktion ist neu und einzigartig.
8. Das Gehirn lenkt das Verhalten mit Hilfe des Willens und der Logik. Man erwartet von den Patienten, sich selbst durch energischen Willen und sinnvolles Verhalten zu heilen.	8. Das Gehirn vermittelt lediglich die Feedback-Interaktionen der sensorisch-motorischen Prozesse. Das Verhalten, nicht die geistige Aktion, entwickelt die Gesundheit.
9. Gesundheit ist ein Zustand, der das Nicht-Vorhandensein von Krankheiten oder Verletzungen im Vergleich zu minimalen Standardleistungen bewertet.	9. Gesundheit ist ein Prozess, der stetig gefördert wird, indem man die Interaktionen aller Bestandteile des Systems auf jedem Niveau des Seins besser zu integrieren lernt.
10. Der Ansatz zur Gesundheit strebt Heilung und Linderung an.	10. Der Ansatz zur Gesundheit orientiert sich an der individuellen Entwicklung.

Tab. 2.15 Mechanische versus kybernetische Annahmen.

heitspraktiken in die Patientenpflege, und zwar als Ergänzung zu den traditionellen lindernden oder kurativen medizinischen Praktiken, einzuführen.

2.7 Gesundheitsentwicklung

Da wir nun diese moderne Konzeption über die Natur von lebenden Wesen erläutert haben, können wir jetzt zur Diskussion übergehen, was Gesundheit in einem solchen System bedeutet. Die Feedback-Interaktionen zwischen den vielen Subsystemen und Teilen unseres Körpers bestimmen unsere Gesundheit. Die ständig von uns ausgeführten Bewegungsmuster verursachen, erhalten und entwickeln derartige Feedback-Interaktionen auf jedem Niveau.

Nach unserem Verständnis ist **Gesundheit** ein **Prozess.** Er besteht aus geordneten Interaktionen all unserer Teile. Zellen interagieren und bilden ein Gewebe. Gewebe formen aktiv Organsysteme. Sie führen zeitlich und räumlich präzise aufeinander abgestimmte und energiegeladene Interaktionen miteinander aus, um die erforderlichen Elemente zur Verbrennung und Entsorgung von Abfallprodukten zu schaffen und zu liefern. Dies ist der bioenergetische Prozess, der die Kontraktion der Muskeln antreibt. Muskelkontraktionen verursachen die organisierten Bewegungsmuster, die wir als menschliche Aktivitäten kennen. Diese Aktivitäten entsprechen den Positionen und Verhaltensweisen, die durch unser wahrnehmendes und bewegliches System von Muskeln und Knochen realisiert werden. Und schließlich bilden die sozialen Interaktionen zwischen verschiedenen Menschen den motivationsorientierten Kontext, in dem solche menschlichen Aktivitäten stattfinden.

Jede Stufe dieses komplexen Gesundheitsprozesses ist mit allen anderen Stufen durch das Feedback der Auswirkungen der jeweils zugehörigen Bewegungen verbunden. Jede der vielen Stufen und komplexen Verbindungen kann in diesem zirkulären Agieren und Wahrnehmen fortwährend präziser und effektiver werden oder aber degenerieren. Krankheit ist aus unserer Sichtweise eine Folge der nachlassenden Entwicklung von Beziehungen zwischen den einzelnen Teilen.

Gesundheit ist demgegenüber ein Prozess der lebenslangen Verbesserung und Differenzierung von Interaktionen zwischen den vielen Bestandteilen unseres Körpers und genauso zwischen verschiedenen Menschen.

Dieser Gesundheitsprozess hält auch dann an, wenn einige isolierte Subsysteme kurzfristig ausfallen. Tatsächlich können wir, obwohl einzelne Systeme nicht mehr funktionieren, trotzdem ein gesundes, erfülltes Leben führen. Andere fallen vielleicht nur vorübergehend aus und erreichen mit Hilfe von unermüdlichen gesunden Interaktionen der restlichen Teile des Körpers ihre Funktionsfähigkeit wieder und das gesunde Ganze kann wiederhergestellt werden.

Die Entwicklung von Gesundheit ist ein lebenslanger Prozess. Dies erkennen wir bei der Entwicklung eines Embryos am deutlichsten. Von der ersten Zellteilung an entscheiden die exakten Interaktionen sowohl zwischen den Teilen des sich entwickelnden Fötus wie auch zwischen Mutter und Fötus über die Gesundheit – und sogar über das Leben und den Tod. Im Säuglingsalter verläuft die Entwicklung nach dem gleichen Schema, nämlich durch eine Steigerung der Effektivität der Ordnung aller Beziehungen zwischen internen und anatomischen Bestandteilen, und zwar mit Hilfe der Bewegung, die das Baby gemeinsam mit den Erwachsenen in seiner Umgebung ausführt. Diese Bewegungen steuern die internen Funktionen und führen die externen in einer Reaktion gegenüber anderen Personen aus, die Nahrung sowie jeden anderen erforderlichen Austausch von Material und Information bereitstellen. Lässt man die Ansprüche in den mittleren Jahren des Lebens beiseite, kann man behaupten, dass der gleiche Prozess der Schaffung von Gesundheit durch die Bewegungen des Lebens immer weiter andauert. Dieser kehrt sich nämlich mit zunehmendem Alter nicht notwendigerweise um oder nimmt ab. Nach unserem Verständnis bestehen die gesunden Aspekte fort, werden dabei zunehmend differenziert und verbessert, bis schließlich das gesamte System zusammenbricht. Mit dem Alter können jedoch einige Systeme aufgrund ihrer nachlassenden Kräfte nicht mehr vermeiden, dass sie nur noch zum Reagieren, aber nicht mehr zum Agieren fähig sind. Schließlich sind nicht genügend Systeme vorhanden, um das Ganze zusammenzuhalten; in diesem Moment üben wir kein aktives Verhalten mehr aus. Wir sterben.

Aus dieser Sichtweise ist der Tod (Sterben und Tod ☞ 4.13) keine Frage von Krankheit. Er ist nicht etwas, was einen Menschen ereilt oder überwältigt. Er ist auch nicht notwendigerweise das Ergebnis eines schlechten Gesundheitszustandes. Der Tod ist eher das Ende des Gesundheitsprozesses. Jedes lebende System kann und sollte ihn erwarten.

2.8 Pflege und Gesundheitsentwicklung

Die Theorie der Feedback-Kontrolle von Leben und Verhalten bietet die Grundlage für einen Ansatz der **Gesundheitsentwicklung in der Pflege.** Pflegende können Patienten auf sinnvolle Weise helfen, ihre Gesundheit zu entwickeln. Wir erschaffen unsere Gesundheit mittels Bewegung, die wir bei unseren menschlichen Aktivitäten ausführen. Wenn wir einige dieser Aktivitäten nicht mehr ohne fremde Hilfe bewältigen können, sind die Pflegenden genau die richtige Berufsgruppe, die uns helfen kann, all die Maßnahmen weiterzuführen, die wir alleine nicht mehr ausüben können. Um dem entsprechen zu können, müssen Pflegende ein fundiertes Wissen über die spezifischen Methoden besitzen, nach denen sie ihre eigenen Aktivitäten erfüllen. Außerdem müssen sie lernen, die erforderlichen Interaktionen auf eine Weise auszuführen, dass die Patienten aktiv an ihren eigenen menschlichen Aktivitäten teilnehmen.

Wenn eine Bewegungsaktivität ausgeführt wird, verknüpfen Patient und Pflegende aktiv ihre sensorischen und motorischen Prozesse miteinander. Durch berührungsgelenkte Bewegungen wird die Pflegeperson für den Patienten zur Quelle einer neuen Bewegung. Die Bewegung des Patienten bewirkt wiederum neue Bewegungen der Pflegeperson. Dieser Prozess unterstützt die gesunde Entwicklung beider Interaktionspartner. Der Patient entdeckt neue Bewegungsmöglichkeiten zur Ausübung von menschlichen Aktivitäten, trotz seiner Krankheit oder Verletzung. Auf diese Weise verbessert sich auch das Bewegungsrepertoire der Pflegeperson bei der Ausführung von menschlichen Aktivitäten.

Das folgende Kapitel stellt jene kinästhetischen Konzepte vor, welche die bewegungsabhängigen und funktionalen Bereiche von Interaktionen beschreiben. Diese Konzepte können verwendet werden, um mit Patienten eingegangene Interaktionen zu analysieren. Auf der Grundlage einer solchen Analyse können immer effektivere Interaktionen zur Entwicklung von Gesundheit verwirklicht werden.

3 Kinästhetik in der professionellen Pflege

3.1 Anwendung der sechs kinästhetischen Konzepte in der professionellen Pflege

Die **Kinästhetik** ist das Studium der menschlichen Bewegung, die für die Ausübung der Aktivitäten des täglichen Lebens erforderlich ist. Wir verwenden den Begriff „Aktivitäten des täglichen Lebens“ anders als *Roper, Orem* oder *Juchli* es tun und bezeichnen damit jede Handlung, aus der sich unser Alltagsleben zusammensetzt.

Als Ergebnis des Studiums der menschlichen Bewegung ist eine Reihe von Konzepten entstanden, mit denen die verschiedenen Aspekte der menschlichen Aktivitäten in Verbindung mit den hierfür notwendigen Interaktionen beschrieben werden. Das Bestreben der Kinästhetik zielt darauf ab, das gesamte menschliche Tun in seine einzelnen Teile aufzugliedern, die für die Effektivität dieser Aktivitäten entscheidend sind. Wir nennen diese Teile **Konzepte.** So kann man beispielsweise den einfachen Akt des Sitzens aus verschiedenen Perspektiven betrachten:

Interaktion

- Welche sensorischen Ressourcen werden genutzt? In welcher Gestalt werden die Bewegungselemente Zeit, Raum und Anstrengung eingesetzt?
- Wie werden für die verschiedenen Interaktionsformen Sinne und Bewegungselemente verknüpft?

Funktionale Anatomie

- Sitzen kann aus dem Blickwinkel des anatomischen Zusammenspiels verschiedener Teile (Massen) betrachtet werden.

Menschliche Bewegung

- Die stabilen und instabilen Bewegungen unseres Körpers können in der Art und Weise beschrieben werden, wie sie kombiniert werden müssen, damit es zum Sitzen kommt.

Anstrengung

- Die Anstrengung des Sitzens kann in Bezug auf ziehende und drückende Bewegungen bestimmter Körperteile in Beziehung zu anderen und zu einer Unterstützungsfläche, auf der das Sitzen stattfindet, beschrieben werden. Diese Anstrengung kann analysiert und verändert werden.

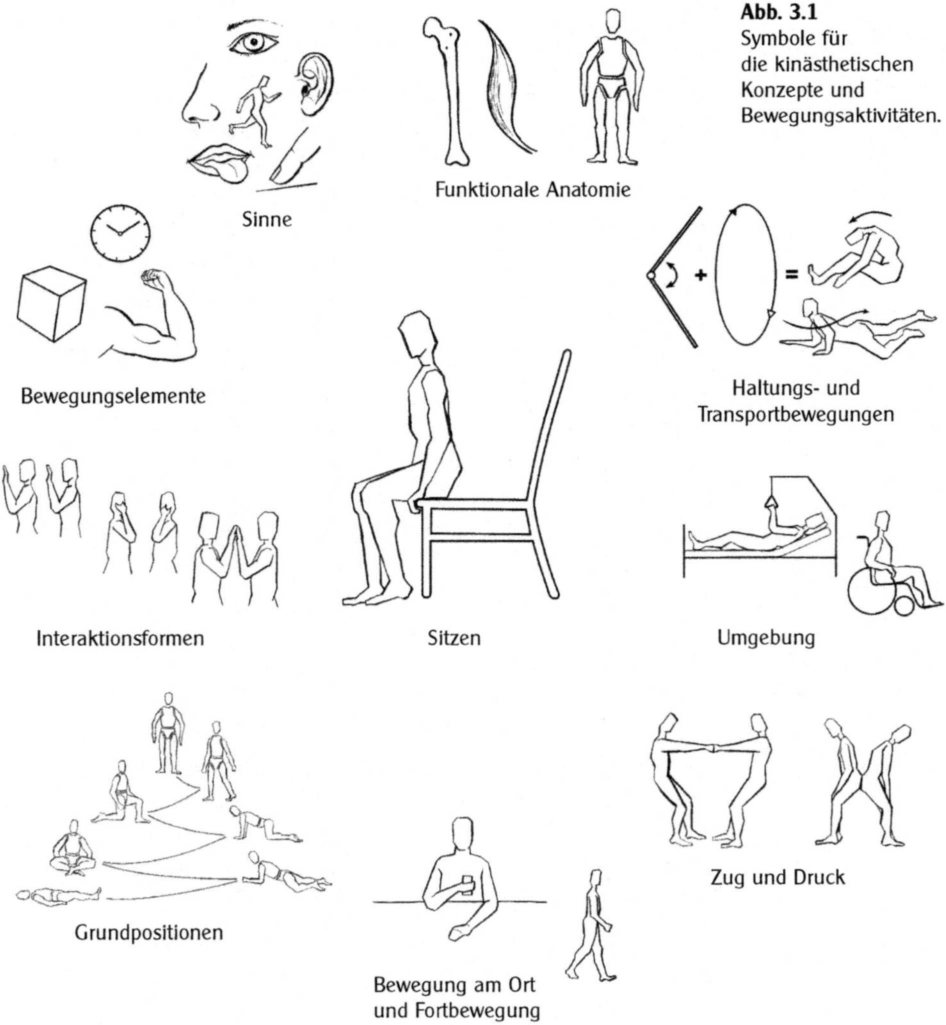

Abb. 3.1 Symbole für die kinästhetischen Konzepte und Bewegungsaktivitäten.

Menschliche Funktionen

- Sitzen kann im Kontext des Konzeptes der menschlichen Funktion betrachtet werden.
- Sitzen heißt, an einem Ort zu verweilen und ist somit eine **Bewegung am Ort.** Es ist keine Fortbewegung.

Umgebung

- Und schließlich kann beschrieben und verändert werden, wie die Umgebung das Sitzen unterstützt oder behindert.

Man kann die Tatsache, dass eine Person sitzt und die Gründe dafür sowie die Bedeutung dieses Verhaltens unter verschiedenen Aspekten betrachten. Die Kinästhetik verfolgt den Zweck, Menschen zu helfen, die Aktivitäten des täglichen Lebens effizienter und effektiver zu erarbeiten und auszuführen. Wir haben die kinästhetische Analyse auf die Betrachtung von Verhaltensmustern aus der Perspektive der oben genannten sechs Konzepte reduziert. Jedes dieser Konzepte beschreibt eine Kombination von Ressourcen, die genutzt werden können, um ein Verhalten erfolgreich durchzuführen. Die kinästhetischen Konzepte sind nützliche Instrumente zur Analyse Ihrer eigenen Bewegungsressourcen und zur Erforschung der Ressourcen Ihres Patienten. Sie ermöglichen es, mit den Patienten auf eine Art und Weise zu kommunizieren, die diesen eine gezielte Hilfe bietet, während des Prozesses der Ausführung ihrer menschlichen Aktivitäten mehr Kontrolle über ihre eigene Bewegung zu erlangen.

3.2 Konzept der Interaktion

Jede einzelne unserer Aktivitäten kann aus der Perspektive des **Konzeptes der Interaktion** betrachtet werden. Unsere internen Systeme agieren miteinander. Dies erfolgt ununterbrochen als Ergebnis von Interaktionen zwischen unseren Körperteilen bei der Bewegung. Wir agieren darüber hinaus mit unserer äußeren Umwelt sowie mit anderen Menschen und Tieren. All diese Interaktionen führen zu gegenseitigen Anpassungen der interagierenden Teile. Die Fähigkeit, solche Anpassungen vorzunehmen, bestimmt die Gesundheit des Einzelnen. Deshalb tritt bei jemandem, der krank oder verletzt ist, am auffälligsten die Tatsache hervor, dass er nicht mehr die Anpassungen vornehmen kann, die er üblicherweise selbst ausführen müsste. Die verschiedenen Komponenten der menschlichen Interaktion zu erlernen, ist ein wichtiger Ausbildungsinhalt für Pflegende. Insbesondere wenn sie den Patienten helfen möchten, die spezifischen Interaktionsfähigkeiten wiederzuerlangen, auf denen ihre Gesundheit beruht. Um die Natur der Bewegungsinteraktionen zwischen Pflegenden und Patienten zu beleuchten, werden im Folgenden drei Bereiche betrachtet.

3.2.1 Sinne

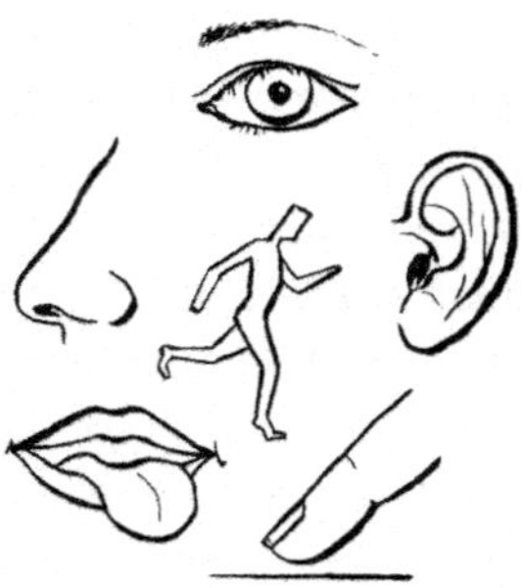

Abb. 3.2
Sinne.

Wir erfahren uns selbst mit Hilfe unserer sensorischen Systeme und nehmen durch sie Kontakt auf mit der Welt und mit unseren Mitmenschen. Zu diesem System gehören die **visuellen, auditiven, taktilen, gustatorischen, olfaktorischen** und **kinästhetischen Sinne.** Jeder Sinn registriert unterschiedliche Informationen über die veränderlichen Bedingungen, die durch Bewegung verursacht werden. Ohne Bewegung können die sensorischen Organe keine Unterscheidungen feststellen. Entweder bewegen wir uns selbst, was dazu führt, dass sich unsere Sinne in Relation zur Umwelt bewegen, oder bestimmte Elemente unserer Umwelt bewegen sich in Relation zu unseren Sinnen. Bewegung ist also eine Veränderung oder ein Unterschied. Und Unterschiede sind das, was unsere Sinne feststellen.

Jeder Sinn ist auf verschiedene Bewegungsaspekte abgestimmt. Die Rezeptoren in unseren **Augen** sind für die Intensität des Lichtes, seine Frequenz (Farben) und seine Position empfindlich. Wir nutzen die Sehkraft, um ein „großes Bild“ wahrzunehmen. Solange nichts den Blick verdeckt, können wir Dinge schon aus weiter Entfernung erkennen, wobei wir jedoch immer nur aus einem einzigen Blickwinkel sehen können. Wir **hören** die Bewegung der Tonwellen in der Luft und nehmen Lautstärke, Tonhöhe und Rhythmus wahr. Diese Tonwellen formen symbolische Tonmuster, welche eine für uns verständliche Sprache versinnbildlichen. Mit Hilfe eines akustischen Austauschs können wir Fragen stellen, unsere Absichten erklären und allgemeine Anweisungen geben. Natürlich ist es dabei wichtig, in der gleichen Sprache zu kommunizieren, wobei Worte jedoch sehr lange Zeit benötigen, um die Bewegungen anderer Menschen effektiv zu lenken. Darüber hinaus können wir Moleküle **riechen** und **schmecken**, die unsere Geschmacks- und Geruchsrezeptoren reizen. Der Geruch ist ein besonders wichtiger Hinweis auf den Zustand eines Patienten. Er ist jedoch nicht sehr hilfreich, um Bewegungen zu lenken.

Berührungsempfindungen sind das Ergebnis einer Veränderung der Temperatur oder der Position eines Kontaktes. Hält man einen solch engen körperlichen Kontakt zu einer Person, dass man durch Berührung interagiert, kann man die Bewegung des anderen in sämtlichen Dimensionen spüren. Mit Hilfe der Berührung ist man besonders sensibel für die Geschwindigkeit von Bewegungen. Hierdurch wird der Anstrengungsaspekt einer Bewegung sehr deutlich. Die Berührung bringt uns in direkten Kontakt mit anderen Personen und unserer Umwelt. Eine Berührung bringt uns so eng zusammen, dass wir die Bewegung des anderen spüren können. Auf diese Weise erleben wir auch unmittelbar unsere Bewegung in Relation zur Bewegung des anderen. Wir nehmen Anpassungen vor, um unsere Bewegung effektiver zu gestalten, und wenn uns die anderen gleichzeitig folgen, werden unwillkürlich auch ihre Bewegungen effektiver. Ein Feedback erfolgt bei solchen Interaktionen unmittelbar. Somit können wir auch Fehler schneller korrigieren.

> Berührungsgelenkte Interaktionen sind am effektivsten, um eine selbst kontrollierte Bewegung bei anderen Personen anzuerkennen und zu unterstützen.

Schließlich nehmen wir mit Hilfe unseres **kinästhetischen Sinnsystems** all die räumlichen, zeitlichen und anstrengungsbezogenen Aspekte unserer eigenen Bewegungen wahr. Unser kinästhetisches Sinnessystem vermittelt Informationen aus dem Inneren des Körpers. Dies ist das einzige sensorische System, ohne das wir nicht leben können. Es ist so eng mit unserer Selbstwahrnehmung verknüpft, dass wir uns dessen oft gar nicht mehr bewusst sind. Dieses sensorische System ist auch deswegen einzigartig, weil es über kein spezielles Organ verfügt. Es beruht auf einem Netzwerk von vielen Teilen, welche die internen mit den externen Prozessen koordinieren und integrieren. Wir erhalten so z.B. jene Bewegungsinformationen, die für unser Gleichgewicht erforderlich sind, wobei wir ein unmittelbares Feedback der Wirkungen unserer eigenen Bewegung in der Schwerkraft erhalten.

Wir erfahren unsere Bewegungen durch die **Anstrengung,** die wir dazu benötigen. Um die Bewegungen von anderen zu spüren, müssen wir noch mindestens einen der anderen Sinne in Kombination mit unserem Bewegungssinn zu Hilfe nehmen. Wenn wir unseren Tastsinn mit dem kinästhetischen Sinnsystem verbinden, verfügen wir über die effektivste Kombination zur Kommunikation über Bewegung, um andere Personen zu lenken und mit ihnen zu interagieren.

In kinästhetischer Hinsicht folgen sämtliche körperlichen Prozesse anderen *(to track)*. Eine Veränderung, die in einem Bereich auftritt, führt unweigerlich zu Veränderungen an anderer Stelle. Wenn Patienten sich weniger bewegen, entziehen sie sich selbst das sensorische Feedback, das durch Bewegung entsteht. Die sensorisch-motorischen Merkmale der „Lebendigkeit“ sterben aus. Der einfachste Weg zur Beendigung dieses ungesunden Zustandes besteht darin, sich wieder zu bewegen, indem die Anforderungen des täglichen Lebens erledigt werden. Es ist eine zentrale Wahrheit für alle lebenden Systeme, dass die meisten Empfindungen, die sie erfahren, durch ihre eigenen Bewegungen verursacht werden; dies verdeutlicht uns mit Nachdruck, wie wichtig es ist, dass Pflegende ihre Patienten ermutigen, sich zu bewegen, selbst wenn es ihnen nicht gut geht. Pflegende, die Patienten dadurch helfen wollen, dass sie ihnen alles Menschenmögliche abnehmen, tragen nicht zu deren Gesundheit bei.

Jeder Mensch entwickelt seine sensorischen Systeme auf eine andere Weise. Einige sind besonders sensibel für visuelle Reize, andere für das Hören und wieder andere werden durch Berührung besonders stimuliert. Wir nutzen bevorzugt unsere sensorischen Ressourcen, um uns zu orientieren und um unsere Bewegungen zu kontrollieren. Die Gestalt der sensorischen Information, die ein Mensch erhält, trägt zu seinem Gefühl der Sicherheit oder der Unsicherheit bei. Pflegende, die sich den individuellen sensorischen Charakteristika ihrer Patienten anpassen, können ihnen wahrscheinlich besser helfen als andere, die dies nicht tun.

Praxistipp

Führen Sie die Aktivitäten durch, die am Ende dieses Kapitels vorgeschlagen werden (☞ Kap. 3.9), um Ihre Fähigkeiten zu entwickeln, Ihre eigenen sensorischen Charakteristika und Vorlieben sowie die von anderen Personen herauszufinden.

3.2.2 Bewegungselemente

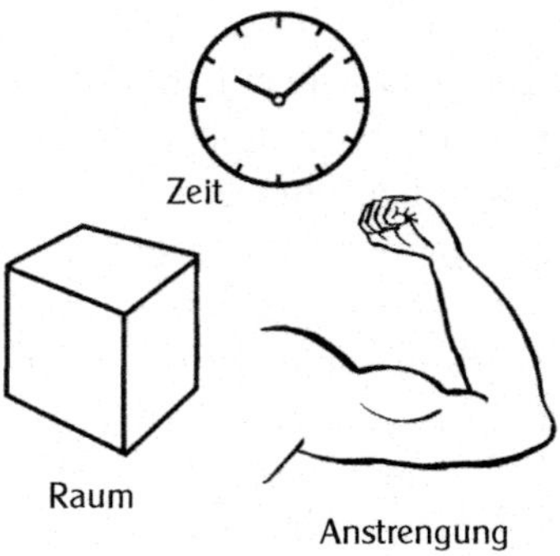

Abb. 3.3 Bewegungselemente.

Der zweite, die Interaktion betreffende Aspekt, den Pflegende verstehen müssen, ist die Natur der Bewegung, die das sensorische System wahrnimmt. Bewegung besteht aus drei Elementen: **Zeit, Raum** und **Anstrengung.** Damit Bewegungen effektiv sind, muss jedes dieser Elemente so mit den anderen kombiniert werden, dass es der jeweiligen Aufgabe entspricht. Solange wir gesund sind, passen wir alle Bewegungselemente einander an, ohne lange darüber nachzudenken. Wir beschleunigen oder verlangsamen je nach Situation eine Bewegung, verändern die Richtung und üben mehr oder weniger stark die jeweils angemessene Anstrengung aus. Patienten verfügen oftmals nicht mehr über diese Fähigkeit. Sie benötigen Hilfe, z.B. um etwas langsamer zu tun, weniger Anstrengung aufzuwenden oder um die Richtung und das Ausmaß ihrer Bewegungen auf eine neue Weise zu organisieren, die sich den vorherrschenden Bedingungen anpasst. Professionell Pflegende sind die idealen Personen, um Patienten zu helfen, diese Anpassungen zu realisieren.

3.2.3 Interaktionsformen

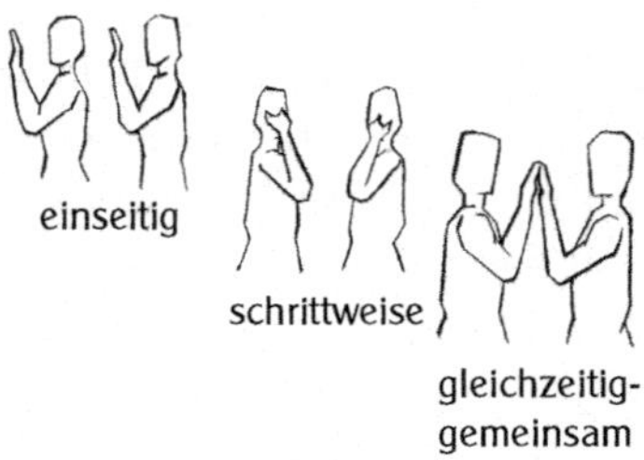

Abb. 3.4 Interaktionsformen.

Der dritte Aspekt der Interaktion bedarf der ständigen Anpassung. Interaktionen sind nicht alle gleich. Es gibt mindestens drei Formen von Interaktionen, die für eine effektive professionelle Pflege von Bedeutung sind. Man kann Maßnahmen gleichzeitig und gemeinsam mit dem Patienten unternehmen (gleichzeitig-gemeinsame Interaktion). Ein Engagement kann in Form eines Dialogs als Austausch stattfinden (serielle oder schrittweise Interaktion). Man kann Aktionen auch für den Patienten ausführen (einseitige Interaktion) oder sie darin unterweisen, eine Aktivität selbst durchzuführen (einseitige Interaktion).

Bei **gleichzeitig-gemeinsamen Interaktionen** nutzen zwei oder mehrere Personen die Bewegung des jeweils anderen als Feedback für ihre nachfolgenden Bewegungen. Diese Art der Interaktion entspricht der einfachsten Form des Austauschs. Sie erfordert den geringsten Aufwand an kognitiver Beteiligung. Berührung ist jenes sensorische Medium, das für einen gleichzeitig-gemeinsamen Austausch am besten geeignet ist. Mittels Berührung dienen die Bewegungen jeder einzelnen Person als Feedback-Signale für die Bewegungen der anderen. Es ergeben sich keine zeitlichen Verzögerungen bei den Reaktionen eines Teilnehmers auf das Verhalten des anderen. Gleichzeitig-gemeinsame Interaktionen finden häufig in Familien, besonders zwischen Eltern und ihren Babys oder Kindern statt. Durch solche Interaktionen entwickeln die Kinder eine mühelose motorische Körperkontrolle. Reibungslose Bewegungen beim Zusammenwirken unserer eigenen Körperteile zur Bewältigung bestimmter Aktivitäten sind auch beispielgebend für all jene gleichzeitig-gemeinsame Interaktionen, die ununterbrochen in unserem Körper stattfinden. Während gleichzeitige Interaktionen in anderen Lebensbereichen eher selten sind, werden sie in Krankenhauseinrichtungen oft erforderlich. Häufig werden Patienten wie schwere Gegenstände umhergehoben und -getragen, wobei ihrer gleichzeitig-gemeinsamen Beteiligung nur wenig Aufmerksamkeit geschenkt wird. Gleichzeitig-gemeinsame Interaktionen können am effektivsten eingesetzt werden, wenn die jeweils Beteiligten hierfür neue Bewegungsstrukturen erlernen und eine bis dahin nicht vertraute Bewegungskontrolle entwickelt haben.

Serielle bzw. **schrittweise Interaktionen** finden statt, wenn die Teilnehmer nacheinander versuchen, den anderen zu beeinflussen. Hierzu sind mindestens zwei Teilnehmer nötig, um einen Dialog ausführen zu können. Grundsätzlich kann jedes sensorische System genutzt werden, am häufigsten wird jedoch ein verbaler/auditiver Austausch praktiziert. Zwischen der Aktion eines Teilnehmers und der Reaktion des anderen besteht eine zeitliche Lücke. Wenn der Patient den verbalen Anleitungen folgen und Fragen beantworten kann, dominieren im Austausch zwischen Pflegenden und Patienten die seriellen Interaktionen. Ein schrittweiser Austausch ist häufig mit gleichzeitig-gemeinsamen Interaktionen kombiniert. Ein gleichzeitig-gemeinsamer berührungsgelenkter Austausch hilft den Patienten, neue Bewegungsmuster zu entdecken, während eine schrittweise Interaktion dazu dienen kann, die einzelnen Schritte des Prozesses zu verstehen und zu beschreiben. Beide Informationsformen bilden für den Patienten, der erlernen soll Aktivitäten alleine auszuführen, das hierfür notwendige Fundament.

Ein einseitiger Transfer von Informationen tritt auf, wenn der Informationsfluss vorwiegend in eine Richtung erfolgt. Dies ist beispielsweise der Fall, wenn eine Person einer anderen Anweisungen erteilt, etwa: „Ziehen Sie sich bitte an“, und selbst an diesem Prozess nicht teilnimmt. In einer anderen Situation kann eine Person eine Aktivität für eine andere ausführen. Ein drittes Beispiel ist, dass jemand versucht, den Aktionen eines anderen zu folgen, jedoch die Anstrengungen des ersten nicht berücksichtigt. Jedes sensorische System kann für einen solchen Austausch genutzt werden. Im alltäglichen Leben findet die positive Nutzung **einseitiger Interaktionen** vorwiegend durch auditive, schriftliche und visuelle Mitteilungen statt. Die Fähigkeit zur Ausübung von menschlichen Funktionen durch schriftliche oder visuelle Hinweise ist jedoch komplex, wenn deren Bedeutung nicht schrittweise erlernt wird. Dies erfordert sowohl ein kognitives Verständnis dafür, welche Aktivitäten erforderlich sind, sowie die körperlichen Fähigkeiten zu ihrer selbständigen Ausführung. Kinder entwickeln nach und nach die Fähigkeit zur Ausführung von einseitigen Interaktionen. Zuerst können sie mit Spielsachen umgehen, sich selbst anziehen oder sich selbst etwas zu essen holen, wenn sie Hunger haben. Später können sie lesen und bestimmte Pläne selbst ausführen. Bis sie erwachsen sind, haben sie gelernt, die meisten ihrer Angelegenheiten ohne die Hilfe anderer zu bewältigen.

Wir können festhalten, dass die Ausführung von einseitigen Interaktionen für gesunde Erwachsene eine normale Funktion ist. Wenn Patienten jedoch nicht mehr in der Lage sind, bestimmte Bewegungen ohne fremde Hilfe zu bewältigen, und dann umher gehoben und getragen werden, ist dies ein negatives Beispiel für eine einseitige Interaktion. Eine solche Unterstützung hilft den Patienten in keiner Weise, die mühelose, stufenweise Bewegungskontrolle zu entwickeln, die sie für ihre Selbständigkeit benötigen. In diesem Fall beeinträchtigen sowohl Pflegende wie auch Patienten ihre persönliche Gesundheitsentwicklung.

Die verschiedenen Interaktionsformen können genutzt werden, um den funktionalen Status einzuschätzen und die Selbstkontrolle des Patienten bei der Durchführung von menschlichen Funktionen zu verbessern. Wenn die Bewegungsfähigkeiten einer Person durch Krankheit oder Verletzung reduziert oder verloren gegangen sind, kann ein durchdachter Aufbau an Interaktionsformen ihnen helfen, neue Bewegungsfähigkeiten zu entwickeln. Dieser Prozess entspricht nach unserem Ermessen dem der Gesundheitsentwicklung.

3.3 Konzept der Funktionalen Anatomie

3.3.1 Knochen und Muskeln

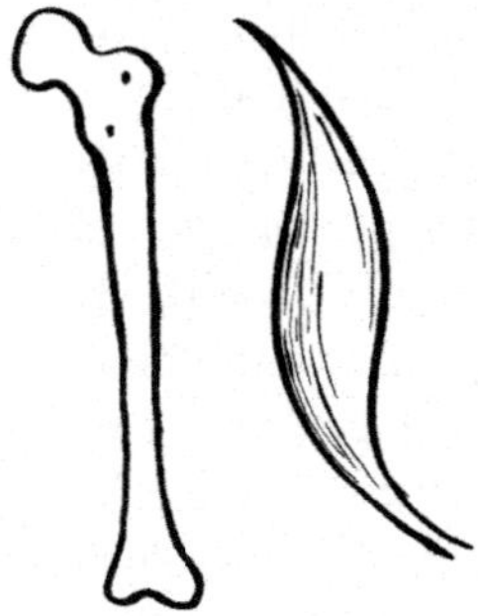

Abb. 3.5 Knochen und Muskeln.

Eines der offensichtlichsten Charakteristika der menschlichen Anatomie besteht darin, dass sich der Körper aus harten und weichen Geweben zusammensetzt – aus **Knochen** und **Muskeln.** Die Knochen haben die Aufgabe, Gewicht zu tragen. Die Muskeln sind demgegenüber dafür verantwortlich, die Knochen in genau die Position zu bewegen, in der sie das Körpergewicht auf eine Unterstützungsfläche abgeben können. Es ist eine kontinuierliche lebenslange Herausforderung, zu erforschen, wie man sich am leichtesten bewegen kann. Die Schwerkraft versucht stets, unseren Körper gegen den Boden zu drücken. Dabei übernehmen unsere Knochen die Wirkung eines „Anti-Schwerkraft-Systems". Dadurch, dass unser Gewicht über unsere Knochen auf eine Unterstützungsfläche abgegeben wird, erleben wir uns selbst als schwerelos. Dieses Phänomen ist möglich, wenn unser Muskelsystem die Knochen frei in eine Position bringen kann, die die Wirkung der Schwerkraft ausgleicht. Wenn das Gewicht unseres Körpers jedoch auf den Muskeln lastet, dann sind diese mit dem Halten des Gewichts beschäftigt; dadurch sind sie in ihrer Rolle eingeschränkt, die Knochen in eine Position zu bringen, die diesen das Tragen des Gewichtes wieder ermöglicht.

3.3.2 Massen und Zwischenräume

Die Knochen des Körpers sind in mehreren Gruppen konzentriert und bilden stabile Massen. Die **Muskeln** sind meist in den „Zwischenräumen", also zwischen diesen Massen angeordnet. Im kinästhetischen Fachwortschatz nennen wir die harten Bereiche **Massen** und die weichen **Zwischenräume.** Es gibt sieben Knochenmassen mit sechs Zwischenräumen. Die Massen des

Körpers bestehen aus **Kopf, Brustkorb, Becken,** zwei **Armen** und zwei **Beinen.** Sie stellen den Hauptanteil unseres Körpergewichts dar. Wir bewegen vorwiegend die Massen und halten sie in bestimmten Positionen. Durch sie nehmen wir Kontakt mit der uns umgebenden Welt auf. Wir können sie einzeln innerhalb der Grenzen der dazwischen liegenden Zwischenräume bewegen. Sie können im Gleichgewicht miteinander bewegt werden, so dass sie schwerelos erscheinen. Sie können auch miteinander verstrebt sein, wodurch sie unbeweglich werden.

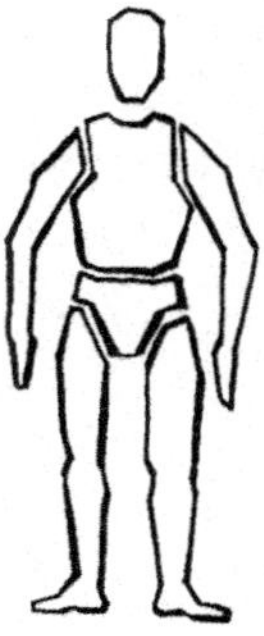

Abb. 3.6 Massen.

Zu den **Zwischenräumen** des Körpers zählen **Hals, Taille,** zwei **Hüftgelenke** und der Bereich der beiden **Schultergelenke.** Diese Zwischenräume erlauben es uns, unsere Massen einzeln und nacheinander zu bewegen. Wenn unsere Zwischenräume durch Muskelverspannung oder durch so genannte helfende Handgriffe blockiert sind, ist unsere Bewegungsfähigkeit eingeschränkt und es bedarf einer verstärkten Anstrengung. Wir führen die meisten menschlichen Aktivitäten leichter aus, wenn unsere Zwischenräume frei sind. Dann können sich unsere Massen einzeln bewegen.

Der Kontakt mit den Zwischenräumen blockiert die Fähigkeit der Patienten, ihre Massen einzeln so zu bewegen, dass ein Gleichgewicht zwischen ihnen erhalten bleibt. Die Patienten werden steif und schwer. Da sie keine Anpassungen mehr vornehmen können, fällt ihr Gewicht auf Sie – die Pflegenden – anstatt es auf eine Unterstützungsfläche abzugeben. Wenn Sie Kontakt mit den Massen der Patienten aufnehmen, wird die Bewegung einfacher. Sie können die Patienten leicht lenken, indem Sie jede Körpermasse einzeln von einer Stelle zu einer anderen bewegen. Das Gewicht jeder Masse bleibt in einem dynamischen Gleichgewicht und fließt ungehindert auf eine stabile Unterstützungsfläche. Wenn Sie die Massen der Patienten mit

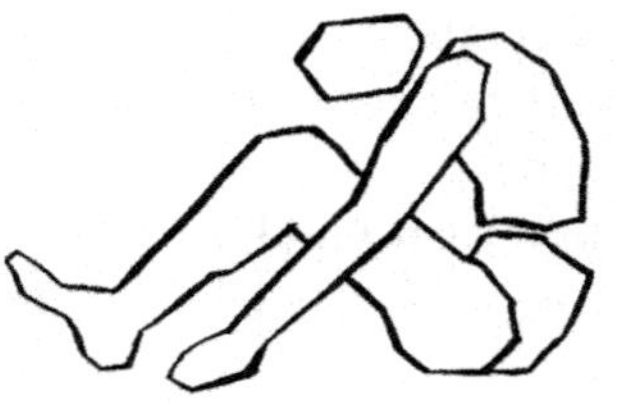

Abb. 3.7 Zwischenräume.

Hilfe Ihrer Hände unterstützen, können diese jede menschliche Funktion so ausführen, dass ihr Gewicht niemals von Ihnen angehoben werden muss.

3.3.3 Orientierung im Körper versus Orientierung im Raum

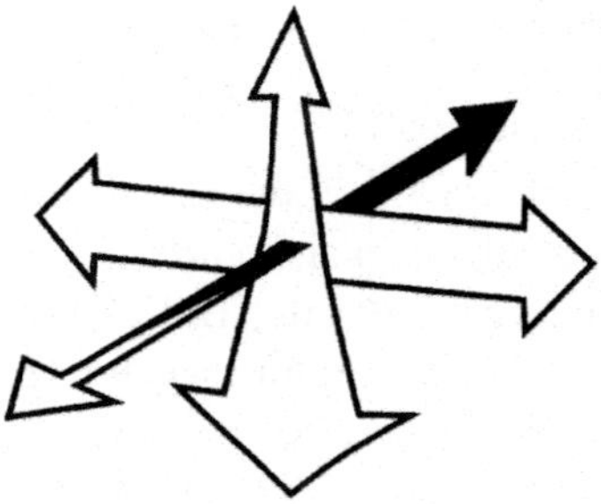

Abb. 3.8 Orientierung.

Damit unsere Knochen und Muskeln ihre Rollen effektiv spielen können, müssen wir zwischen uns selbst und der übrigen Welt unterscheiden können. Wir müssen den Unterschied zwischen oben und unten sowie zwischen oben und unten in unserem Körper verstehen in Relation zur Schwerkraft. Darüber hinaus sollten wir auch darüber informiert sein, wo wir uns befinden und wo nicht. Nur dann können wir entscheiden, wie die Muskeln zu verkürzen oder zu verlängern sind, um unsere Massen in einer Reihenfolge zu bewegen, die die Durchführung menschlicher Aktivitäten ermöglicht. In der Umgebung, in der wir leben, entspricht „oben" und „unten" normalerweise einer Linie, die parallel zur Schwerkraft verläuft. Wenn wir jedoch die Position unseres Körpers gegenüber dieser Linie dauerhaft verändern, ist es nützlich, uns so zu orientieren, dass unsere Massen in Relation zueinander und nicht in Relation zur Umgebung gebracht werden.

„Oben" richtet sich stets nach unserer Kopfmasse. „Unten" zeigt in Richtung Füße. Dies ist unabhängig davon, welche Position wir in der Umgebung einnehmen. Die Mitte entspricht demnach der Höhe unserer Hüftgelenke. Kopf und großer Zeh sind von dieser Stelle etwa gleich weit entfernt. Hier können wir das Gewicht der Massen nach oben und unten leicht teilen und ausbalancieren.

Die Vorder- und Rückseite jeder Masse wird durch die Charakteristika ihrer Struktur und Funktion bestimmt. Die Rückseite ist härter als die Vorderseite. Der Grund hierfür ist, dass sich unsere Knochen meist enger an der Oberfläche der Rückseite jeder Masse befinden. Das Gewicht der Massen kann besser über die stabilere Rückseite abgegeben werden. Die Rückseiten der Massen sind darüber hinaus weniger differenziert und weniger empfindlich. Aus all diesen Gründen ist es im Allgemeinen leichter, auf dem Rücken als auf dem Bauch zu liegen. Die sensiblere, beweglichere Vorderseite der Massen ermöglicht eventuell erforderliche Anpassungen und Ausdrucksformen. Doch darf die Vorderseite kein Gewicht tragen, wenn sie effektiv funktionieren soll.

Im Wesentlichen unterscheiden wir zwei Arten von Muskeln, die die Oberfläche des Körpers überziehen, nämlich die **Beuger** und die **Strecker.** Die Beugemuskeln befinden sich an der Vorderseite jeder Körpermasse. Sie sind dick und kräftig, obwohl sie schnell ermüden. Wenn sie kontrahieren, verursachen sie, dass sich die Körpermassen nach vorne beugen. Sie stellen die Hauptkraft bereit, um die Massen zu bewegen. Die Streckmuskeln sind demgegenüber an der Rückseite jeder Masse angebracht. Sie sind dünner und ermüden weniger schnell. Kontrahieren sie, bewirken sie, dass die Körpermassen nach hinten gedehnt werden. Die wesentliche Rolle der Streckmuskeln besteht darin, die Massen in einer stabilen Position zu halten. In unseren zentralen Massen bleibt die Vorwärts- und Rückwärtsorientierung der Muskeln stets gleich. In den Extremitäten sind die Muskeln jedoch um die Glieder angeordnet, so dass die Vorderseite spiralförmig in die Rückseite übergeht. Diese spiralige Muskelstruktur unserer Extremitäten ist der Grund dafür, dass wir uns in spiraligen Mustern mit weniger Anstrengung als in parallelen bewegen können.

Orientierung ist für jeden Menschen ein wichtiges Thema, das professioneller Pflege bedarf. Patienten können infolge einer Verletzung oder Erkrankung ihre Orientierung verlieren. Auch Medikamente oder die fremde Umgebung einer nicht vertrauten Institution einschließlich der darin arbeitenden Menschen können ihre normale Orientierung stören. Wenn man erkannt hat, dass **Desorientierung** ein wichtiger Aspekt für den Grund ist, warum Patienten Pflege benötigen, kann man positive Schritte einleiten, um dies zu korrigieren. Pflegende können die Patien-

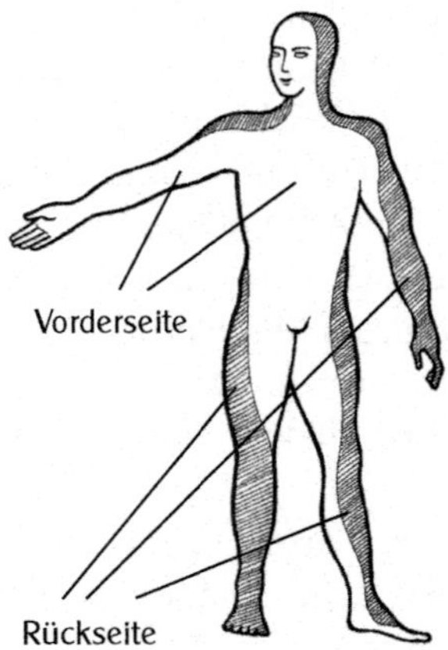

Abb. 3.9
Spiralige Muskelstruktur.

ten so anleiten, dass sich jede ihrer Massen in die Richtung und in der Reihenfolge bewegt, die der jeweiligen Funktion angemessen sind. Pflegende werden dadurch auch verhindern, Patienten heben zu müssen. Statt dessen werden die Pflegenden das Gewicht ihrer Massen im Körper nach unten, in Richtung Boden und nicht in die Höhe leiten. Sie werden den Patienten auf diese Weise helfen, all jene Bewegungsmuster zu entdecken, die ihrer anatomischen Konstitution entsprechen. Wenn man Patienten hilft, die vertrauten Empfindungen, die zu den gesunden Funktionen gehören, in ihrem Körper zu spüren, dann kann man für die angestrebte positive Entwicklung ihrer Gesundheit viel bewirken.

3.4 Konzept der Menschlichen Bewegung

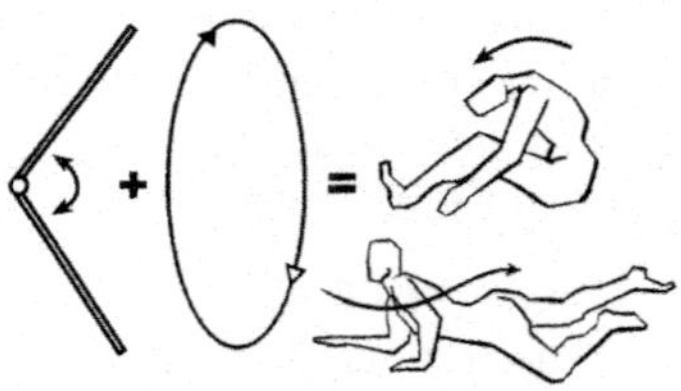

Abb. 3.10
Menschliche Bewegung.

Die Bewegungen, die wir ausführen, werden vorwiegend durch die Beschaffenheit unserer Anatomie bestimmt. Um unseren eigenen Körper dafür einzusetzen, anderen beim Gebrauch ihres Körpers zu helfen, sollte man unbedingt die Vielzahl aller Bewegungen verstehen, die der menschliche Körper ausführen kann. Jeder Mensch bewegt sich auf eine ganz eigene, individuelle Art und Weise. Jede menschliche Bewegung erfolgt aus einer bestimmten Kombination der Bewegungsfähigkeiten unserer Gelenke und der Größe unserer Massen.

3.4.1 Haltungs- und Transportbewegungen

Wir Menschen führen die meisten unserer Aktivitäten in einer vertikalen Position aus. Dies erfordert eine besondere Stabilität für den Zusammenhalt unserer Körpermassen. Ansonsten würden wir umfallen. Wir benötigen aber auch eine bestimmte Instabilität, die Veränderungen in den Beziehungen der einzelnen Bestandteile zueinander ermöglicht.

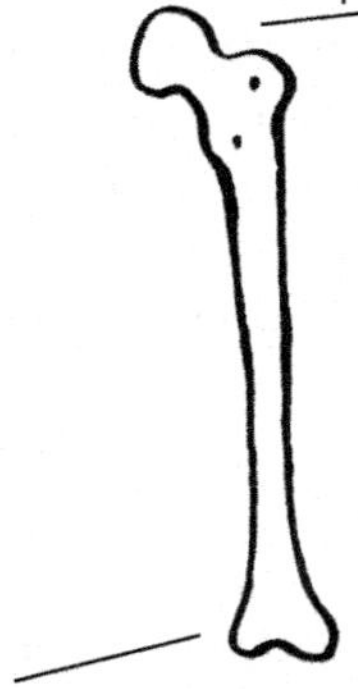

Abb. 3.11 Haltungs- und Transportbewegungen.

Was sich in unseren Körpern bewegt, ist das Gewicht seiner verschiedenen Teile. Eine **Haltungsbewegung** ist die Vor- und Zurückverlagerung von Gewicht zwischen verschiedenen Körperteilen, eine **Transportbewegung** dagegen die Verlagerung von Gewichten des Körpers auf den umgebenden Raum. Alle menschlichen Aktivitäten bestehen aus dem Zusammenspiel dieser beiden Bewegungsarten.

Man kann diese beiden grundlegend verschiedenen Bewegungsarten im Körper leicht wahrnehmen, indem man jedes der Gelenke bewegt und feststellt, welches eine Bewegung nur in einer Achse oder welches Bewegungen in mehreren Achsen erlaubt. Bewegungen, die in Bezug auf die Richtung eingeschränkt sind, werden als Haltungsbewegungen bezeichnet. Bewegungen, die in dieser Hinsicht nicht begrenzt sind, nennt man Transportbewegungen. Am einfachsten kann man Haltungs- und Transportbewegungen im Kontext von Massen und Zwischenräumen erfahren. Stabile **Massen** stehen in Verbindung mit Haltungsbewegungen, während die instabilen **Zwischenräume** mit Transportbewegungen zusammenhängen. Diese Muster wiederholen sich bei allen Bewegungen. Diese Prozesse der stabilen Haltungs- und der instabilen Transportbewegungen finden abwechselnd statt. Ihr Zusammenspiel bildet die Grundlage für sämtliche menschlichen Aktivitäten.

In allen Fällen befinden sich die instabilen unterhalb der stabilen Bereiche. Dieses Muster entspricht einer eingeschränkten Bewegungsrichtung im Zentrum des Körpers, das sich mit Bereichen einer uneingeschränkten Bewegung in Richtung Peripherie abwechselt. Betrachtet man die Stabilität, nimmt sie von vorn nach hinten zur Rückseite hin zu, die Instabilität vergrößert sich entsprechend umgekehrt in Richtung Vorderseite. Die Bedeutung dieser Muster besteht darin, dass der Mensch nur durch Bewegung in seiner Umwelt bestehen kann; eine Kontaktaufnahme kann er nur mit Hilfe von Bewegungen herstellen, nicht durch Ruhighalten. Dies ist das genaue Gegenteil von dem, was wir intuitiv erwarten würden. Stühle und Berge bleiben am Ort, weil sie stabil auf dem Boden ruhen. Wir Menschen können demgegenüber nur deshalb existieren, weil wir uns bewegen.

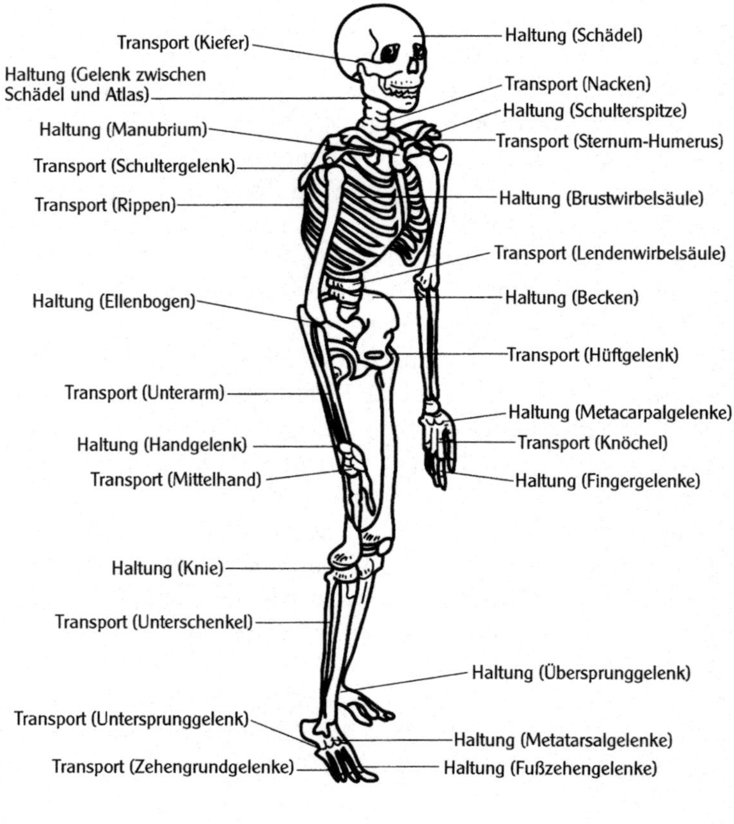

Abb. 3.12 Menschliches Skelett mit markierten Haltungs- und Transportebenen.

Wir sind von der Natur als bewegungsorientierte Wesen geschaffen. Unsere Ausdauer (und unsere Gesundheit) hängt von unserer Fähigkeit ab, uns kontinuierlich zu bewegen und an die Umwelt anzupassen. Dies hat wesentliche Auswirkungen für die professionell Pflegenden. Patienten werden wieder gesund, wenn man ihnen eine angemessene Hilfe bieten kann, sich zu bewegen. Wenn man ihnen Bewegungen abnimmt, tut man ihnen sicherlich keinen Gefallen. Um Patienten bei der Bewegung zu unterstützen, helfen Pflegende, die noch vorhandenen Ressourcen von Haltungs- und Transportbewegungen der Betroffenen zu entdecken. Wenn bestimmte Ressourcen teilweise nicht mehr vorhanden sind, kann man andere Bewegungen nutzen, um sie zu kompensieren – doch nur solange, bis sie wieder von den Patienten selbst übernommen werden können.
Interessanterweise kann man feststellen, dass sich an vielen Stellen, wo es zu Haltungsbewegungen kommt, die Knochen, aus denen die Gelenke bestehen, nahe der Körperoberfläche befinden. Dadurch können diese Bereiche bei der Kontaktaufnahme und bei der Abgabe von Gewicht an die Umgebung besonders effektiv genutzt werden. Da diese Bereiche die Bewegungsrichtung auf das Dehnen und Strecken beschränken, kontrollieren sie auch das Gewicht in der vertikalen Körperachse. Eine Haltungsbewegung bewirkt, dass das Gewicht einer Masse auf eine andere abgegeben werden kann. Eine Beugung führt dazu, Gewicht nach oben zu verlagern und eine Streckung bewegt es nach unten.
Transportbewegungen verursachen auf der anderen Seite, dass das Gewicht der Massen horizontal zur Körperachse verschoben wird. Eine Transportbewegung, die aus dem Bereich des Halses, der Taille, der Hüftgelenke oder des Schultergürtels kommt, dient dazu, die Beziehung der bei-

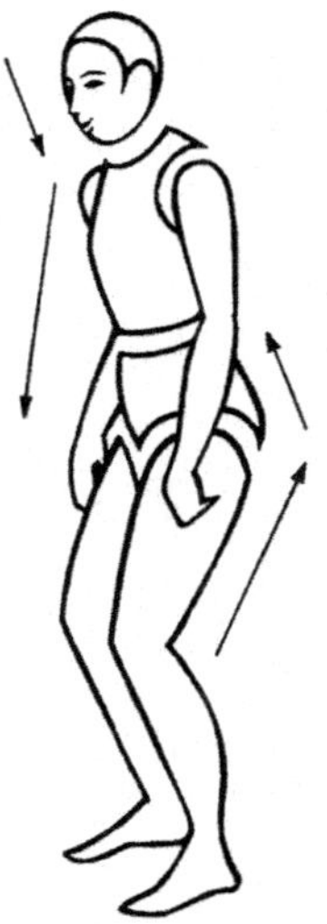

Abb. 3.13
Die Massen bewegen sich nach oben und unten.

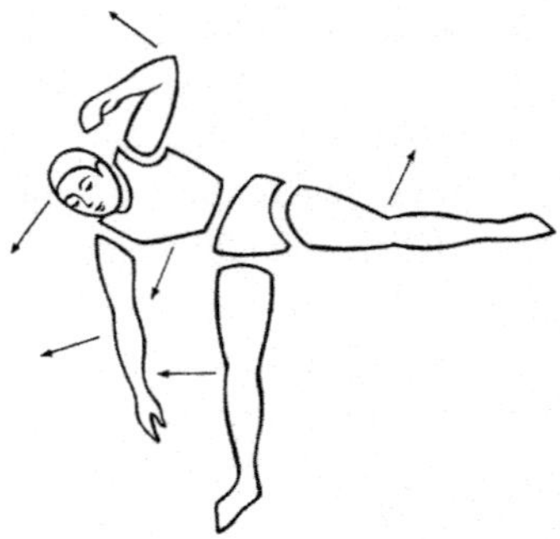

Abb. 3.14 Die Massen bewegen sich in viele verschiedene Richtungen.

den daran anschließenden Massen zu verändern. Diese Form von Bewegung verändert die Position der Massen in Relation zu dem uns umgebenden Raum. Die Transportbewegungen innerhalb der Extremitäten, wie etwa die Bewegung des Unterarms, verbessern dieses Muster.

Praxistipp

Patienten, die ihre Schulter nicht bewegen können, werden die meisten Funktionen des Armes mit den verbleibenden Haltungs- und Transportbewegungen ihrer Ellbogen und Unterarme sowie von Handgelenk und Hand ausüben können. Patienten, die kein Gewicht mit ihren Beinen tragen können – oder die keine Beine mehr haben – können lernen, Gewicht über die Haltungsebene in den Armen zu tragen, etwa durch die Ellbogen, und die Transportebene zur Weiterführung ihrer Bewegung zu nutzen. Das Repertoire der neuen Bewegungsmöglichkeiten unter Nutzung des Konzepts der Haltungs- und Transportbewegungen ist nahezu unerschöpflich.

Wir verknüpfen ganz automatisch Haltungs- und Transportbewegungen, um Aktivitäten einer beliebigen Art auszuführen. Wenn wir mit einem Freund plaudern, die Straße entlang spazieren, einen Apfel essen, einen Pullover anziehen, uns auf einen Stuhl setzen oder ein Bad nehmen, integrieren wir Haltungs- und Transportbewegungen, um die jeweilige Aufgabe zu bewältigen. Die abwechselnden Muster von Haltungs- und Transportbewegungen helfen uns, sie – ohne darüber nachzudenken – in eine Aktivität zu integrieren. Durch Krankheiten oder Verletzun-

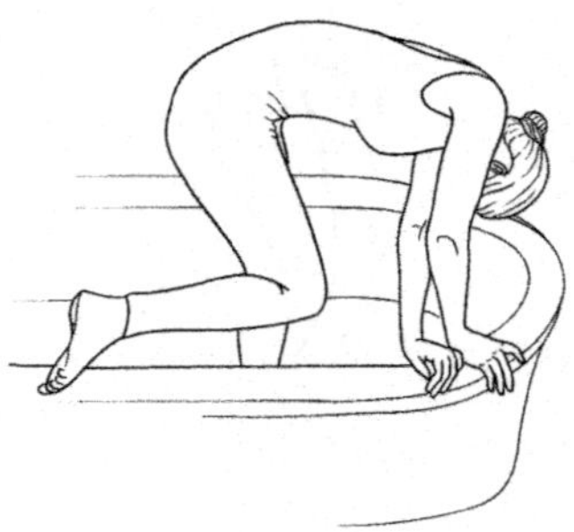

Abb. 3.15 Kombination von Haltungs- und Transportbewegungen.

gen kann ein Teil dieser Prozesse gestört sein. Doch bleibt das übergeordnete Muster bestehen. Die Verknüpfung von Haltungs- und Transportbewegungen ist die Grundlage für sämtliche menschlichen Aktivitäten. Patienten dabei zu helfen, ihre ungenutzten Haltungs- und Transportressourcen zu entdecken, kann ihnen die Möglichkeit eröffnen, trotz ihrer Erkrankung viele Aktivitäten eigenständig auszuführen.

Praxistipp

Betrachten Sie zum Beispiel einen Patienten, der seine Beine von der Transportebene der Hüften her nicht heben kann, um in eine Dusch- oder Badewanne zu steigen. Er wird jedoch sein Bein auf Knieniveau beugen, den Unterschenkel anheben und sich rückwärts in die Badewanne begeben können. Er kann auch lernen, das Knie zu beugen und eine Treppe in spiraligen Bewegungen hinauf- und hinunterzugehen, ohne mit der Hüfte Beuge- und Streckbewegungen durchführen zu müssen.

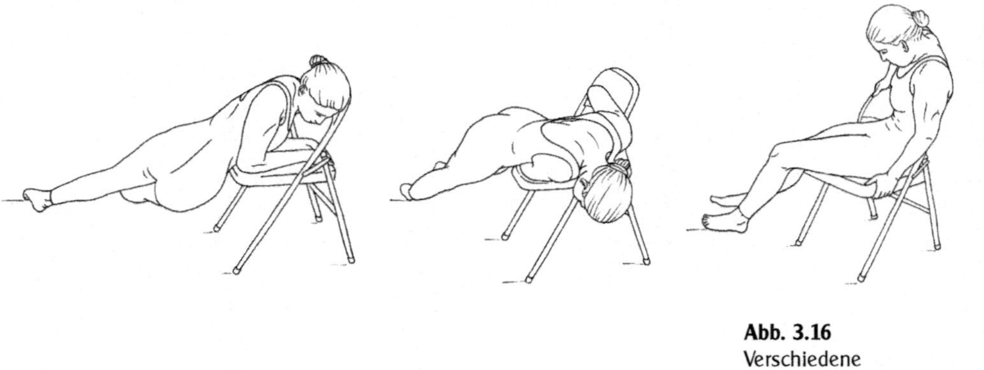

Abb. 3.16 Verschiedene Haltungs- und Transportbewegungen.

3.4.2 Parallel- und Spiralbewegungen

Die Kombination von Haltungs- und Transportbewegungen, aus denen die menschlichen Funktionen bestehen, führt entweder zu parallelen oder zu spiraligen Bewegungsmustern. **Parallelbewegungen** organisieren eine Gewichtsverlagerung vorwiegend nach vorn und nach hinten oder nach oben und nach unten. Haltungsbewegungen in eine Richtung dominieren bei parallelen Bewegungsmustern. Dazu wird aber eine große

Anstrengung benötigt. **Spiralbewegungen** nutzen eine ausgewogenere Kombination von Haltungs- und Transportbewegungen zum Gewichtstransfer von einer Körperseite zur anderen, und zwar in aufsteigenden oder absteigenden Zirkelbewegungen. Spiralbewegungen sind für schwache Patienten besonders angebracht, da sie nur minimale Anstrengungen erfordern. Der Gewichtstransfer von einer Körperseite zur anderen gibt die entlastete Seite frei, um mit den Händen etwas zu manipulieren oder mit dem Bein einen Schritt zu tun etc.

Wir führen Parallelbewegungen durch, wenn wir eine Rutsche hinunter rutschen, auf einer Schaukel schaukeln, auf zwei Beinen hüpfen oder beim Brustschwimmen. All diese Aktivitäten setzen voraus, dass beide Körperseiten in sehr ähnlichen Körpermustern bewegt werden. Das Gewicht ist über dem Körperzentrum organisiert. Parallelbewegungen sind bei der Ausführung unserer täglichen Aktivitäten nicht sehr effizient. Wenn das Gewicht ständig über der zentralen Körperachse verbleibt, ist es schwierig, alle differenzierten Bewegungen auszuführen, die erforderlich sind, um viele dieser komplexen Funktionen mühelos auszuführen, z.B. eine Position zu verändern, sich anzukleiden oder etwas zu essen.

Wir können uns als gesunde Menschen natürlich in parallelen Mustern bewegen, um Dinge zu erledigen. Wir können unsere Arme kreuzen und nach den Zipfeln eines Pullovers greifen und ihn einfach in einer parallelen Bewegung beider Arme über den Kopf ziehen. Das Umsetzen einer ähnlichen Methode erfordert bei Hosen schon mehr Anstrengung, doch können wir es im Sit-

Abb. 3.17 Aufstehen mittels Parallelbewegungen.

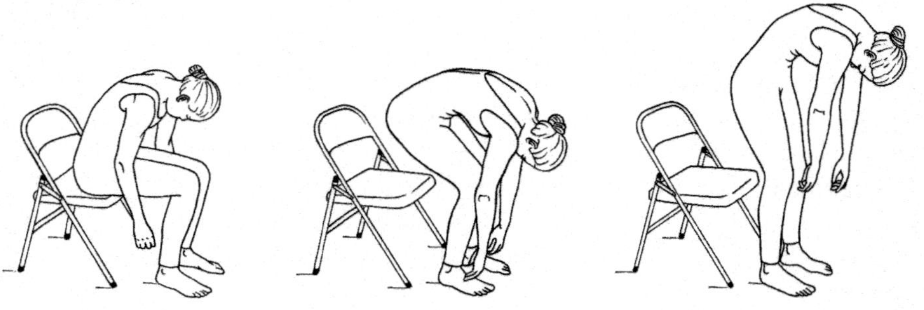

zen noch bewältigen. Doch nur sehr geschickte Menschen können aus einer stehenden Position in beide Hosenbeine springen, indem sie beide Beine gleichzeitig bewegen. Wir können ähnliche parallele Bewegungsmuster auch zur Ausführung von Aktivitäten beim Waschen und Essen einsetzen, z.B. um von einem Stuhl aufzustehen, oder wenn wir uns frei im Raum bewegen möchten. Patienten mit wenig Kraft oder all jene, die viele Bewegungen neu erlernen müssen, werden jedoch mehr Erfolg mit Spiralbewegungen haben.

Spiralige Bewegungsmuster sind für uns am leichtesten nachzuvollziehen. Sie besitzen den großen Vorzug von sich abwechselnden Haltungs- und Transportbewegungen in unserem Körper. Dies ermöglicht einen mühelosen Transfer des Gewichts von einer Masse auf eine andere. Solche Bewegungen nutzen auch die spiralige Organisation des Muskelsystems in den Extremitäten. Spiralbewegungen erleichtern es, Gewicht zu tragen und die Umgebung zu manipulieren. Wenn man sich spiralig bewegt, kann die Körperseite, die gerade kein Gewicht trägt, die Bewegung lenken und die Umgebung verändern. Somit ist es auch möglich, zu jedem Zeitpunkt während des Prozesses zu stoppen und dort zu verharren. Spiralbewegungen benötigen weniger Aktionsradius als Parallelbewegungen und erfordern darüber hinaus für ihre Ausführung weniger Zeit und Anstrengung. Und was vielleicht noch wichtiger ist – sie ermöglichen eine beträchtliche Stabilität und Sicherheit während des Bewegungsprozesses.

Abb. 3.18 Aufstehen mittels Spiralbewegungen.

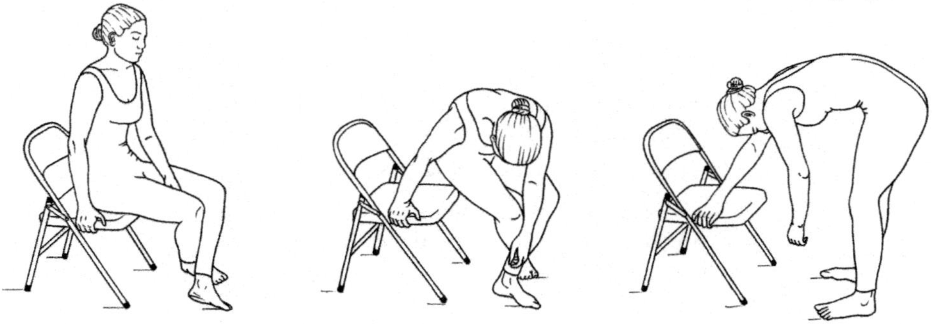

3.5 Konzept der Anstrengung

Anstrengung ist der verknüpfende Faktor, der die dynamische, lebendige Qualität der Interaktionen zwischen unseren einzelnen Teilen ermöglicht.

Der kinästhetische Begriff „Anstrengung“ bezeichnet die Kräfte, die Körpergewichte veranlassen, sich zu bewegen oder am Platz zu bleiben. Diese Kräfte entstehen aus dem gemeinsamen oder komplementären Ziehen und Drücken der Körpermassen, aber auch durch Ziehen und Drücken auf andere Körpermassen sowie auf die Umwelt. Ergebnis ist die Bewegung unserer Körpergewichte.

In berührungsgelenkten Interaktionen zwischen Pflegenden und Patienten passt jeder seine Bewegung in Relation zu der Anstrengung an, die er den jeweils anderen ausführen spürt. Hierbei ist nicht nur das Ausmaß der Anstrengung wichtig, auch die Richtung sowie die zeitlichen Faktoren beeinflussen, wie sich eine Interaktion entwickelt.

3.5.1 Zug und Druck

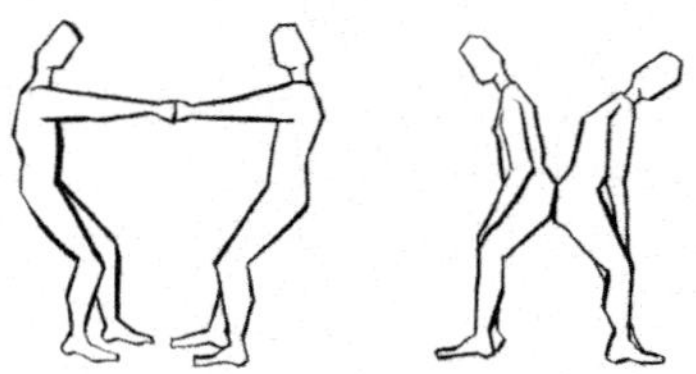

Abb. 3.19 Zug und Druck.

Noch bedeutender ist die Art und Weise der gegenseitigen Anstrengung. Wir können drücken oder ziehen. Jede dieser Anstrengungen definiert eine Beziehung zwischen den Interaktionspartnern. Jeder Teilnehmer zieht oder drückt in einer Interaktion bestimmte Körperteile des anderen. Eine Bewegung entsteht, wenn eine Person der Spannung oder dem Druck des anderen nachgibt. Im Verlauf einer Interaktion erfolgt dieses „Geben“ und „Nehmen“. Beim Ziehen wird die Anstrengung von dem Kontaktpunkt der Teilnehmer weg bewegt. Das Drücken lenkt die Anstrengungen in Richtung Kontaktpunkt.

Möglicherweise kann man die Beziehungsaspekte der Anstrengung besser verstehen, wenn man sich die Beziehungen zwi-

schen den Massen des eigenen Skeletts vergegenwärtigt. Ihr Kopf sitzt in einer neutralen Position auf der Wirbelsäule. Dies lässt die sensiblen motorisch-sensorischen Organe der im Kopf lokalisierten, entfernten Rezeptoren frei für Bewegungen. Die Arme hängen seitlich an der Vorderseite Ihres Thorax herab. Der Brustkorb hängt von der Wirbelsäule aus nach vorn. Diese hängenden Systeme sind besonders geeignet, um zu ziehen oder um gezogen zu werden. Das Becken ist seitlich mit der Wirbelsäule, und die Beine sind seitlich mit dem Becken verstrebt. Diese verstrebten Systeme sind beim Drücken sehr effizient.
Trotzdem kann man jede Körpermasse sowohl drücken als auch ziehen. Diese Fähigkeit ist erforderlich, um das komplexe Wechselspiel von **Zug und Druck** zwischen unseren Körperteilen und der externen Welt zu bewerkstelligen, was eine funktionale Bewegung bedeutet. Diese Anstrengung in immer effektiveren Mustern kombinieren zu lernen, ist eine Aufgabe, die sich durch das ganze Leben zieht.

Praxistipp

Pflegende helfen den Patienten die Auswirkungen ihrer Einschränkungen zu verbessern, wenn sie ihre eigenen ziehenden und drückenden Bewegungen denen der Patienten anpassen. Dadurch erleichtern die Pflegenden den Betroffenen das Ausführen aller erforderlichen Funktionen.
Das kinästhetische Konzept der Anstrengung ermöglicht also, Anstrengungen der Pflegeperson so zu dosieren, dass der Patient eigene Ressourcen und Bewegungsfähigkeiten einsetzen kann.

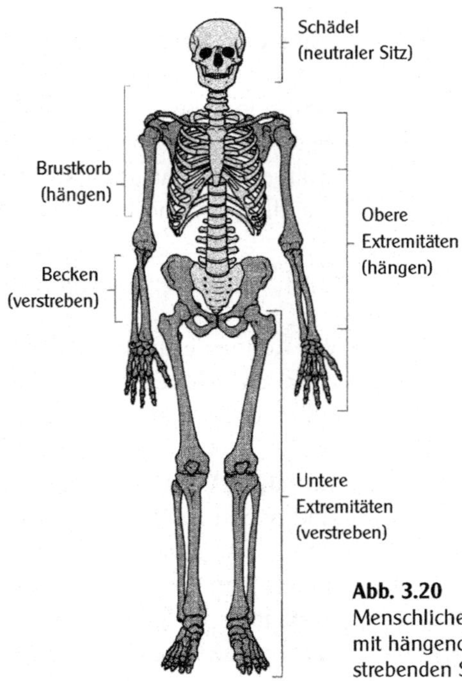

Abb. 3.20 Menschliches Skelett mit hängenden und verstrebenden Systemen.

3.6 Konzept der Menschlichen Funktionen

Jede zielgerichtete Kombination von Haltungs-, Transport- und Bewegungsressourcen des Körpers führt zur menschlichen Funktion. Anders formuliert ist eine **menschliche Funktion** eine zielorientierte Bewegung. Nicht jede Bewegung zieht eine Funktion nach sich, doch alle menschlichen Aktivitäten sind das Ergebnis von Transport- und Haltungsbewegungen. Wir teilen die menschlichen Funktionen in zwei Kategorien ein: einfache und komplexe Funktionen. **Einfache Funktionen** finden andauernd statt, unabhängig davon, was wir sonst noch tun. Unsere Massen sind ständig aktiv. Wenn wir sie ruhig halten, führen wir die Funktion des Haltens einer Position aus.
Die **komplexen Funktionen** kann man in zwei Kategorien aufteilen. Die erste Gruppe besteht aus jenen Funktionen, die aus einer Bewegung resultieren, die wir ausführen, während wir gleichzeitig eine Position halten. Dies sind die vitalen Funktionen wie das Atmen oder die Zirkulation von Körperflüssigkeiten. Andere komplexe Funktionen sind z.B. Sprechen, Beobachten und Manipulieren von Gegenständen. Die zweite Gruppe der komplexen Funktionen beinhaltet sämtliche Formen der Fortbewegung. All diese Funktionsebenen müssen kontinuierlich miteinander koordiniert und integriert werden. Und jede menschliche Funktion beeinflusst zwangsläufig die Effektivität der anderen Funktionen.

3.6.1 Einfache menschliche Funktionen: Position

Wir können es nicht vermeiden, uns in irgendeiner **Position** zu befinden. Das Gewicht der Massen muss in irgendeiner Form auf einer Unterstützungsfläche ruhen. Unter normalen Umständen bereitet es uns keine Schwierigkeit zu sitzen, zu liegen oder zu stehen. Wenn wir jedoch nicht gesund oder vielleicht verletzt sind, wenn wir Schmerzen haben oder einfach alt und verwirrt sind, geht es manchmal über unsere individuellen Fähigkeiten hinaus, eine bestimmte Position einzunehmen oder darin zu verbleiben. Pflegende sind kontinuierlich gefordert, Patienten zu helfen, eine bequeme Position zu finden oder sie dabei zu unterstützen, von einer Position in eine andere zu wechseln.

Praxistipp

Die Position des Gewichts einer Körpermasse hat auf jede Form der menschlichen Aktivität den stärksten Einfluss. Hat z.B. ein bettlägeriger Patient Atemprobleme, versuchen wir ihm zu allererst durch Veränderung der Position der einen oder anderen Körpermasse Erleichterung zu verschaffen. Führen Sie den Versuch tatsächlich selbst durch. Heben Sie einen Arm über den Kopf, stehen Sie auf einem Bein oder rollen Sie den Brustkorb auf die Seite. Atmen Sie erst in der einen, dann in der anderen Position tief ein und vergleichen Sie die beiden Vorgänge. Bitte führen Sie nur einfache Bewegungen durch. Sie werden unschwer erkennen, welche Auswirkung die Position Ihrer Massen auf Ihre Atmung hat.

Grundpositionen

Wir unterscheiden **sieben Grundpositionen:** Liegen auf dem Rücken oder auf dem Bauch, Sitzen, Knien auf allen Vieren, Knien auf einem Knie mit Unterstützung eines Beines, Stehen auf einem Bein mit Unterstützung des anderen oder Stehen auf beiden Beinen. Diese Positionen werden durch die Struktur unserer Anatomie bestimmt. Jede Masse – Kopf, Brustkorb, Becken und Extremitäten – muss notwendigerweise Gewicht auf eine Unterstützungsfläche abgeben. Dies kann direkt oder indirekt erfolgen. Im Liegen befinden sich sämtliche Massen auf dieser Fläche. Doch in jeder anderen Position fließt das Gewicht einiger Massen über die Massen, die gerade Kontakt zum Untergrund haben.

Wenn man auf dem Rücken liegt, geben der Hinterkopf sowie die Rückseite des Brustkorbs und das Becken Gewicht an die Unterstützungsfläche ab. Die Arme und Beine sind „geerdet“, da ein großer Teil ihrer Vorderseite in Richtung Unterstüt-

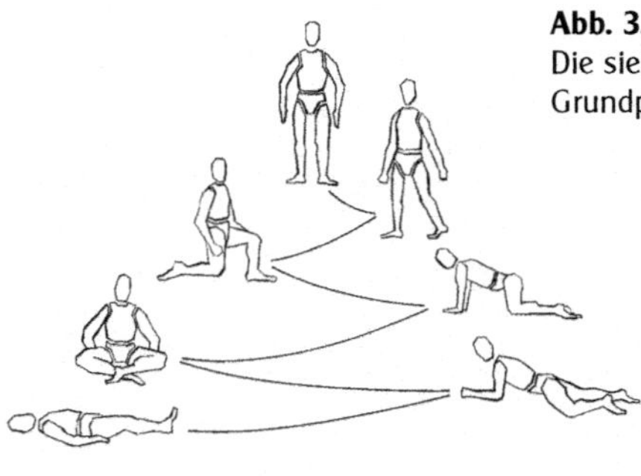

Abb. 3.21 Die sieben Grundpositionen.

zungsfläche orientiert ist. Erinnern Sie sich daran, dass die Rückseiten der Massen besser Gewicht abgeben können als die Vorderseiten, die demgegenüber besser zum Bewegen und Lenken des Gewichts geeignet sind. Die verschiedenen Vorwärts- und Rückwärtsorientierungen der Körpermassen stellen in jeder Position eine wichtige Eigenschaft dar, die es den Menschen leichter ermöglicht als manchen Tieren, Positionen zu verändern. Da einige Massen mit ihrer Rückseite zur Unterstützungsfläche orientiert sind, um Gewicht zu tragen, andere wiederum ihre Vorderseite frei zur Verfügung haben, um das Gewicht zu leiten, ist der Mensch fast immer in einer guten Ausgangslage für Positionsveränderungen. Die sieben Grundpositionen sind natürlich nicht die einzig möglichen Positionen. Wir stufen sie deshalb als grundlegend ein, weil bei ihnen das Gewicht über die Rückseite der Massen zur Unterstützungsfläche hin organisiert ist. Wie wir die Grundpositionen nutzen, wird in Kapitel 4 genauer erläutert.

3.6.2 Komplexe menschliche Funktionen: Bewegung am Ort und Fortbewegung

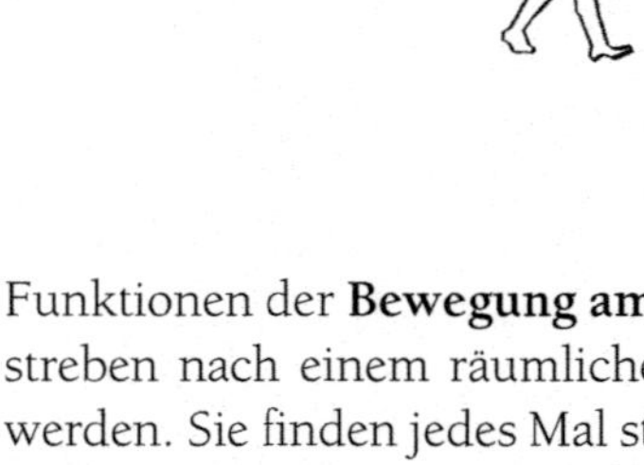

Abb. 3.22 Komplexe menschliche Funktionen: Bewegung am Ort und Fortbewegung.

Eine Bewegung wird komplex, wenn wir während ihrer Durchführung gleichzeitig die einfache Funktion des Haltens der Massen in einer bestimmten Position ausüben. Es gibt im Wesentlichen zwei Arten von **komplexen Funktionen: Fortbewegung** ist das Ergebnis von Bewegungen, die auf einen Ortswechsel abzielen. Funktionen der **Bewegung am Ort** sind solche, die ohne das Bestreben nach einem räumlichen Positionswechsel durchgeführt werden. Sie finden jedes Mal statt, ob man also eine Position verändert oder nicht. Diese Arten von komplexen menschlichen Funktionen treten am häufigsten auf. Sie können wiederum in zwei verschiedene Gruppen unterteilt werden. Es gibt die vitalen

Funktionen, ohne die wir nicht leben können, etwa Atmung, Verdauung, Zirkulation etc. Diese Funktionen erfolgen weitgehend automatisch. Wir müssen nicht darüber nachdenken, damit sie permanent fortgeführt werden. Die andere Art von Funktionen der Bewegung am Ort sind jene, die wir bewusst ausüben, z.B. Sprechen, Essen oder Manipulieren von Gegenständen.

Wie wir schon erwähnt haben, setzen sich all diese Funktionen aus spezifischen Kombinationen von Haltungs- und Transportbewegungen zusammen. Sie erfolgen oft gleichzeitig und können selbst während der Fortbewegung durchgeführt werden, welche wiederum eine komplexe Funktion ist. Und natürlich sind sämtliche komplexen Funktionen in die einfache Funktion des Haltens einer Position integriert.

Jede Funktion nutzt andere Bewegungsressourcen. Während unserer Entwicklung vom Säugling bis ins hohe Alter erlernen wir die differenzierte Anwendung von bestimmten Bewegungsressourcen. Diesen Differenzierungsprozess haben wir als **Gesundheitsentwicklung** bezeichnet. Er erfolgt auch während der Unterstützung von Patienten durch Pflegende, wenn deren Gesundheitsentwicklung durch Krankheit oder Verletzung unterbrochen worden ist. Solange wir gesund sind, führen wir, ohne viel darüber nachzudenken, all die komplexen Funktionen aus, die unser tägliches Leben definieren. Patienten benötigen dagegen häufig eine kompetente Unterstützung, um die komplexen menschlichen Funktionen auszuführen, die für ihr Überleben und ihre Genesung von wesentlicher Bedeutung sind.

Sie können die systematische Entwicklung der Fähigkeiten von Patienten unterstützen, damit diese ihre komplexen menschlichen Funktionen wieder übernehmen können. Dazu müssen Sie verstehen, was komplexe Funktionen im Allgemeinen sind und welche Bewegungsgrundlagen es für die verschiedenen komplexen Funktionen gibt, die Patienten üblicherweise auszuführen haben. Darüber hinaus müssen Sie mit den Patienten interagieren können, damit sie trotz ihrer Krankheit oder Verletzung solche Aktivitäten mit Ihnen zusammen ausführen können. Dies bildet die Grundlage für ihre Genesung und für die Bewegung in Richtung Gesundheit.

3.6.3 Aktivitäten der Bewegung am Ort

Stellen Sie sich vor, einem schwachen Patienten beim Trinken im Sitzen helfen zu wollen. Der Patient benötigt zuerst einmal die Hilfe der Pflegeperson, um vom Liegen in eine sitzende Position zu kommen. Dies ist eine Aktivität der Fortbewegung. Der Patient benötigt auch eine Hilfestellung, um sitzen bleiben zu können. Eine Pflegeperson kann einen Patienten direkt beim Sitzen unterstützen oder die Umgebung so gestalten, dass sie ihn stabilisiert. Dies ist eine einfache Funktion: das Halten einer Position. Die einzelnen Schritte des Trinkens, nämlich die Herstellung des Kontaktes zwischen Glas und Mund, der Transfer der Flüssigkeit in den Mund und das Schlucken, sind **Aktivitäten der Bewegung am Ort.** Dies ist keine einfache Aufgabe. Atmung und sämtliche anderen vitalen Aktivitäten finden ebenfalls zur gleichen Zeit statt. Jeder Aspekt muss allen anderen angepasst werden. Jede andere Aktivität, z.B. Waschen, Ankleiden, Essen, zur Toilette gehen, Sprechen, Schreiben, Lesen oder Schlafen, stellt ebenso komplexe Anforderungen wie das Trinken. Um solche Aktivitäten auszuführen, müssen wir fähig sein, sowohl eine Position zu halten (einfache Funktion) als auch zahlreiche Ebenen von komplexen Funktionen gleichzeitig auszuführen.

Patienten zu helfen, derartige Aktivitäten zu bewältigen, beansprucht den Großteil des Arbeitstages der Pflegenden. Das Verständnis, dass das Erlernen der Durchführung dieser Aktivitäten eine wesentliche Basis für die Gesundheit des Patienten darstellt, schafft bei der Ausführung dieser Aktivitäten einen neuen Kontext für die Unterstützung der Patienten. Patienten eine individuelle Hilfe zu gewährleisten, wird zur professionellen Herausforderung. Vor allem dieses Thema ist Inhalt des vorliegenden Buches.

In Kapitel 4 werden wir unterschiedliche menschliche Funktionen analysieren. Mit der Darstellung dieses kinästhetischen Konzepts über die komplexen menschlichen Aktivitäten können Sie jedoch bereits mit Ihren Überlegungen beginnen, welche Aktivitäten Sie ergreifen möchten, um den Patienten bei der Ausübung bestimmter Aktivitäten zu helfen. Dies wird Sie dabei unterstützen, Ihre Aufmerksamkeit auf die Bewegungsgrundlagen all dieser Aktivitäten zu richten.

3.6.4 Fortbewegung

Menschen bewegen sich ständig. Dabei müssen sie nicht erst einen Kilometer laufen, um behaupten zu können, sie hätten sich fortbewegt. Die kleinste Bewegung des Gewichts ihrer Massen in eine neue Position ist ein Akt der Fortbewegung. Grundsätzlich bestehen nur zwei Möglichkeiten, dies zu bewerkstelligen. Bei der einen katapultieren wir unser gesamtes Körpergewicht in die Luft, um mit Hilfe der Schwerkraft umgehend wieder auf den Boden zurückzukehren. Dies tun wir beim **Laufen** oder beim **Hüpfen.** Eine andere Möglichkeit der Positionsveränderung besteht darin, das Gewicht durch „Gehen" an einen neuen Ort zu bringen. Wir führen dies aus, indem wir das Gewicht einer Masse auf eine andere transferieren. Dann bewegen wir die gewichtlose Masse an eine neue Position, um anschließend das Gewicht wieder auf diese zu verlagern.

Beim **Gehen** bleibt unser Gewicht immer unmittelbar auf dem Boden. Im Prinzip kann jede Masse im Körper dazu genutzt werden, während der verschiedenen Phasen des Gehens das Gewicht der anderen Massen an eine Unterstützungsfläche zu verlagern. In der Praxis funktioniert dies am besten mit den Massen der Extremitäten und des Beckens, wobei sich natürlich die Beinmassen als optimal erweisen. Sie sind lang genug, um zu ermöglichen, dass jeder Schritt, der zwischen den einzelnen Gewichttransfers liegt, jeweils so klein oder so groß ist wie gerade erforderlich. Das Gewicht der restlichen Massen wird mühelos von einer Beinmasse auf die andere und weiter auf die Unterstützungsfläche abgegeben. Dazu ist keine übermäßige Anstrengung nötig.

Praxistipp

Die Hauptschwierigkeiten beim Wechsel von einer Position in eine andere bestehen oft darin, dass die Patienten die „gehende" Fortbewegung der einzelnen Massen in zu großen Schritten oder zu schnell versuchen. Beides erfordert mehr Anstrengung, als die Patienten aufbringen können. Als Pflegeperson sollten Sie wissen, wie Sie Patienten dabei helfen können, ihre jeweiligen Massen so zu nutzen, dass ihr Gewicht, sei es z.B. im Bett oder beim Transfer aus dem Bett auf einen Stuhl, mit Hilfe der „gehenden" Fortbewegung möglichst einfach bewegt werden kann. Wenn Sie die Fähigkeit entwickeln, das Gewicht von Patienten oder sonstige schwere Gewichte in der Umgebung zu lenken, indem Sie es „gehend" verlagern (lassen), werden Sie gleichzeitig auch Ihre eigene Gesundheit schützen und z.B. Rückenschädigungen vermeiden. Darüber hinaus ist das „Gehen" die Form der Fortbewegung, von der die Patienten am meisten profitieren können, wenn sie lernen sollen, ihre Gesundheit und ihr Selbständigkeit zu fördern.

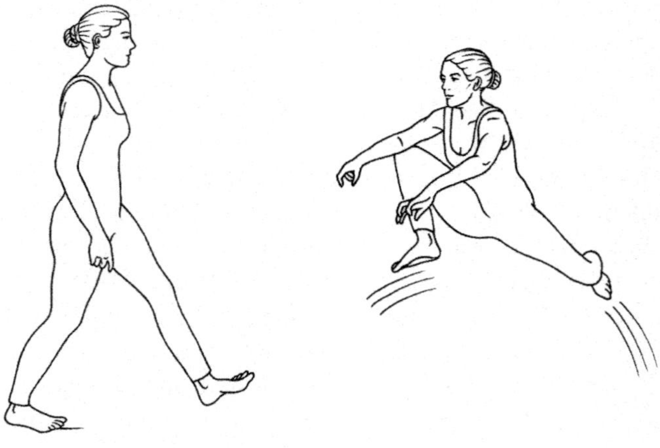

Abb. 3.23 und Abb. 3.24 Gehende und springende Fortbewegung.

3.7 Konzept der Umgebungsgestaltung

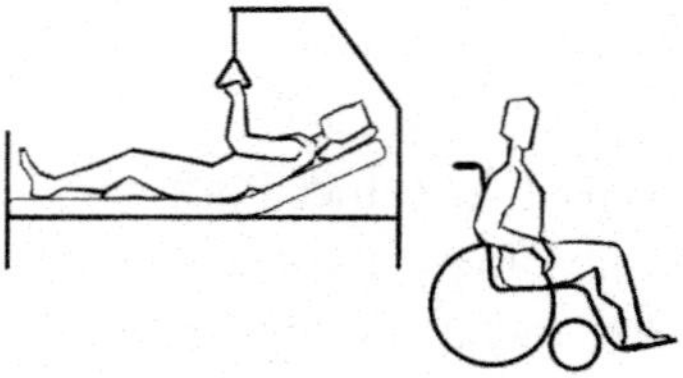

Abb. 3.25 Umgebung.

Als letztes möchten wir jenes Konzept der Kinästhetik vorstellen, das sich mit der Frage beschäftigt, welche Auswirkungen die vorhandene Umwelt auf die menschlichen Aktivitäten hat. Der Zustand der

Welt, die uns umgibt, beeinflusst sowohl die Gesundheit der Patienten als auch die der Pflegenden. Die meisten Menschen betrachten ihre Umgebung als eine gegebene „Tatsache“ und gehen davon aus, sie müssten sich einfach an die Umgebungsbedingungen anpassen. Kranke Menschen können dies jedoch oft nicht leisten, und selbst die gesunden Pflegenden sind damit häufig überfordert. Deshalb sollte man die Umgebung verändern – durch den Menschen selbst gestalten (engl. *human factoring*) –, um sie den Bedürfnissen und Fähigkeiten beider „Parteien“ anzupassen: der Patienten und der Pflegenden. Wenn wir so vorgehen, können wir den Prozess des Lernens und Anpassens vereinfachen. Wir verändern kontinuierlich unsere Umgebung, um das Ausüben unserer Aktivitäten zu erleichtern. Deshalb haben wir Kleidung, Tische und Stühle, Betten, Licht, Autos und all die anderen Hilfsmittel entwickelt, welche die räumlichen, zeitlichen und kraftbezogenen Aspekte unserer Funktionsweisen beeinflussen.
Die Vorstellung des **Human Factoring** geht davon aus, dass Pflegende, wenn sie die Umgebung den Bedingungen und Fähigkeiten ihrer Patienten anpassen, auf diese Weise auch deren gesunde Entwicklung und Selbstständigkeit unterstützen können. Hierzu gehört, dass Betten, Räume, Stühle und selbst Pflegende so organisiert sein sollten, dass sie es den Patienten so einfach wie möglich machen, ihre Aktivitäten auszuführen.

Praxistipp

Nehmen wir beispielsweise einen Patienten, der sich ins Bett legen möchte. In der idealen Liegehaltung auf dem Rücken gibt jede der Körpermassen ihr Gewicht direkt an die Unterstützungsfläche ab. Die meisten Menschen haben jedoch Schwierigkeiten, ihr Gewicht gleichmäßig auf eine flache Unterlage zu verteilen. Jeder Mensch verfügt über eigene Spannungsmuster, die aufgrund lebenslanger Muskelanpassungen an die physikalischen, emotionalen und kulturellen Bedingungen seines Lebens entstanden sind. Beim Versuch, sich flach auf den Rücken zu legen, haben viele Menschen Schwierigkeiten, diese Körperspannungen loszulassen. Ein kranker oder verletzter Mensch hat in solchen Fällen häufig noch mehr Probleme. Seine Körperspannungen machen es ihm unmöglich, sich zu entspannen, und können wegen der punktuellen Gewichtsbelastung einer bestimmten Masse sogar zu Druckgeschwüren führen. Die Lösung für diese Situation besteht darin, die Oberfläche des Bettes den Körperspannungen des Patienten anzupassen. Wenn man besonders jene Bereiche unterstützt, die die Massen des Patienten vom Bett wegziehen, dann kann der Patient auch die Muskeln entspannen, welche zuvor in einer verkrampften Position gehalten wurden.

Abb. 3.26
Rückenlage.

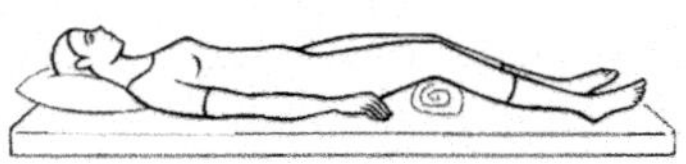

Diese Vorstellungen werden in Kapitel 4, das die einfachen und komplexen menschlichen Funktionen behandelt, detailliert weiterentwickelt. Dieses dritte Kapitel soll in erster Linie dazu dienen, dass Sie die kinästhetischen Konzepte richtig verstehen. Im Allgemeinen erleichtert eine feste Unterlage zur Unterstützung der Massen – vorausgesetzt, sie entspricht den jeweiligen Spannungsmustern – die beabsichtigten Bewegungen. Eine sehr weiche Unterstützung unter oder zwischen den Massen fördert eher die Tendenz, Bewegungen einzuschränken, denn sie stabilisiert die Massen. Wenn Sie dem Patienten helfen möchten, dass er während des Liegens im Bett spüren kann, wie die leichteste Anstrengung trotzdem zu einer Positionsveränderung führt, dann sollten die Oberflächen, auf denen die Massen ruhen, leicht erhöht und fester sein als der Rest des Bettes. Soll der Patient demgegenüber, etwa aus Sicherheitsgründen, Bettruhe einhalten, dann benötigen die Massen oder die Zwischenräume eine Unterstützung von sehr weichen Materialien.

3.8 Schlussfolgerungen

Der Fokus des kinästhetischen Unterrichts konzentriert sich darauf, Einstellungen und Bewegungsgewohnheiten zu erlernen, welche die Gesundheit unterstützen. Dadurch wird sowohl die Gesundheitsentwicklung der Patienten als auch die der Pflegenden gefördert. Wenn die Patienten eine Hilfe erhalten sollen, ihre täglichen Aktivitäten auszuführen und sich von einem Ort zum nächsten zu bewegen, dürfen sie nicht umher gehoben werden. Dies ist für die Pflegenden die beste Strategie, um sich selbst vor Schmerzen und Verletzungen zu schützen. Auf diese Weise verbessern sie sowohl ihren eigenen Gesundheitszustand als auch den des Patienten.

Wenn Sie gelernt haben, die kinästhetischen Konzepte zu Ihrem eigenen Nutzen anzuwenden, können Sie dieses Verständnis auch leichter während Ihrer Arbeit mit Patienten vermitteln. Aus diesem Grunde sind die hier vorgestellten Ideen zuerst einmal für Sie selbst entwickelt worden. Die Umsetzung der Konzepte wird Ihre eigenen Bewegungsfähigkeiten verbessern und Sie vor Körperschädigungen schützen.

Professionelle Pflege ist ein körperlich anstrengendes Arbeitsfeld. Die hier vorgestellten sechs kinästhetischen Konzepte können als Grundlage für die körperlichen Fähigkeiten dienen, die alle Pflegenden im Zusammenhang mit diesem Aspekt der professionellen Pflege für den Erwerb ihrer beruflichen Kompetenz benötigen. Wir sind der Meinung, dass diese Art von Kompetenz nicht allein durch das Lesen von Büchern erarbeitet werden kann. Sie entwickelt sich vielmehr aus den Ergebnissen zahlreicher Versuche und Irrtümer – mit anderen Worten: durch Erfahrung. Wir hoffen, dass die Einsichten, die wir Ihnen hier in Form dieser Konzepte vorstellen, bei der Erweiterung Ihrer Erfahrungen und der Verbesserung Ihrer Fähigkeiten Hilfestellung leisten können, wenn Sie Ihre Patienten bei der Entwicklung ausreichender Kompetenz für ihre Funktionen und somit ihrer Gesundheit unterstützen wollen.

3.9 Aktivitäten zum Studium der kinästhetischen Konzepte

Die folgenden praktischen Übungenn haben wir entwickelt, um Ihr Verständnis für die kinästhetischen Konzepte zu entfalten. Unserer Meinung nach werden Sie, wenn Sie sich die Zeit nehmen, diese Übungen selbst oder mit anderen, die diese Vorstellungen ebenfalls studieren, auszuführen, sicherlich besser vorbereitet sein, um die Informationen über die menschlichen Aktivitäten in Kapitel 4 dieses Buches anwenden zu können. Diese Aktivitäten sind auch für Studierende der Pflege geeignet. Sie werden durch die Beschäftigung mit den vorgeschlagenen Aktivitäten ein besseres Verständnis für kinästhetische Konzepte entwickeln und werden sich darüber hinaus – und das ist am allerwichtigsten – interaktives Lernen angewöhnen, ein für die Kinästhetik charakteristisches Lernmodell.

3.9.1 Aktivitäten zum Studium des Konzepts „Interaktion“

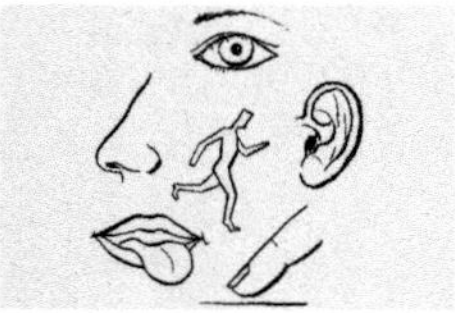

Sinne

Damit Sie Ihre sensorischen Systeme effektiver zu nutzen lernen, überlegen Sie bitte, welche sensorischen Systeme über eine Wahrnehmungsfähigkeit verfügen.

- Führen Sie eine Person durch den Raum von einem Stuhl zu einem anderen. Schalten Sie einen Sinn nach dem anderen aus und achten Sie auf die unterschiedlichen Auswirkungen auf Ihr Verhalten. Beschreiben Sie mündlich oder schriftlich die Rolle von jedem Ihrer Sinne bei der Ausführung dieser Aktivität. Nutzen Sie Ihre Erfahrung, um die Charakteristika jedes einzelnen sensorischen Systems zu bestimmen. Wir kontrollieren unsere Bewegung von „innen“ mittels unserer kinästhetischen Sinne. Achten Sie darauf, wie Ihr kinästhetisches System Ihnen dabei hilft, immer zu wissen, wo sich bestimmte Teile Ihres Körpers in Relation zu anderen befinden.
- Nehmen Sie mit geschlossenen Augen Kontakt mit verschiedenen Körperteilen auf. Führen Sie beispielsweise einen Ellbogen zu Ihren Knien, einen großen Zeh an die Ferse des anderen Fußes oder versuchen Sie, den gleichen Finger beider Hände hinter dem Rücken zusammenzuführen.
- Machen Sie sich bewusst, wie jedes sensorische System genutzt wird, um Ihr persönliches und professionelles Leben zu ordnen. Legen Sie ein „sensorisches“ Tagebuch für mindestens einen Tag an. (Das Tagebuch eine Woche lang zu führen, würde noch mehr Informationen über Ihre sensorischen Ge-

wohnheiten aufzeigen). Beschreiben Sie, wie Sie jeden der Sinne in Ihrem persönlichen Leben einsetzen. Tun Sie das gleiche für Ihren Arbeitsbereich. Wie nutzen Sie jeden einzelnen Sinn im Vergleich zu Patienten und Kollegen?

Bewegungselemente

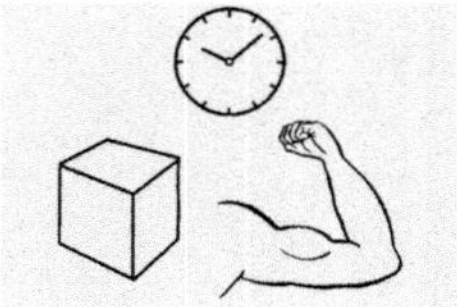

Die Bewegungselemente Zeit, Raum und Anstrengung sind nützliche Hilfsmittel, wenn man lernt, die Bewegungen anderer zu unterstützen. Spüren Sie eine Bewegung unter Beachtung ihrer räumlichen, zeitlichen und anstrengungsbezogenen Aspekte.

- Untersuchen Sie die Bewegungselemente Zeit, Raum und Anstrengung, indem Sie vom Boden aufstehen und sich wieder hinlegen. Tun Sie dies im Zeitlupentempo. Und dann so schnell Sie können. Vergleichen Sie die verschiedenen Auswirkungen, die langsame bzw. schnelle Bewegungen auf die anstrengungsbezogenen und räumlichen Aspekte der Bewegung vom Boden weg und wieder zurück haben. Wiederholen Sie die gleiche Aktivität, verändern Sie jedoch diesmal den räumlichen Bewegungsschritt von einem direkten zu einem eher indirekten Schritt. Wie verändern sich hierdurch die Charakteristika von Zeit und Anstrengung? Führen Sie abschließend diese Aktivität einmal mit stärkster Anstrengung und einmal mit so wenig Anstrengung wie möglich aus. Wie beeinflusst dies die beiden angesprochenen Bewegungsaspekte?
- Beobachten Sie die Bewegungen von Patienten, wenn diese menschliche Aktivitäten ausführen. Beschreiben Sie deren Bewegungsgewohnheiten in Bezug auf Zeit, Raum und Anstrengung. Verwenden Sie diese Kategorien, um darüber nachzudenken, wie die Patienten eine bessere Kontrolle über ihre eigenen Bewegungen gewinnen können.
- Beobachten Sie sich selbst bei Ihren täglichen Interaktionen mit den Patienten. Achten Sie darauf, bei welchen Aktivitäten die Patienten aktiv teilnehmen und bei welchen sie dies nicht tun. Verwenden Sie die Bewegungselemente zur Analyse dessen, was beim Zusammenspiel dieser Elemente geschieht.

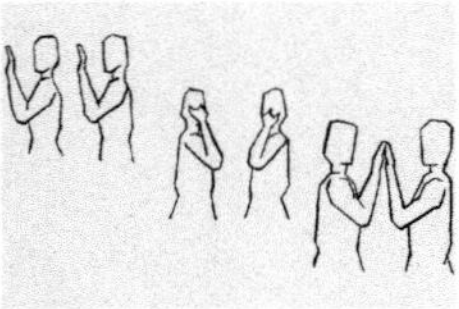

Interaktionsformen

Die Formen einer Interaktion werden durch die Kombination der Bewegungselemente Zeit, Raum und Anstrengung sowie durch die Sinne bestimmt, die dabei genutzt werden. Fast alle denkbaren Partneraktivitäten können unter Anwendung dieser drei Formen ausgeführt werden.

- Helfen Sie einem Partner, unter Anwendung der verschiedenen Interaktionsformen einen Pullover anzuziehen. Entwickeln Sie ein Diagramm, das die sensorischen Systeme und die Bewegungselemente beschreibt, welche jede Interaktionsform bei der Aktivität charakterisiert.
  - Einseitiger Austausch: Die Person, die angezogen wird, bleibt passiv, während die aktive Person ihr den Pullover anzieht
  - Schrittweiser Austausch: Jeder Teilnehmer verwendet eines oder mehrere sensorischen Systeme, die alle zu dem entstehenden Prozess beitragen
  - Gleichzeitig-gemeinsamer Austausch: Die Bewegungen beider Teilnehmer sind fließend und im Prozess des Pullover-Anziehens synchron.
- Führen Sie Bewegungsübungen oder Tanzaktivitäten mit Musikbegleitung aus, wobei ein Partner jeweils dem anderen durch Berührung folgt.

3.9.2 Aktivitäten zum Studium des Konzepts „Funktionale Anatomie"

Wir benutzen unseren Körper zur Interaktion. Sie können Ihre Fähigkeiten bedeutend verbessern, wenn Sie die Natur Ihrer Anatomie verstehen.

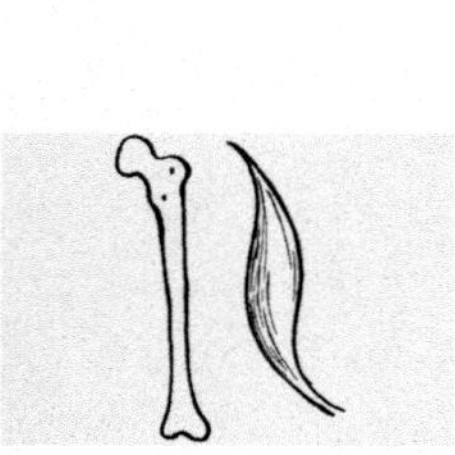

Knochen und Muskeln

- Zeichnen Sie ein vollständiges Profil Ihres Körpers. Ergänzen Sie die Positionen der Knochen und der wichtigsten Muskeln. Nehmen Sie dann einen anatomischen Atlas zu Hilfe, um das Bild eventuell zu korrigieren oder zu ergänzen. Analysieren Sie Ihre Zeichnung, um zu bestimmen, wie Sie Ihren Körper in Bezug auf Massen und Zwischenräume erfahren können.

- Berühren Sie systematisch jeden einzelnen Knochen Ihres Körpers. Beginnen Sie am Kopf und bewegen Sie sich hinab bis zu den Zehen. Führen Sie diese Aktivität anschließend mit einem Partner durch.

Massen und Zwischenräume

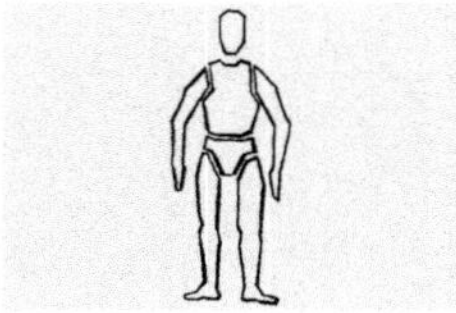

- Berühren und bewegen Sie die Massen Ihres Partners, der sich passiv verhält. Tun Sie das Gleiche mit seinen Zwischenräumen. Erstellen Sie gemeinsam eine Liste der Charakteristika von Massen und Zwischenräumen.
- Führen Sie Ihren Partner von einem Stuhl zu einem anderen und nehmen Sie dabei Kontakt mit seinen Massen auf, vergleichen Sie dies mit Ihren Feststellungen, wenn Sie während des gleichen Vorgangs Kontakt mit seinen Zwischenräumen aufnehmen.

Orientierung

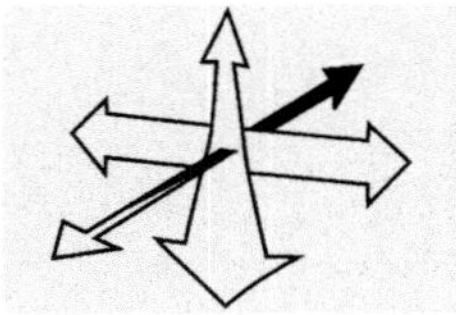

Damit wir uns mühelos bewegen können, müssen wir wissen, wo wir uns befinden und wo nicht. Kenntnisse über die Qualitäten der Aspekte „oben, unten, Mitte, vorn und hinten" unseres Körpers sind unentbehrlich, um sich ohne Schwierigkeiten in der Umgebung orientieren zu können.

- Streichen Sie mit den Fingern über Ihren Körper, angefangen vom Kopf bis hin zu den Fußzehen, ohne einen Bereich auszulassen. Versuchen Sie dabei, die Bewegung an der Rückseite einer Masse immer nach unten und an der Vorderseite immer nach oben gleiten zu lassen. Ziehen Sie zum Vergleich die Aufzeichnungen anderer hinzu, welche die gleiche Übung ausgeführt haben, um festzustellen, ob sich alle einig sind, wo sich die Vorder- und die Rückseiten der verschiedenen Massen befinden.
- Bewegen Sie sich auf unterschiedliche Weise vom Sitzen auf dem Boden zum Stehen und wieder zurück ins Sitzen. Achten Sie dabei darauf, dass die Rückseite des Körpers Gewicht auf die Unterstützungsfläche abgibt, während die Vorderseite frei ist, um sich zu bewegen.

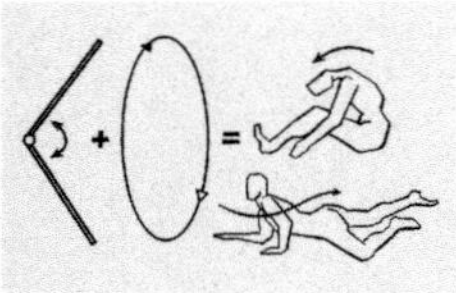

3.9.3 Aktivitäten zum Studium des Konzepts „Menschliche Bewegung"

Menschliche Bewegung ist die Grundlage aller menschlichen Aktivitäten. Das Erfahren der beiden grundlegenden Bewegungsformen bildet die Basis für die Entdeckung Ihrer eigenen Bewegungsressourcen sowie der Ihrer Patienten.

Haltungs- und Transportbewegungen

- Versuchen Sie mit Hilfe von Bewegung und Berührung, jede einzelne Verbindung in Ihrem Körper herauszufinden und benennen Sie diese. Bestimmen Sie jene Gelenke, die Bewegung nur in begrenzter Richtung, sowie die übrigen, die dies in mehreren Richtungen erlauben. Beginnen Sie oben und fahren Sie nach unten fort.
- Führen Sie die folgenden menschlichen Aktivitäten aus, und zwar genau so, wie Sie es normalerweise immer tun, und analysieren Sie die einzelnen Abläufe anschließend mit besonderem Augenmerk auf Haltungs- und Transportbewegungen. Wiederholen Sie den ganzen Vorgang, wobei Sie versuchen sollten, nur Haltungsbewegungen auszuführen.
  - Trinken Sie aus einem Glas
  - Ziehen Sie einen Pullover an
  - Ziehen Sie Ihre Schuhe an
  - Stehen Sie aus dem Bett auf
  - Steigen Sie in eine Badewanne und wieder heraus.

Parallel- und Spiralbewegungen

Wir führen menschliche Funktionen aus und nutzen hierzu parallele oder spiralige Bewegungsmuster. Die Erfahrung jedes Musters gibt uns all jene Informationen, die erforderlich sind, um der einzigartigen Körperorganisation jedes einzelnen Patienten entsprechende Empfehlungen geben zu können.

- Bewegen Sie sich vom Liegen auf dem Rücken durch parallele Bewegungsmuster in eine sitzende Position. Wiederholen Sie das gleiche in spiraligen Bewegungsmustern. Vergleichen Sie, was in jeder Situation geschieht. Wo wird mehr Anstrengung benötigt? Welche Form nutzt Raum und Zeit effektiver?

3.9.4 Aktivitäten zum Studium des Konzepts „Anstrengung“

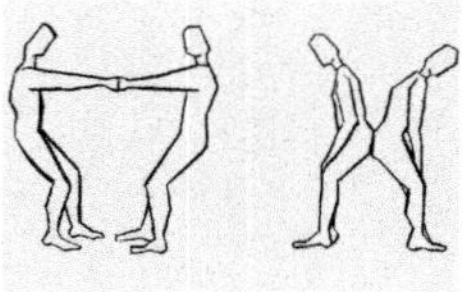

Die Anstrengung ist die Verbindung, die alle kinästhetischen Konzepte zusammenhält.

- Legen Sie sich auf den Boden und rollen Sie sich aus der Rückenlage in die Seitenlage. Beobachten und beschreiben Sie die verschiedenen Anstrengungen, die Sie dabei unternehmen, damit sich das Gewicht ihrer Masse bewegt. Was unternehmen Sie, damit sich Ihr Körper wieder in Rückenlage dreht?
- Vergleichen Sie drückende und ziehende Anstrengungen Ihrer Körpermassen mit den entsprechenden Anstrengungen eines Partners.
- Vergleichen Sie drückende und ziehende Anstrengungen von Gegenständen in Ihrer Umgebung und deren Auswirkungen auf jede Ihrer Massen. Tun Sie dies mit leichten sowie mit schweren Gegenständen.

3.9.5 Aktivitäten zum Studium des Konzeptes „Menschliche Funktionen“

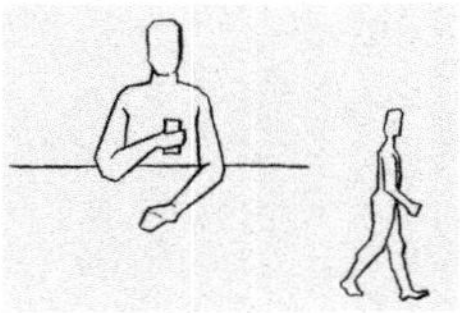

Wir nutzen Kombinationen von Haltungs- und Transportbewegungen, um menschliche Funktionen auszuführen. Diese können in einfachen und komplexen Kategorien stattfinden. Die einfachste Funktion, die wir ausführen, ist das Halten einer Position. Wir müssen wissen, wie wir uns selbst in einer stabilen Position halten, bevor wir jemand anderem dabei helfen können.

Einfache Funktionen

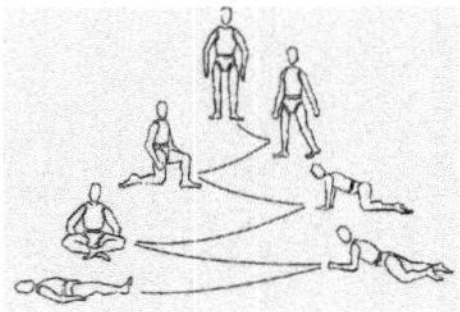

- Schreiben Sie Ihre eigene Definition von „Position“ auf. Wie erkennen Sie, dass sich jemand in einer Position befindet? Wie stellen Sie exakt fest, in welcher Position sich die andere Person befindet?
- Beschreiben Sie die sieben Grundpositionen mit besonderem Augenmerk darauf, wie das Gewicht jeder Masse auf den Boden abgegeben wird.
- Erstellen Sie im Verlauf eines Tages eine Übersicht, wie oft Sie die verschiedenen Grundpositionen nutzen. Beschreiben Sie

auch jede andere Position, die Sie einnehmen, und geben Sie an, welcher der sieben Grundpositionen diese am meisten ähnelt.

- Erstellen Sie ein Tagebuch von allen Positionen, die ein aktiver Patient im Verlauf eines Tages einnimmt.

Komplexe Funktionen

Alles, was wir tun, angefangen vom Essen über das Sprechen, Ankleiden oder Spielen bis hin zum Lesen eines Buches etc. sind menschliche Funktionen.

Grundpositionen	**Aktivität Persönliches Leben**	**Aktivität Professionelle Pflege**
Rückenlage 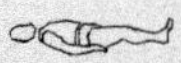		
Bauchlage mit Unterstützung der Ellbogen 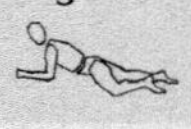		
Schneidersitz 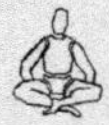		
Hand-Kniestand 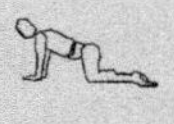		
Einbein-Kniestand 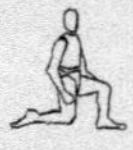		
Einbeinstand mit Unterstützung des anderen Beines 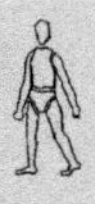		
Zweibeinstand 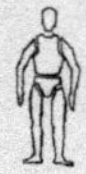		

Tab. 3.33 Persönliche Liste über die Anwendung von Grundpositionen.

- Erstellen Sie eine Liste mit allen komplexen Funktionen, die Sie im Verlauf eines Tages ausführen. Beschreiben Sie die Grundpositionen, die Sie für jede aufgeführte Funktion verwenden. Geben Sie auch an, welche Funktion ausschließlich in Ihrem privaten Leben vorkommt und welche zu Ihrer professionellen pflegerischen Arbeit gehört (☞ Tab. 3.33).

3.9.6 Aktivitäten zum Studium des Konzepts „Umgebungsgestaltung"

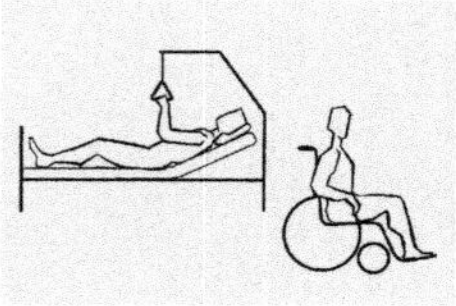

Alles, was wir tun, erfolgt in einer bestimmten Umwelt, wird von ihr beeinflusst und beeinflusst selbst wiederum die Umgebung.

- Beschreiben Sie, wie Sie Ihre eigene Umgebung gestalten, so dass Sie diese gut nutzen können:
  - Wie haben Sie Ihr Bett gestaltet, damit Sie gut schlafen können?
  - Wie haben Sie Ihren Arbeitsplatz gestaltet, damit Sie gut arbeiten können?
  - Wie haben Sie Ihre Küche gestaltet, damit Sie gut kochen können?
- Benutzen Sie Kissen, Decken und zusammengerollte Handtücher, um einen Partner zu unterstützen, im Bett eine Liegehaltung zu finden, in der er sich leicht bewegen kann. Versuchen Sie anschließend zu erreichen, dass er durch die von Ihnen gewährte Unterstützung eine ruhende Position einnehmen kann.
- Erstellen Sie eine Liste der Aktivitäten, die Sie täglich durchführen. Beschreiben Sie dann spezifische Merkmale von „Umgebungsgestaltung", die mit einigen der aufgelisteten Aktivitäten verbunden sind.

4 Menschliche Aktivitäten und ihre Natur

4.1 Einleitung

Worin besteht die Hauptbehinderung eines Menschen, der einen Arm verloren hat?

Wenn wir diese Frage einer Gruppe von Berufstätigen in der Gesundheitspflege stellen, wird es zahlreiche Antworten geben. Die meisten werden sich wahrscheinlich auf die „behindernde" Auswirkung des fehlenden Arms konzentrieren. Sie sprechen außerdem von sozialen, körperlichen oder professionellen Fähigkeiten, die diese Person verloren hat. Unsere Meinung unterscheidet sich von solchen Interpretationen ganz erheblich. Wir denken, dass die Hauptbehinderung des Betreffenden darin besteht, dass sich seine Mitmenschen permanent auf den Arm konzentrieren, der nicht mehr vorhanden ist – anstatt auf die Person, die durchaus noch existiert.

Wenn sich die Aufmerksamkeit nur auf seine Behinderungen konzentriert, wird der Betroffene bald zu einem Experten für alle Maßnahmen, die er nicht ausführen kann. Seine Abhängigkeit sowie das Risiko für Verletzungen nehmen zu. Bestehende Depressionen werden sich verstärken. Die Motivation zur Ausführung von Aktivitäten des täglichen Lebens lässt immer mehr nach. Der Gesundheitszustand verschlechtert sich.

Wenn wir jedoch hervorheben und unterstützen, was gesund ist, wird der Betroffene zu einem Experten für all das, was er ausführen kann. Die Abhängigkeit sowie das Risiko für Verletzungen und Depressionen verringern sich. Die Motivation, zu leben, steigt und die Gesundheit verbessert sich.

Wir vertreten den Standpunkt, dass das Niveau unserer Gesundheit auch durch die Fähigkeit definiert wird, mehrere komplexe menschliche Aktivitäten gleichzeitig ausführen zu können. Wir können zur gleichen Zeit auf der Straße spazieren gehen (Fortbewegung), während wir mit einem Freund plaudern (Bewegung am Ort), ein Eis essen (Bewegung am Ort), ein Schaufenster betrachten (Bewegung am Ort) und den Geräuschen der Umgebung lauschen (Bewegung am Ort). Es ist ein ziemlich komplexer Vorgang, mehrere sensorische Systeme gleichzeitig einzusetzen. Wir verbringen viele Jahre unseres Lebens damit, entsprechende Bewegungsfähigkeiten zu entwickeln, um diese komplexen Prozesse auf mehreren Ebenen zeitgleich ausführen zu können, ohne dass es dabei zur Störung unseres Atemrhythmus' oder zum Anstieg des Blutdrucks kommt.

Wenn einige dieser Fähigkeiten infolge einer Erkrankung oder Verletzung verloren gehen, müssen sie wiederhergestellt werden. Wenn wir krank sind, entwickeln wir eine andere Beziehung zu unseren menschlichen Funktionen. Wir liegen vielleicht lange Zeit im Krankenhaus oder sitzen in einem Rollstuhl. Unser Körper passt sich einer solchen „Umgebung" an. Mit der Zeit übernehmen wir die schlaff herunter hängenden oder steifen Qualitäten solcher Gegenstände. Der Effekt ist: wir verlieren den **kinästhetischen Sinn** für unseren Körper. Wir werden steif und unbeweglich und haben Schwierigkeiten oder vielleicht sogar vergessen, wie man die zur Ausübung unserer täglichen Funktionen erforderlichen Bewegungen vornimmt, die wir seit unserer Geburt erlernt haben. Wir benötigen also Hilfe, um wieder neu zu entdecken, wie man sich bewegt – oft unter Einsatz anderer Bewegungsprozesse als zuvor.

Ziel des Kinästhetikprogramms ist die Bereitstellung einer umfassenden Theorie der Bewegungsmöglichkeiten, aus denen alle menschlichen Aktivitäten bestehen. Diese systematische Bewegungsanalyse enthält auch eine strukturierte Beschreibung der Aktivitätskategorien, die Menschen im Laufe ihres Lebens durchführen können. Das ist das kinästhetische **Konzept der menschlichen Funktionen**, wobei wir wiederum zwischen **einfachen** und **komplexen Funktionen** unterscheiden. Einfache Funktionen bestehen aus den Aspekten des Seins, die fortlaufend mit der angemessenen Platzierung der vielen verschiedenen Gewichte unseres Körpers befasst sind. Ein Fels oder ein anderes unbelebtes Objekt führt keine solchen „Positionierungen" durch. Alle lebenden Systeme jedoch tun es – selbst wenn sie versuchen, sich ganz ruhig zu verhalten. All unserem Tun liegt demnach der relativ einfache Prozess des Umgangs mit den Gewichten unserer Körper in der uns umgebenden physikalischen Welt zugrunde.

Komplexe Funktionen bestehen aus Bewegungskombinationen, die zeitgleich mit den einfachen Bewegungen der Haltungseinnahme ablaufen. Das macht sie zu komplexen Funktionen. Sie können in zwei Gruppen unterteilt werden: in Funktionen der **Fortbewegung** und Funktionen, die zu einer **Bewegung am Ort** führen. Jede dieser komplexen Funktionen kann wiederum weiter ausdifferenziert werden.
Pflegende, die diese Klassifikationen menschlicher Aktivitäten wirklich verstanden haben und damit arbeiten, merken, auf welcher Aktivitätsebene ihre Patienten Hilfe brauchen. Die Pflegenden sind dann im Stande, mit größter Treffsicherheit genau diese benötigte Hilfe zu leisten. So gelingt es ihnen, ein Zuviel an Interventionen zu vermeiden, was den Gesundheitszielen der Patienten entgegenwirken und mit Sicherheit das Wohlbefinden der Pflegeperson beeinträchtigen würde. Eine strukturierte Theorie der Aktivitäten liefert darüber hinaus die Grundlage zur Analyse und Dokumentation des Pflegeprozesses eines jeden Kranken. Das kinästhetische Konzept der menschlichen Funktion ist ein Instrument, mit dem jede Pflegeperson ihre berufliche Qualifikation verbessern kann.
Patienten helfen, sich wieder aktiv zu bewegen, ist primärer Fokus der professionellen Pflege. **Mobilisation** bedeutet in diesem Kontext, den Patienten zu helfen, die erforderlichen Bewegungsfähigkeiten zu entwickeln, die sie zur Ausführung ihrer menschlichen Funktionen brauchen. Solche Fähigkeiten entwickeln sich wie ein Spinnennetz. Wenn wir ohne Mühe eine Position halten können, sind wir auch in der Lage, in dieser Position ohne Schwierigkeiten andere Aktivitäten auszuführen. Die Ausführung von Bewegungen in dieser Position, z.B. beim Essen, Sprechen oder Schreiben, differenziert den Muskeleinsatz weiter und macht das Halten dieser Position noch einfacher. Sich in dieser Position „gehend“ zu bewegen, kann als Hilfe dienen, die Muskelanstrengungen so zu differenzieren, dass im Gegenzug auch das Sprechen oder Essen in dieser Position weiter erleichtert wird. Dies ist ein fortlaufender Prozess. Die grundlegende Idee besteht demnach darin, dass wir uns, wenn die Bedingungen für das leichte Ausführen einer Funktion gegeben werden, problemlos auf die nächste konzentrieren können.

Wenn auch diese dann ohne besondere Anstrengung zu bewältigen ist, verfügen wir über immer mehr Bewegungsfähigkeiten, um uns mit den komplexeren Funktionsebenen zu beschäftigen, die unser Leben definieren. Wenn wir komplexere Funktionen ausführen können, wird uns die Bewältigung so genannter einfacher Aufgaben noch leichter fallen. Das ist Lernen. Das ist Gesundheit.

Pflegende helfen ihren Patienten 24 Stunden am Tag, Aktivitäten auszuführen. Deshalb sind sie in der optimalen Lage, die Gesundheitsentwicklung ihrer Patienten gezielt unterstützen zu können. Die Hilfsmittel hierzu werden in diesem Buch vorgestellt. Dieses Kapitel konzentriert sich hauptsächlich auf jene menschlichen Aktivitäten, bei deren Ausübung Sie den Patienten helfen. Jede dieser Funktionen wird einzeln und speziell unter Beachtung aller mit ihr verbundenen Bewegungsprozesse sowie der Auswirkungen beschrieben, welche diese Bewegungen auf die Gesundheit des einzelnen haben. Wir beginnen mit der Betrachtung der einfachen Funktion: **Halten einer Position.** Anschließend gehen wir zu komplexen Funktionen über, zur **Fortbewegung** und **Bewegungen am Ort,** d.h. Aktivitäten wie z.B. Essen oder Gehen.

In jedem Abschnitt werden Vorschläge gemacht, wie die kinästhetischen Konzepte eingesetzt werden können, um die Bewegungskontrolle der jeweiligen Aktivität zu verbessern. Diese Vorschläge sollen lediglich als Beispiele dienen, um Sie anzuregen darüber nachzudenken, wie man dem Patienten bei der Optimierung seiner Bewegungskontrolle helfen kann.

Am Ende jeder Funktionsbeschreibung werden Aktivitäten vorgeschlagen. Die praktische Durchführung dieser Aktivitäten hilft Ihnen, ein Verständnis für die menschlichen Funktionen und Ihre eigenen Bewegungsfähigkeiten zu entwickeln. Sie können Ihre eigenen Bewegungsfähigkeiten oder Bewegungsinteraktionen vor allem dadurch verbessern, wenn Sie die Lernaktivitäten dieses Buches praktisch umsetzen. Die vorgeschlagenen Aktivitäten, die sowohl alleine, wie mit einem Partner und mit Patienten ausgeführt werden sollten, werden Ihnen dabei helfen, zu erlernen, wie man sich verstärkt auf die Bewegung als Grundlage für die Entwicklung der Bewegungsfähigkeiten konzentrieren kann.

4.2 Kommunikation

Lebende Systeme sind von Natur aus kommunikativ. Wir kommunizieren ständig mit der uns umgebenden Welt, sei es mit Worten, Mimik und Körpersprache, durch Aktivitäten (Bewegungen des ganzen Körpers), durch Berührung oder durch Manipulation und Organisation der Umgebung, in der wir uns gemeinsam mit anderen befinden.

4.2.1 Sprache

Sprache ist das Produkt der Organisation von Gedanken. Diese Gedanken können auf der Erinnerung an vergangene Erlebnisse beruhen oder sich auf gegenwärtige und noch andauernde Ereignisse beziehen. In jedem Fall erzeugt der Sprachprozess **Feedback-Interaktionen** innerhalb einer Umgebung, mit anderen Personen und mit der Umgebung. Wie wir schon früher in diesem Buch erläutert haben, organisieren und regulieren diese Feedback-Interaktionen den Prozess der Gesundheit auf jeder Ebene unseres Daseins.

K. U. Smith (Wiley, 1988) vertritt die Meinung, dass der rein abstrakte Vorgang des Denkens die „physiologische" Effizienz beeinflusst; entsprechend können Abweichungen zu organischen Störungen führen. Dies ist keine Metapher und auch kein „mentalistischer" Begriff. In vielerlei Hinsicht ist eine erfolgreiche Kommunikation mit Patienten wesentlich für deren Gesundheitsentwicklung. Natürlich ist ein effektiver Austausch erforderlich, um herausfinden zu können, was Patienten tatsächlich benötigen. Ohne die Fähigkeit, einander zu verstehen, können schwere Irrtümer auftreten. Es gibt jedoch auch einen direkten Feedback-Effekt, welcher das vollständige Funktionssystem reguliert und die Gesundheit zum Guten oder zum Schlechten beeinflusst.

Die Sprache ist nur ein kleiner Bereich der Möglichkeiten, über die wir verfügen, um einen zwischenmenschlichen Austausch zu praktizieren. Auch Mimik, Körperhaltung, Gesten und Bewegungen sämtlicher Massen signalisieren wichtige Botschaften. Eine noch wirkungsvollere Methode besteht darin, sich gegenseitig zu folgen und/oder unsere Gesten mit denen anderer Personen zu synchronisieren, wodurch wir an der Feedback-Kontrolle der vitalen Funktionen des anderen beteiligt sind. Abhängig davon, wie man die eigene Kommunikationsfähigkeit mit vielen verschiedenen Patienten auf unterschiedliche Art und Weise erweitert, kann man auch zu deren Gesundheitsentwicklung einen wichtigen Beitrag leisten.

4.2.2 Kommunikation durch Sprache

Wir sprechen nicht nur mit unseren Lippen und dem Kehlkopf. Die Sprache ist sehr viel komplexer. Zuerst einmal müssen wir überhaupt etwas zu sagen haben. Dies entwickelt sich durch unsere Erfahrungen und den Austausch mit anderen und beginnt bereits in den ersten Monaten unseres Lebens. In den ersten Jahren erlernen wir eine oder mehrere Sprachen. In den meisten Fällen sind wir darauf beschränkt, nur mit denjenigen, welche die gleiche Sprache beherrschen, sprechen zu können. Wenn Pflegende und Patienten verschiedene Sprachen oder vielleicht nur verschiedene Dialekte der gleichen Sprache beherrschen, können schon ernsthafte gesundheitsgefährdende Situationen entstehen.

Um sprechen zu können, müssen einige grundlegende anatomische Bedingungen erfüllt sein. Der Sprechende muss sich in einer Position befinden, welche die Sprache nicht beeinträchtigt. Wenn der Kopf oder der Brustkorb nach vorne oder zur Seite fallen, sind die Muskeln, die man eigentlich zum Sprechen benötigt, mit dem Halten dieser Position beschäftigt. Dies ist oftmals bei Schlaganfallpatienten oder bei gebrechlichen älteren Menschen der Fall. Eine Person kann auch Schwierigkeiten beim Sprechen haben, wenn sie sich von einer Position in eine andere bewegt. Wenn die Muskeln zur Fortbewegung genutzt werden, ist es problematisch, sie gleichzeitig zum Sprechen einzusetzen.

Wenn man etwas zu sagen hat, eine Sprache hierfür zur Verfügung steht und ein Ort vorhanden ist, an dem eine solche Äußerung mitgeteilt und empfangen werden kann, dann muss immer noch eine Vielzahl von Bewegungen organisiert und koordiniert werden, um dies tatsächlich zu realisieren. Unsere Worte strömen mit dem Atem aus dem Körper. Für jedes Wort benötigen wir eine konkrete Menge an Luft. Die Muskelkontraktionen des Brustkorbs und des Abdomens kontrollieren die Geschwindigkeit, das Volumen und die Stärke des Luftstroms. Sie pressen exakt abgemessene Luftmengen durch die Stimmbänder und über den Larynx. Die Muskeln im Kehlkopf und im Mund formen die Geräusche, bevor sie aus dem Mund kommen. Sprechen kann schwierig sein, wenn die Muskeln, die normalerweise für diesen Prozess genutzt werden, mit einer anderen Aktivität beschäftigt sind. Die Koordination dieser komplexen Bewegungsmuster erfolgt durch die **Feedback-Kontrolle der Empfindungen**, die durch die eigene Bewegung sowie die der Luft und der daraus folgenden Geräusche verursacht werden.

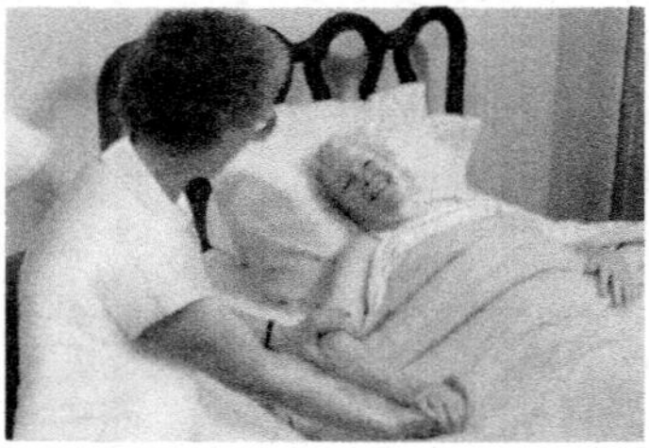

Abb. 4.1 Die Pflegende spricht einer Patientin Mut zu.

4.2.3 Nonverbale Kommunikation durch Gesten, Bewegung und Berührung

Während einer Konversation interpretieren und reagieren die Interaktionspartner auf sämtliche Geräusche, die diesen Vorgang begleiten, einschließlich Vokalisation und gesprochene Worte. Sie richten ihre Aufmerksamkeit auch auf den Ton, Tonfall und auf die Tonqualität. Gleichzeitig nehmen sie jene Bewegungssignale auf, die stets die verbalen Ausdrücke begleiten. Die Bewegung übermittelt noch weitaus mehr Inhalte als lediglich nur Worte. Hände, Körpergesten und Mimik, Atemrhythmus, Haltungsbewegungen und andere Bewegungsmuster können z.B. Schmerz, Interesse, Desinteresse oder Aversion signalisieren. Verbale Formulierungen werden im Zusammenspiel mit Bewegungsmitteilungen im Hintergrund interpretiert. Alle sensorischen Signale werden rechtzeitig integriert und genutzt, um den fortlaufenden Austausch zu lenken und zu regulieren.

Die Strukturen der nonverbalen Mitteilungen sind weitgehend kulturspezifisch. Die kybernetische Forschung behauptet, dass

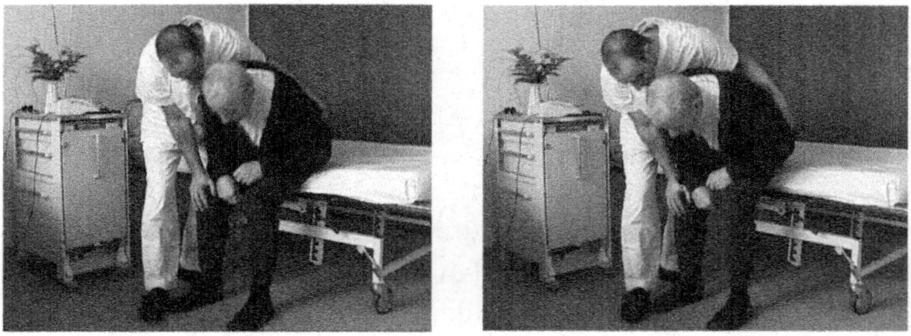

Abb. 4.2 – 4.3
Links: Die Pflegeperson macht dem Patienten vor dem Aufstehen durch Druckausübung auf das Knie deutlich, dass er sein Gewicht auf die Füße verlagern kann.
Rechts: Beim Aufstehen verlagert der Patient sein Gewicht auf die Füße und wird dabei von der Pflegeperson durch Druck auf das Knie und im unteren Rückenbereich unterstützt.

wir mit dem Beginn des Säuglingsalters lernen, unser Verhalten während der zahllosen Interaktionen zu synchronisieren. Dies beginnt bereits durch den Berührungsaustausch zwischen Eltern und Säugling. Der Sinn einer taktilen Mitteilung ist sowohl kultur- als auch familienspezifisch. Sie stellt die Grundlage dar, um zu lernen, die Bedeutung von Hand-, Körper- und Gesichtsbewegungen, von Atemmustern, Haltungspositionen und spezifischen Bewegungsmustern zu lesen, die bestimmte verbale Äußerungen begleiten. Im Verlauf dieses Prozesses nehmen Familienmitglieder sehr ähnliche Bewegungsmuster an, um spezifische Mitteilungen in ihrer jeweiligen Familie und in ihrer Kultur im weiteren Sinn zum Ausdruck zu bringen. Verbale Kommunikationsfähigkeiten, die sehr viel später erlernt werden, gründen auf dem nonverbalen taktilen Austausch innerhalb der Familienstruktur. So nützlich sie in der eigenen Kultur auch sind, so wenig hilfreich können sie gelegentlich sein, wenn man mit Menschen anderer Kulturkreise kommunizieren möchte.

Berührung ist meistens das effektivste Medium für die Kommunikation über Bewegung. Das sensorisch-motorische Feedback eines taktilen Austauschs wird fast unmittelbar und gleichzeitig von allen an einem derartigen Austausch beteiligten Personen verstanden. Dies gilt für Menschen jeden Alters, vom Säugling bis zum hoch Betagten, und für nahezu jeden möglichen körperlichen Zustand. Pflegende können ihre kompetente Berührung während der pflegerischen Aufgaben nutzen, um unabhängig vom verbalen Begriffsvermögen des Patienten bezüglich eines Vorgangs effektiv zu kommunizieren. Wird der Berührungsaustausch darüber hinaus von visuellen und verbalen Signalen begleitet, kann dies einem Patienten helfen, ein kognitives Verständnis für die ausgeführten Maßnahmen zu entwickeln (☞ Abb. 4.2–4.3).

4.2.4 Kommunikation durch Gestaltung der Umgebung

Lernen entsteht durch Kommunikation/Interaktion mit der lebenden sowie der nicht lebenden Umgebung. Die **Umgebungsgestaltung** kann die Kommunikation unterstützen oder behindern. Wenn es für eine Person zu schwierig ist, sich auf ihre unmittelbare Umgebung einzustellen, wird sie diese nicht nutzen und kann nicht aus ihr lernen. Wenn die Umgebung den jeweiligen Bedürfnissen jedoch entspricht und die Fähigkeiten einer Person fördern kann, wird diese auch den Mut finden, die in dieser Umgebung möglichen Aktivitäten tatsächlich auszuführen. Pflegende, die für die Tatsache sensibel sind, dass sie mit ihren Patienten darüber kommunizieren müssen, wie ihre Umgebung gestaltet sein sollte, können dies gezielt einsetzen, um die Patienten bei der Ausübung aller notwendigen menschlichen Funktionen zu unterstützen. Beispielsweise kann man die Umgebung so organisieren, dass sie sicher genug ist, um Aktivitäten wie Schreiben, Essen oder Gehen müheloser ausführen zu können.

4.2.5 Überlegungen für die Pflege

Die Pflegenden kommunizieren mit Patienten nahezu während jeder Aktivität, die sie bei der Pflege ausführen. Sie setzen alle sensorischen Systeme ein, um Informationen über den Gesundheitszustand der Patienten zu sammeln. Diese Informationen werden dann in eine pflegerische Strategie umgesetzt.
Um effektiv zu kommunizieren, muss die Pflegeperson zuerst verstehen, wie jeder einzelne Patient sein sensorisches System individuell einsetzt, um Informationen aufzunehmen und zu ordnen. Dies kann beispielsweise erfolgen, indem sich die Aufmerksamkeit darauf richtet, wie die Patienten auf die über das sensorische System empfangenen Informationen reagieren und/oder indem man ihrem Vokabular aufmerksam zuhört. Man muss auch darauf achten, ob ihre Worte den visuellen oder au-

ditiven Eindrücken, Gefühlen (Berührung) oder Bewegungen entsprechen. Wenn Sie wissen, welches sensorische System bevorzugt zur Kommunikation genutzt wird, können Sie Ihren Austausch über dieses System beginnen und dann die anderen zur Ausübung Ihrer Interaktion erforderlichen Systeme nach und nach mit einbeziehen.

Patienten müssen verstehen, was mit ihnen geschieht, wenn sie an einer Aktivität teilnehmen sollen. Leider kann man sich nicht immer auf Worte verlassen, um mit Patienten bei der Ausführung von Aktivitäten zu kommunizieren. Desorientierung, sensorische Störungen, unterschiedliche Sprachen oder Schmerzen sind nur einige der Faktoren, die eine verbale Kommunikation häufig erschweren. Wenn es mit Worten nicht möglich ist, werden andere Formen der Kommunikation benötigt. Zu diesem Zweck können sämtliche sensorischen Möglichkeiten hilfreich sein. Worte legen normalerweise den Kontext für einen Austausch fest. Wenn sie jedoch nicht ausreichend verstanden werden, können Stimmlage, Tonhöhe und Tonqualität nutzen, um einen Kontext genauer zu verdeutlichen und Sicherheit zu vermitteln. Eine Vorführung der Aktivität oder der Maßnahmen, die Sie mit dem Patienten ausführen möchten, kann oft schon genügen, um zu vermitteln, was geschehen soll. Berührung ist im Allgemeinen das effektivste Medium für die Kommunikation über Bewegung, weil Sie und auch der Patient die Fehler in der Durchführung und beim Verständnis fast gleichzeitig korrigieren können. Ein kompetentes Handling während der pflegerischen Aufgaben ermöglicht die Verbindung Ihres sensorisch-motorischen Systems mit dem des Patienten, wodurch mögliche Störungen meistens sofort kompensiert werden können. Beide Interaktionspartner können dann zügig die vorgegebene Aufgabe durchführen. Der Patient fühlt sich sicher, entwickelt neue Bewegungsfähigkeiten und ist motiviert, all jene Funktionen auszuführen, die für ihn das Leben definieren. Die Interaktion reduziert sowohl sein psychisches als auch sein körperliches Stressniveau. Dies fördert indirekt auch seine Genesung.

Praxistipp

Die Umgebungsgestaltung in einer Weise, die eine mühelose Nutzung ermöglicht, verfügt über einen ähnlich stressreduzierenden und motivierenden Effekt. Wenn Sie die Einrichtung eines Krankenzimmers betrachten, sollten Sie auf Aspekte wie die Position des Bettes achten. Kann der Patient mit Hilfe seiner gesunden Glieder an benötigte Hilfsmittel gelangen, kann er aufstehen oder Anpassungen im Bett vornehmen? Erlaubt ihm die Position des Bettes, aus dem Fenster zu sehen oder zu erkennen, wer ins Zimmer kommt oder hinausgeht, ohne sich anzustrengen? Ist die Höhe des Bettes angemessen oder benötigt der Patient einen Hocker, um sich hinzulegen oder aufzustehen? Muss die Oberfläche des Bettes für den Patienten angepasst werden, um seine Bewegungsfähigkeit zu erleichtern? Ähnliche Beurteilungskriterien sollten auch für Stühle gelten: Überprüfen Sie, ob der Abstand zwischen Boden und Sitz angemessen ist (☞ Abb. 4.4). Ist das Material des Sitzes zu hart oder zu weich? Benötigt der Patient eine Unterstützung unter oder hinter bestimmten Massen, um ein selbständiges Agieren zu verbessern und das Risiko von Beschwerden oder Verletzungen zu reduzieren? Derartige Veränderungen der Umgebung vermitteln dem Patienten, dass Sie sich um seine Sicherheit kümmern, und dienen gleichzeitig dazu, seine Gesundheitsressourcen zu unterstützen.

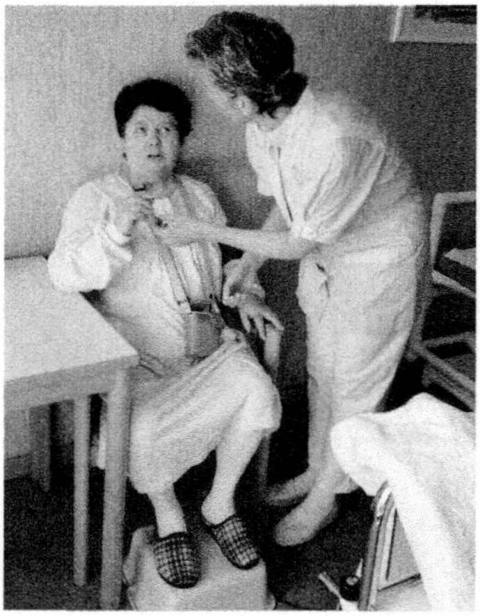

Abb. 4.4 Damit die Patientin beim Sitzen besseren Halt findet, sind ihre Füße durch einen Kasten unterstützt.

Welche **Interaktionsform** sollte bei welchem Patient eingesetzt werden?

Die Interaktionsform/en, die Sie während einer bestimmten Aktivität einsetzen, kann/können den Patienten entweder beeinträchtigen oder unterstützen. Sie sollten bei jeder Ausübung einer Aktivität die individuellen Bedürfnisse und Ressourcen eines Patienten berücksichtigen. Setzen Sie die verschiedenen Interaktionsformen zur Einschätzung des Gesundheitszustandes Ihres Patienten ein. Nutzen Sie die Interaktionsformen auch, um die höchst komplexen Interaktionsprozesse auszuführen, welche sowohl Ihre Gesundheit als auch die Ihres Patienten fördern.

Einseitige Interaktionsformen

Nur wenn wir unseren Körper spüren, können wir seine Funktionen auf jeder Ebene aktiv beeinflussen. Manchmal können einseitige taktile Interaktionen bewusstlosen, stark verwirrten, kranken und/oder verletzten Menschen helfen, ihren Körper zu „spüren“ und sich dadurch präsent zu fühlen. Die moderne Terminologie bezeichnet diesen Zustand des Seins als **Körperbewusstsein.** Einfühlsame **einseitige Interaktionsformen** während solcher Aktivitäten wie Waschen, Ankleiden und Betten, die den Muskelstrukturen folgen und sie nutzen, können helfen, den Körper der Patienten zu integrieren und ihre kinästhetische Sensibilität zu verbessern. Dies kann die Grundlage für eine aktive Bewegungskontrolle schaffen. Ein solches Handling stimuliert auch das Funktionieren sämtlicher vitalen internen Prozesse, wie z.B. Herzrhythmus, Blutdruck, Atmung oder Verdauung. Es ist eine wichtige Feststellung, dass Patienten als Objekte behandelt werden, wenn man mit ihnen anhand einer einseitigen taktilen Interaktionsform umgeht, bei der nicht die „Absicht“ besteht, dass sie sich selbst „spüren“ sollen.
Am anderen Ende des Spektrums von **einseitig taktilen Prozessen** stehen **einseitig kognitive Interaktionen.** Es ist wichtig, den Gesundheitszustand der Patienten zu überprüfen und sie durch Herausforderungen zu aktivieren. Wenn Sie der Meinung sind, dass die Patienten dazu in der Lage sind, verlangen Sie von ihnen, bestimmte Aktivitäten selbständig auszuführen. Sind sie dabei nicht erfolgreich, können Sie schrittweise oder gleichzeitig-gemeinsame Interaktionen als Hilfestellung einsetzen.

> Der Wechsel zwischen den verschiedenen Interaktionsformen wird die Patienten dabei unterstützen, immer mehr Selbstkontrolle zu entwickeln.

Schrittweise Interaktionsformen

Serielle oder **schrittweise Interaktionen** helfen Ihren Patienten, selbständiger zu sein. Wenn Sie verschiedene sensorische Signale einsetzen, helfen Sie ihnen dabei, das Ziel der Interaktion, die Natur der auszuführenden Aktivität und die einzelnen Schritte der Ausführung zu verstehen. Dies hilft ihnen, eine aktuelle Maßnahme zu verstehen und sich darauf zu konzentrieren. Unterstützen Sie die Patienten bei der Durchführung von Aktivitäten wie Waschen, Ankleiden oder Essen durch schrittweise Interaktionsprozesse, was für die Betroffenen einen wichtigen Schritt in Richtung Gesundheit bedeutet.
Oftmals erfolgen gleichzeitig-gemeinsame und schrittweise Interaktionen zum selben Zeitpunkt. Ein gleichzeitig-gemeinsamer berührungsgelenkter Austausch hilft dem Patienten, neue Bewegungsmuster zu entdecken. Entsprechend wird eine serielle Interaktion eine Unterstützung für die einzelnen Schritte des Prozesses bieten, einen Kontext dafür festlegen und die Schritte beschreiben. Beide Interaktionspartner entwickeln gemeinsam eine Strategie, wie der Patient erlernen kann, diese Aktivitäten alleine auszuführen.

Gleichzeitig-gemeinsame Interaktionsformen

Wenn Patienten ihren Körper bewusst spüren, können **gleichzeitig-gemeinsame, berührungsgelenkte Interaktionen** ihnen helfen, wieder eine Kontrolle über ihre Bewegung zu erlangen. Solche Interaktionen sind nicht kognitiv. Die Patienten benötigen kein abstraktes Verständnis, um gleichzeitig und gemeinsam mit Ihnen bestimmte Aktivitäten auszuführen. Durch Berührung geht Ihr sensorisches und motorisches System mit dem der Patienten eine Verbindung ein. Dadurch folgen Sie einander eng. Ihre Bewegung dient als Bewegungsressource für Ihre Patienten. Durch das Folgen der Bewegungen von Patienten vergrößern Sie gleichzeitig Ihr eigenes Bewegungsrepertoire. Dies ist ein gleichzeitig-gemeinsamer Lernprozess, bei dem es bei beiden Beteiligten zur Entwicklung von Gesundheit kommt. Verwenden Sie Worte und visuelle Signale, um eine Grundlage für das kognitive Verständnis der durchzuführenden funktionalen Prozesse zu schaffen.

4.2.6 Kinästhetische Analyse

Sinne

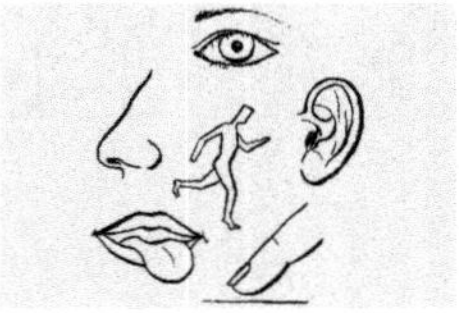

Bestimmen Sie die Sinne, die der Patient bei der Aufnahme und Ordnung von Informationen nutzt und beginnen Sie den Austausch bevorzugt mit diesen Sinnen. Koordinieren Sie sämtliche sensorischen Signale durch berührungsgelenkte Bewegungsmitteilungen.

Bewegungselemente

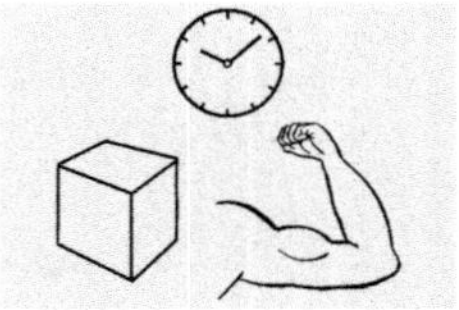

Passen Sie Zeit, Raum und Anstrengung an die Ressourcen des Patienten an, damit sie mit dem während des Austauschs verwendeten sensorischen Medium übereinstimmen.

Interaktionsformen

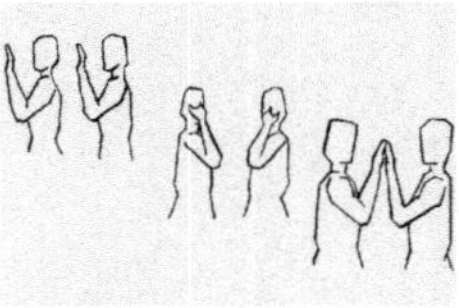

Wählen Sie die Interaktionsform/en, welche die Selbstkontrolle des Patienten während des Austauschs verbessert/n.

Massen und Zwischenräume

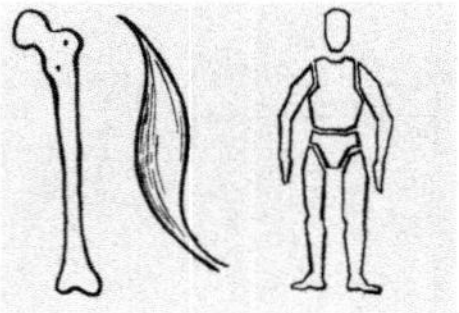

Halten Sie die Kopfmasse in einer ausbalancierten Beziehung zu den anderen Massen, so dass die sensorischen Systeme frei sind, um Informationen zu empfangen. Nehmen Sie Kontakt mit den Massen auf, um die Kommunikation zu verbessern. Der Kontakt mit den Zwischenräumen lenkt ab und erschwert es dem Patienten, zuzuhören und zu reagieren.

Orientierung

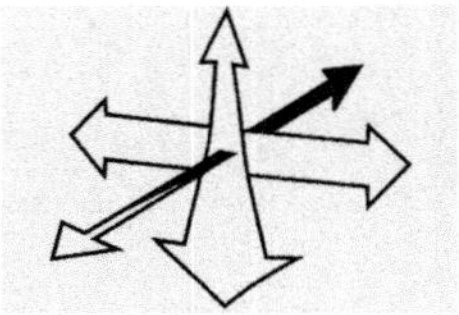

Sorgen Sie dafür, dass das Gewicht der Massen auf der Rückseite des Körpers unterstützt wird, so dass die Muskeln der Vorderseite frei sind.

Menschliche Bewegung

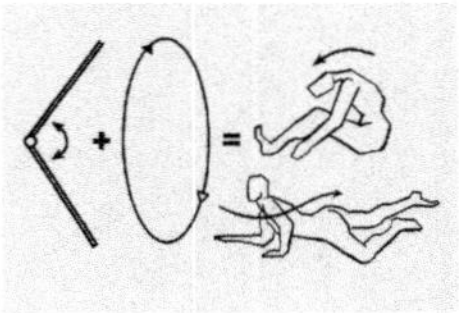

Führen Sie Haltungs- und Transportbewegungen durch, die den Kommunikationsprozess erklärend unterstützen.

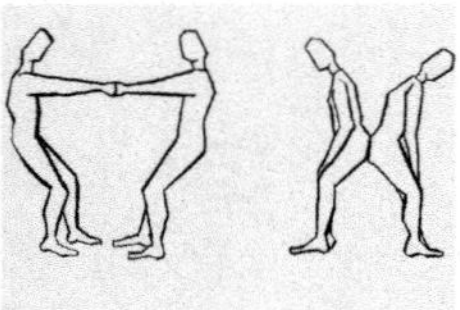

Anstrengung

Kontakt aufnehmen impliziert, die Person, mit der Sie kommunizieren möchten, zu „berühren". Ein erster Kontakt durch taktile, verbale und visuelle sensorische Systeme erfolgt stets mit Hilfe einer druckorientierten Anstrengung. Ist der Kontakt hergestellt, sollte die weitere Konversation möglichst so gestaltet werden, dass sich drückende und ziehende Bewegungen abwechseln, damit der Patient aufmerksam bleibt und sich wohl fühlt.

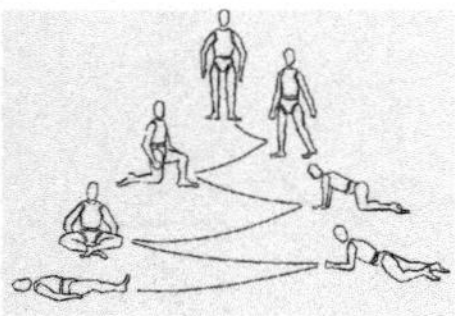

Menschliche Funktionen

Wir können nur einer Aktivität zu einem bestimmten Zeitpunkt unsere volle Aufmerksamkeit widmen und darüber kommunizieren. Wenn zu viele Funktionen gleichzeitig ausgeführt werden, ist es problematisch, über die einzelnen Aspekte zu kommunizieren bzw. eine konkrete Kommunikation zu bestimmen.

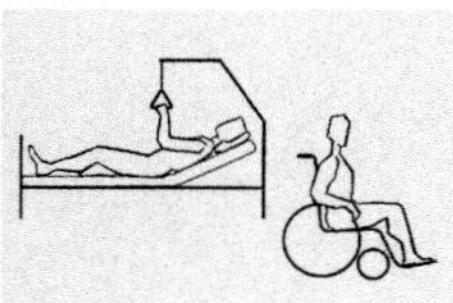

Umgebungsgestaltung

Wir kommunizieren in einer Umgebung, gleichzeitig aber auch abhängig von der Gestaltung dieser Umgebung. Sorgen Sie dafür, dass sich Ihr Patient in seiner Umgebung wohl fühlt, wodurch er für eine Kommunikation mit Ihnen aufgeschlossener wird. Geben Sie ihm Ihre Unterstützung zu erkennen, indem Sie solche Veränderungen in der Umgebung vornehmen, die sie für ihn leichter nutzbar machen.

4.2.7 Lernaktivitäten

Studie 1

Versuchen Sie, die Welt wie eine sensorisch eingeschränkte Person zu erleben, um verstehen zu können, wie man die Umgebung gestalten müsste, damit sie Ihren Bedürfnissen entspricht, und um darüber kommunizieren zu können. Erforschen Sie die Umgebung, indem sie bestimmte Handicaps simulieren, z.B. als blinder oder tauber Mensch, mit einem Katarakt oder als Hemi- oder Tetraplegiker.

Studie 2

Entwickeln Sie Aktivitäten des gleichzeitig-gemeinsamen Austauschs, indem Sie z.B. einem Partner unter Kontaktaufnahme mit einer oder mehreren Massen in der Bewegung folgen, damit diese kommunikative Tätigkeit durch die Berührung verbessert wird.

Studie 3

Um die Auswirkung der Umgebung auf das Lernen, die Funktionen und die Kommunikation zu erleben, arrangieren Sie Situationen, in denen die Umgebung nicht so gestaltet ist, wie eine Person sie nutzen möchte. Versuchen Sie beispielsweise in einem Bett oder auf einem Stuhl sitzend zu sprechen, aufzustehen, sich hinzusetzen, zu schreiben, zu essen oder Ihre Arme unter der Bedingung zu manipulieren, dass die Rückseite des Beckens und der Beine gestützt wird (nicht also der Sitzknochen). Führen Sie die gleichen Aktivitäten durch, wenn das Gewicht auf den Sitzbeinen statt auf den Oberschenkeln auf einem Stuhl ruht und vergleichen Sie die sich ergebenden Unterschiede.

Studie 4

Versuchen Sie, eine Kommunikation als Handling zu erleben, bei dem sich Pflegende/Studenten gegenseitig als Objekte behandeln, während sie Unterstützung bei der Ausführung von menschlichen Aktivitäten erhalten. Vergleichen Sie diese Erfahrung mit einem effektiven Handling, das die Teilnahme beider Personen am Prozess ermöglicht.

Studie 5

Helfen Sie einem Partner bei der Ausführung von alltäglichen menschlichen Aktivitäten, und zwar unter Anwendung einzelner sensorischer Systeme – nutzen Sie dabei zuerst nur visuelle, dann nur verbale und schließlich nur taktile Signale. Setzen Sie anschließend während der gleichen Aktivitäten alle drei Formen gemeinsam zur Kommunikation mit Ihrem Partner ein.

4.3 Einfache Funktion: Position halten

Eine **Position** einzunehmen ist eine menschliche Aktivität. Wir können es nicht vermeiden, uns in irgendeiner Position zu befinden. Das Gewicht unserer Massen muss dabei in einer bestimmten Form auf einer Unterstützungsfläche ruhen. Unter normalen Umständen ist es eine ganz einfache Sache, zu sitzen, zu liegen oder zu stehen. Wenn wir nicht gesund oder verletzt sind, Schmerzen haben oder einfach alt und verwirrt sind, kann das Einnehmen oder Halten einer Position jedoch über unsere individuellen Fähigkeiten hinausgehen.

Es gibt überaus zahlreiche Positionen, die Menschen mit ihren sieben Massen einnehmen können. Die sieben Positionen, die wir ausgewählt haben, werden als **Grundpositionen** bezeichnet und durch zwei Kriterien bestimmt. Wir betrachten sie zum einen als Grundpositionen, weil sie die stabilsten Kombinationen zur Organisation der sieben Körpermassen in unterschiedlichen Haltungen darstellen. Sie sind auf der anderen Seite grundlegend, weil sie das mechanische Ergebnis einer schrittweisen und vollständigen Nutzung der stabilen und instabilen Bewegungsressourcen sind, die für die Anordnung der Massen und Zwischenräume des menschlichen Körpers charakteristisch sind. Eine der häufigsten Bitten, die an Pflegende gerichtet werden, lautet, Patienten in eine bequeme Position zu bringen. Darüber hinaus werden sie oft in Anspruch genommen, um ihnen von einer Position in eine andere zu helfen.

In Kapitel 3 haben wir bereits erläutert, dass alle Positionen, die der Mensch im Verlauf seines Lebens einnimmt, durch die Beschaffenheit der menschlichen Anatomie vorgegeben sind. Jede Masse – ob Kopf, Brustkorb, Becken oder Extremitäten – muss bei Bedarf ihr Gewicht auf eine Unterstützungsfläche ableiten. Dies kann direkt oder indirekt erfolgen.

Im Folgenden möchten wir nun die kinästhetischen Grundpositionen, ihre jeweilige Gewichtsverteilung und ihre Mechanismen beschreiben. Dies soll die Pflegenden darauf vorbereiten, Patienten zu unterstützen, wenn sie Hilfe bei der Einnahme dieser einfachen Funktionen benötigen.

Rückenlage

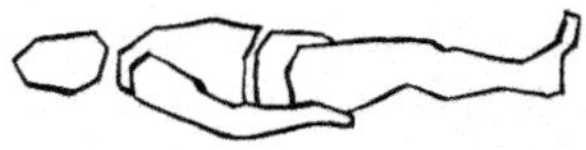

Abb. 4.5
Rückenlage.

In dieser Position geben die harten und stabilen Rückseiten von Kopf, Brustkorb und Becken das Gewicht ihrer Masse an die Unterstützungsfläche ab. In den Armen und Beinen ist der Gewichtsfluss in Richtung Unterstützungsfläche weniger eindeutig, da sie mit einem Teil ihrer weichen, instabilen Vorderseite auf der Unterlage aufliegen. In dieser Position kann jede Masse ihr Gewicht direkt an die Unterstützungsfläche ableiten. In allen anderen Positionen geben einige Massen ihr Gewicht indirekt über die benachbarten Massen ab.

Bauchlage mit Ellbogenstütze

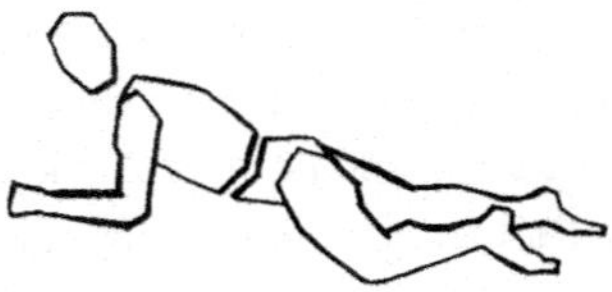

Abb. 4.6
Bauchlage mit Ellbogenstütze.

In dieser Position sind die Rückseiten der Beine und der Arme (Ellbogen) in einer Position, in der sie das Gewicht der zentralen Massen auf die tragende Fläche abgeben. Die weichen instabilen Qualitäten der Muskeln auf der Vorderseite von Kopf, Brustkorb und Becken führen dazu, dass ihr Gewicht in die Bein- und Armmassen fließt. Anpassungen sind in dieser Position durch die Bereiche möglich, deren Vorderseiten in Kontakt mit der Unterstützungsfläche stehen.

Sitzen

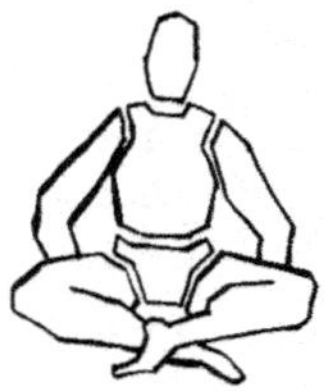

Abb. 4.7
Sitzen.

Die Funktion des Sitzens besteht darin, das Gewicht von Kopf, Brustkorb und teilweise auch der Arme über das Becken an eine Unterstützungsfläche abzugeben. Die Beine tragen ihr eigenes Gewicht direkt auf dem Boden. Erinnern Sie sich daran, dass die Arme teilweise von der Brust herabhängen und teilweise mit der Unterstützungsfläche verbunden sind. Dies bedeutet, dass die Arme eine große Bandbreite an Möglichkeiten besitzen, auf die Gewichtsverteilung in einer sitzenden Position Einfluss zu nehmen. Sie können etwa gegen die Unterstützungsfläche oder auch auf ein Bein drücken oder daran ziehen, um das Gewicht von einem Teil des Körpers auf einen anderen zu verlagern.

Vierfüßlerstand

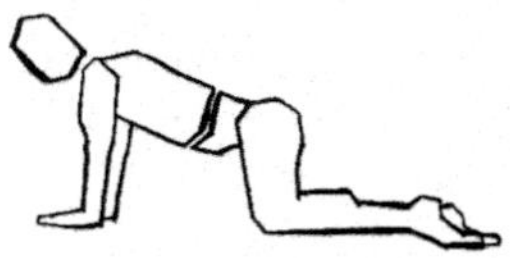

Abb. 4.8 Vierfüßlerstand.

In dieser Position wird das gesamte Gewicht von Kopf, Brustkorb und Becken hauptsächlich von den Beinen und zu einem geringeren Teil von den Armen getragen. Das Hauptgewicht liegt auf den Beinmassen, die ihre harte knochige Seite (Knie), Unterschenkel und die Rückseite der Füße zur Unterstützungsfläche gerichtet haben. Wenn die Handinnenflächen in dieser Position die Unterstützungsfläche berühren, fließt das Gewicht der zentralen Massen in Richtung Knie. Die Arme können das Gewicht in verschiedene Richtungen leiten, um das Halten dieser Position zu erleichtern. Wenn Sie sich mit den Knöcheln der Faust auf die Unterstützungsfläche abstützen, so werden Sie feststellen, dass das Gewicht nun mehr in Richtung Arme fließt.

Einbein-Kniestand

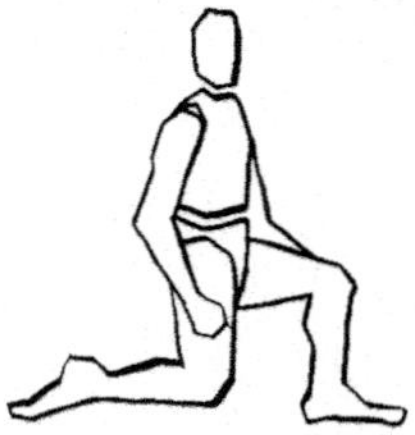

Abb. 4.9 Einbein-Kniestand.

Hier wird das Gewicht aller Massen über die Rückseite eines Beins auf eine Unterstützungsfläche abgegeben (ein gebeugtes Knie, Unterschenkel und Rückseite des Fußes). Nur das angewinkelte Bein überträgt etwas von seinem eigenen Gewicht direkt auf die Unterfläche. Dies wird offensichtlich, wenn Sie das kniende Bein mit dem stehenden Bein vergleichen, indem Sie zuerst das eine und dann das andere anheben. Es ist sicherlich richtig, dass die meisten erwachsenen Menschen nur kurze Zeit in einer solchen Position verharren, doch Sie werden entdecken, dass dies eine sehr hilfreiche Position ist, um vom Boden aufzustehen oder sogar Patienten von einem Ort zu einem anderen zu bewegen.

Einbeinstand mit Unterstützung des anderen Beines

In dieser dynamischen Position transferieren wir das gesamte Körpergewicht über ein Bein auf die Unterstützungsfläche. Dies erfordert einen beträchtlichen Koordinationsaufwand. Das andere Bein hilft bei den erforderlichen Anpassungen, um in dieser Haltung stehen bleiben zu können. Man muss wissen, wie man auf einem Bein stehen kann, wenn man lernen möchte, in einer vertikalen Position, also aufrecht zu gehen. Interessanterweise lässt sich hierbei feststellen, dass die Vorderseite des stehenden Beines (die Fußsohle) die Unterstützungsfläche berührt statt der Rückseite des Fußes. Dabei werden ständige Anpassungen vorgenommen, damit Bewegungen im freien Raum möglich bleiben und das Gewicht aller Massen frei beweglich ist. Wir werden diesen Prozess später detailliert beschreiben, wenn wir auf die Fortbewegung eingehen.

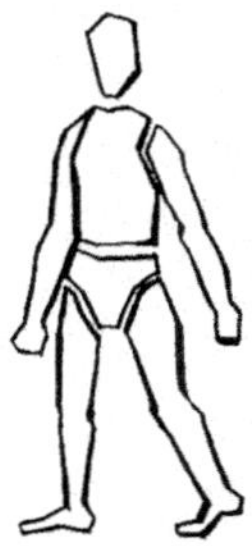

Abb. 4.10
Einbeinstand mit Unterstützung des anderen Beines.

Zweibeinstand

Dies ist die allgemein übliche Position zum Tragen des gesamten Gewichts aller Massen, während man auf einer Stelle verharrt. Diese Position ist sehr schwierig zu halten. Wenn das Gewicht tatsächlich auf die beiden Beine gleichmäßig verteilt ist, sind nur wenig dynamische Anpassungen möglich. In den meisten Fällen verlagern wir jedoch das Gewicht kontinuierlich von einem Bein auf das andere, wodurch es fast nie exakt gleichmäßig verteilt ist.

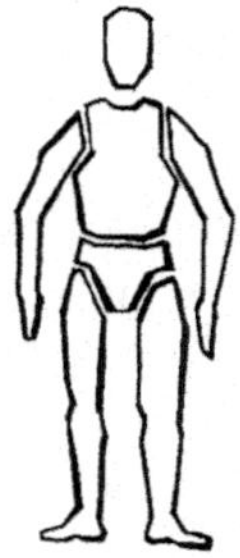

Abb. 4.11
Zweibeinstand.

Patienten befinden sich bei fast all ihren Aktivitäten wie schlafen, sprechen, an medizinischen Untersuchungen teilnehmen, vom Bett aufstehen, waschen, ankleiden oder zur Toilette gehen, in einer der sieben Grundpositionen oder in einem Wechsel zwischen einer oder mehreren dieser Positionen. Wenn die entsprechende Organisation den jeweiligen körperlichen Voraussetzungen der Patienten entspricht, kann man allen Menschen eine Grundlage dafür bieten, wieder mehr für sich selbst zu tun.

4.3.1 Überlegungen für die Pflege

Erwarten Sie nicht, weder von sich selbst noch von ihren Patienten, die beschriebenen formellen Positionen exakt einnehmen zu können. Unterschiedliche Körperformen und Gewichtsproportionen, Bewegungseinschränkungen und individuelle Spannungszustände werden dies einfach nicht zulassen. Nutzen Sie die formelle Beschreibung der Organisation des Gewichts als Ausgangspunkt, um zu entdecken, wie jede einzelne Position angepasst werden kann, damit sie den körperlichen Bedingungen jedes einzelnen Patienten entspricht. Wenn Sie Positionen anpassen, bedenken Sie deshalb stets:
Positionen können niemals statisch sein.

> Wir müssen uns in einer Position bewegen können, um sie zu halten.
> Der Schlüssel zur Fähigkeit, sich in einer Position zu bewegen, ist eine angemessene Gewichtsverteilung.

Diese Vorstellungen sind einfacher Natur. Man muss jedoch mit den Patienten taktil-motorisch untersuchen, wie sie in die Praxis umgesetzt werden können. Überlegen Sie einmal, wie Sie selbst eine Position anpassen. Wenn wir unbequem auf dem Rücken liegen, können wir einen Fuß anstellen oder unser Gewicht ein wenig zur Seite verlagern, und dadurch die gegenseitige Beziehung unserer Massen verändern. Wir können auch die externe Unterstützung unter unserem Kopf oder zwischen Beinen und Bett verändern. Unsere Bemühungen führen zu mehr Bequemlichkeit und ermöglichen uns, kontinuierlich kleine Positionsanpassungen vorzunehmen. Wenn wir keine Anpassungen mehr ausführen können, bewegen wir uns einfach in eine andere Position oder stehen auf. Wenn wir z.B. bis dahin geschlafen haben, werden wir aufwachen. Das gleiche gilt auch für die Patienten. Patienten benötigen oftmals Hilfe, um Krankenhausbetten oder Stühle so anzupassen, dass sie ihren Bedürfnissen entsprechen. Die Betten sind oft weich und bieten nicht viel Widerstand zur Unterstützung von Bewegungen. Die Stühle sind häufig entweder sehr weich oder sehr hart. Rollstühle haben möglicherweise durchhängende Sitze oder Rückenteile und nicht verstellbare Beinstützen.

Praxistipp

Sie sollten sorgfältig überlegen, wie Möbel angepasst werden können, damit sie für den Patienten beim Halten einer Position eine echte Hilfe darstellen. Nutzen Sie die gleichen Ideen, mit deren Hilfe Sie es sich in bestimmten Positionen selbst bequem machen können, auch für Ihre Patienten, um die Beziehung Ihrer Massen zueinander zu verändern oder eine externe Unterstützung zu gewährleisten.

Unterstützung der Bewegung in verschiedenen Positionen

Im Allgemeinen bewährt sich eine feste Unterlage zwischen den Massen und der Unterstützungsfläche, wenn Bewegungen vorgenommen werden sollen. Natürlich sind Umfang, Größe und Platzierung einer Unterstützung von der Körperorganisation des Patienten, von den Bedingungen und der Absicht des Unterstützungsprozesses abhängig. Eine den Patienten gewährte Unterstützung kann sich allerdings oftmals mehr zu einem Hindernis als zu einer Hilfe entwickeln. Kissen zwischen oder unter die Beine oder gegen die Rück- oder Vorderseite des Körpers zu stopfen, bewirkt rein optisch den Anschein von Bequemlichkeit und Unterstützung. Die wohltuende Wirkung einer solchen Hilfe ist jedoch recht kurzlebig, wenn sie übertrieben wird und der Beweglichkeit des Patienten keine Rechnung trägt. Damit eine Unterstützung sinnvoll ist, muss sie spezifisch sein. Gefaltete oder zusammengerollte Handtücher in einer Weise zu platzie-

ren, die eine möglichst gleichmäßige Verteilung des Gewichtes ermöglicht, lindert Schmerzen und unterstützt die Bewegungsfähigkeit; dies stellt oft schon eine spezifische Hilfsmaßnahme dar, da sie dem Patienten eine bessere Bewegungskontrolle beim Halten einer Position erleichtert. Eine solche Unterstützung verringert die Reibung, verstärkt die Zirkulation und reduziert so das Dekubitusrisiko.
Patienten verbringen viel Zeit im Liegen auf dem Rücken und im Sitzen. Über diese formalen Positionen hinaus liegen Patienten gerne auch auf der Seite. Auf diese Position wird später in diesem Kapitel noch gesondert eingegangen.

Rückenlage

Wenn Patienten auf dem Rücken liegen, kann jedes Körperteil sein Gewicht direkt an die Unterfläche abgeben. Um dieses Ziel umzusetzen, muss man den Zustand einer neutralen Spannung zwischen den Massen erreichen. Eine **neutrale Spannung** ist dann gegeben, wenn jede Körpermasse leicht alleine oder auch im Zusammenspiel mit den anderen Massen bewegt werden kann. Die Herstellung einer solchen Bedingung kann einen kreativen Problemlösungsprozess beinhalten, beispielsweise die Veränderung der Beziehungen der Massen zueinander und/oder die Veränderung der Oberfläche des Bettes, um den Muskelspannungen des Patienten besser zu entsprechen. Eine sorgfältige Untersuchung aller Begleitumstände ist bei jedem Patienten immer aufs Neue erforderlich.
Jeder Körper funktioniert als Spannungssystem. Eine Einwirkung auf einen beliebigen Bereich wird die Spannung des Ganzen verändern. Wir versuchen im Allgemeinen, solchen meist verspannten Körperpartien eine direkte Unterstützung zuteil werden zu lassen, die nicht bequem hingelegt werden können. Wir tun das gleiche für jene Körperbereiche, die zu hart gegen eine Fläche drücken, und für Körperteile, die schmerzen. Leider führt dies in vielen Fällen sogar zur Verschlechterung der Situation.

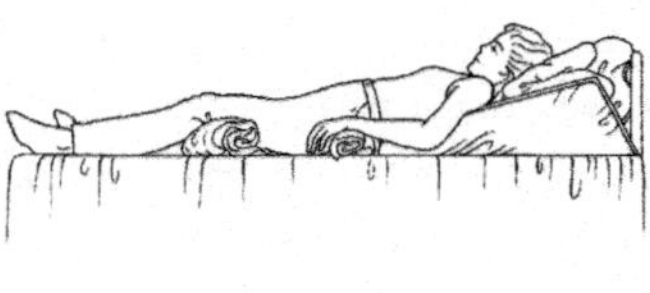

Abb. 4.12 Um die Position der Rückenlage besser zu halten, wird die Patientin durch zusammengerollte Handtücher im Rückenbereich und unter den Knien unterstützt.

Viel hilfreicher ist dagegen eine leichte Beugung oder Dehnung der unterstützenden Massen in der Nachbarschaft der verspannten Bereiche, um die Spannung des gesamten Körpers zu verändern und dem Patienten die Möglichkeit zu schaffen, sein Gewicht an das Bett abzugeben.
Oft werden dekubitusgefährdete Patienten mit dicken Kissen unter den Knien und/ oder den Waden und/oder den Fersen unterstützt. Dort sind die weichen Beugemuskeln lokalisiert. Das Gewicht läuft in Richtung „Innenseite“ oder zur Vorderseite der Beine. Dies funktioniert aber nur kurz. Die Unterstützung in diesen Bereichen schränkt die Bewegung nämlich ein und verlagert das Gewicht von den Beinen zu einem bestimmten Punkt am Becken, mit der Folge, dass diese Stelle mit der Zeit sogar wund werden kann. Eine Unterstützung, die der spiraligen Muskelorganisation der Rückseite der Beine folgt, verteilt das Gewicht eher über die gesamte Rückseite des Beines auf das Bett. Dann bleiben die Vorderseiten der Muskeln frei, jene Anpassungen vorzunehmen, die erforderlich sind, um eine gewisse Zeit in einer solchen Position zu bleiben. Sie sind auch dafür frei, um all die Aktivitäten auszuführen, welche Patienten in der Rückenlage bewältigen müssen.

Bauchlage

Die formale Position der Bauchlage mit Unterstützung der Ellbogen gibt das Gewicht über die Rückseite der Extremitäten an die Unterlage weiter. Auf diese Weise bleibt der Brustkorb frei zum Atmen. Patienten liegen normalerweise nicht lange in dieser Position, sie liegen eher auf dem Rücken. In der Bauchlage ist das Atmen schwieriger, weil ein Großteil der Vorderseite des Brustkorbs zur Unterstützung genötigt wird. Die Position muss also verändert werden, um „atmungsfreundlicher“ zu sein. Um ähnliche Bedingungen wie bei der formalen Position zu schaffen, muss man das Gewicht des Brustkorbs über die Arme, Beine und/oder den Kopf ableiten. Dies kann durch verschiedene Formen und Richtungen der Unterstützung unter dem Sternum oder diagonal über den Brustkorb erfolgen. Oder man erreicht es durch eine Abstützung mit Hilfe der Extremitäten. Führt man die Arme über den Kopf oder die Schultern, streckt sie neben

Abb. 4.13
Bauchlage.

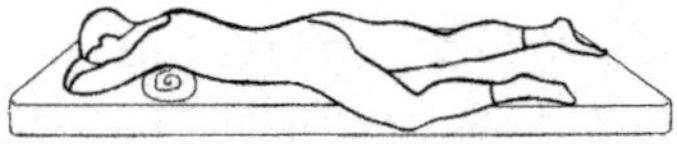

dem Becken aus oder organisiert sie so, dass einer nach oben und einer nach unten gelagert wird, verändert dies die Gewichtsverteilung des gesamten Körpers. Das gleiche gilt für Veränderungen der Position der Beine. Nach jedem Stellungswechsel muss darauf geachtet werden, welche Wirkung die neue Position auf die Atmung und die Bewegungsfähigkeit des Patienten hat.

Seitenlage

Wir besitzen keine wirkliche „Seite“, die durch anatomische Charakteristika als solche gekennzeichnet werden könnte. Wir haben eine Vorder- und eine Rückseite. Wenn wir uns auf halbem Wege zwischen diesen beiden formalen „Referenzpunkten“ befinden, können wir sagen, wir liegen auf der Seite. Um dort verharren zu können, müssen wir unser Gewicht über die Rückseiten einiger Massen unseres Körpers organisieren. Hierzu stehen uns die Rückseiten der Arme und Beine sowie von Kopf, Brustkorb und/oder Becken zur Verfügung, je nachdem, welche gerade Kontakt mit der Unterstützungsfläche haben. Wenn wir sowohl Arme als auch Beine beugen und auf die Unterlage drükken, bringen wir unseren Körper in die Form eines offenen „Musters“, die unsere Lage unterstützen kann. Ein wenig nach vorn zu rollen, bringt unsere Vorderseite in diese Musterstruktur und verlagert unser Gewicht auf die Extremitäten. Etwas nach hinten zu rollen, lässt einen Teil unseres Gewichts auf die Rückseiten von Brustkorb und Becken fließen. Das restliche Gewicht wird über die Rückseiten der Arme, Beine und/oder des Kopfes getragen. Wie in allen anderen Positionen bedeutet auch hier das Halten einer Position, die Körperteile so zu organisieren, dass zwischen ihnen eine neutrale Spannung besteht, damit sie Anpassungsbewegungen vornehmen können.

Abb. 4.14
Seitenlage mit angezogenen Knien.

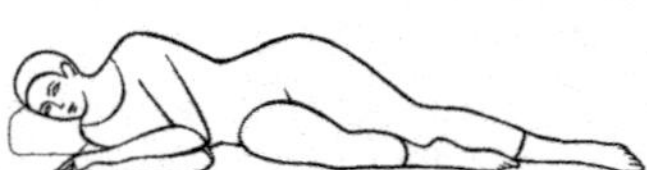

Abb. 4.15
Seitenlage mit gestreckten Knien.

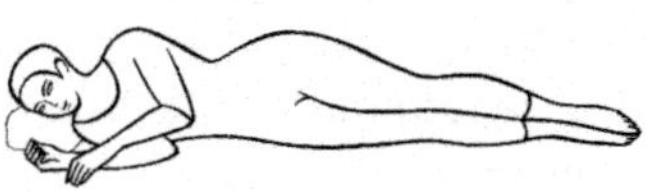

Sitzen

Sehr viele Aktivitäten, die Patienten ausführen, erfolgen im Sitzen. Doch häufig ist Sitzen eine Position, die für sie am schwierigsten zu halten ist. Nach einer langen Phase des Liegens oder Halbsitzens in weichen Betten verfügen die Patienten häufig nicht mehr über den Muskeltonus, die Kraft oder die Fähigkeit, ihre Körperteile eine gewisse Zeit in dieser Position auszubalancieren. Sind die Gewichte von Kopf und Brustkorb über den Sitzknochen nicht ausbalanciert, wird der Patient umkippen, entweder nach vorn oder zur Seite. Das Gewicht wird punktuell auf den Rücken oder auf eine Seite des Beckens verlagert, statt sich auf die Sitzknochen zu verteilen. Dies führt oft zu Druckgeschwüren. Innerhalb kurzer Zeit werden viele Funktionen beschwerlich, z.B. Atmen, Ausscheiden, Umherschauen oder Sprechen. Je deutlicher ein Mensch eine Sitzposition einnimmt, desto größere Bewegungsfreiheit verfügen die Muskeln für mögliche andere Aktivitäten.

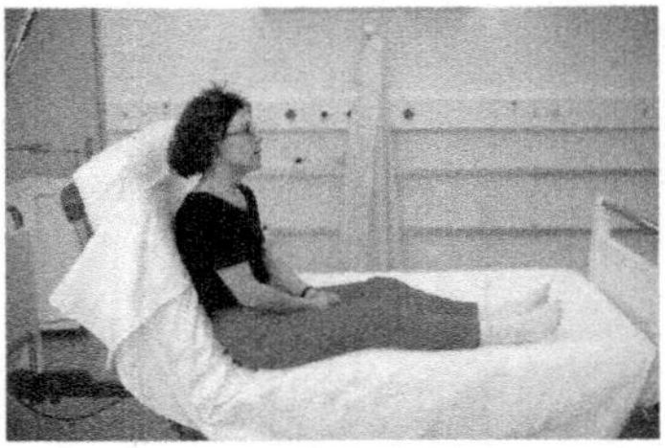

Abb. 4.16 Eine aufrechte Sitzposition ermöglicht Bewegungsfreiheit.

Der Patient benötigt möglicherweise eine Unterstützung in Form einer festen Unterlage zum darauf Sitzen, einer Stütze auf dem Boden oder unter den Füßen, gegen die er mit den Fußsohlen drücken kann, und eines Tisches oder einer Armlehne, auf denen er seine Arme/Hände kontrollieren kann. Diese Kontaktpunkte und ihre veränderlichen Relationen zueinander erlauben dem Patienten, in einer sitzenden Position ein stabiles Gleichgewicht aufrechtzuerhalten. Umgebungsbedingungen, die sich für einen Patienten hinderlich auswirken, sind ein zu weicher, zu harter, zu hoher oder zu niedriger Stuhl, bei dem das Gewicht nicht über das Becken gestapelt werden kann. Ähnliche Bedingungen können auf der Arm- und Fußebene zu den gleichen Problemen führen. Je besser das Gewicht verteilt wird, desto einfacher ist es für den Patienten, in dieser Position zu verharren.

Stehen

So befremdlich es im ersten Moment klingen mag, aber das Stehen auf einem Bein ist tatsächlich einfacher als mit gleichmäßiger Gewichtsverteilung auf beiden Beinen. Das Stehen auf beiden Beinen schränkt unsere Anpassungsfähigkeiten ein. Wenn man Patienten beim Hinstellen hilft, werden sie von den Pflegenden oft in einem Zweibeinstand gehalten, da sie um deren Sicherheit besorgt sind. Ängstliche Patienten werden eher hinfallen, wenn die Beteiligten so eng beieinander stehen, dass keine seitlichen Anpassungen mehr vorgenommen werden können. Häufig werden Patienten auch in den Zwischenräume festgehalten (Taille oder Schultergürtel), um zu verhindern, dass sie wanken; dies führt ebenso zu den oben genannten Auswirkungen. Eine bewusste Kontaktaufnahme und die Sicherstellung, dass sich alle Massen in Beziehung zueinander ungehindert bewegen können und der Patient das Gewicht in alle Richtungen verlagern kann, erleichtern das Stehen.

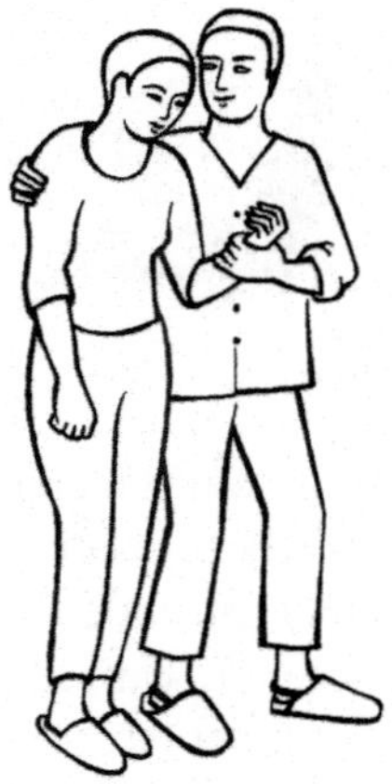

Abb. 4.17 (links) Pflegeperson, die beim Führen eines Patienten zu nahe bei ihm steht.

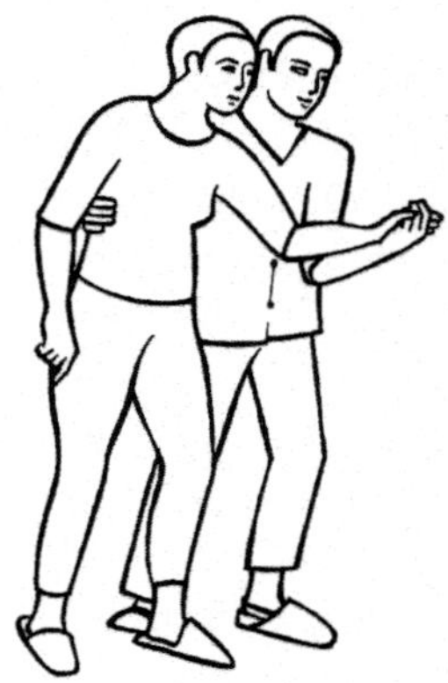

Abb. 4.18 (rechts) Pflegeperson, die sich beim Führen im richtigen Abstand zum Patienten befindet.

Bewegungseinschränkende Positionen

Überlegen Sie, unter welchen Bedingungen es schwierig oder anstrengend ist, sich zu bewegen. Es ist beispielsweise anstrengender, sich im Wasser als auf festem Boden aktiv zu bewegen. Es ist auch anstrengender, sich auf einem Wasserbett als auf einem Bett mit normalen Matratzen zu bewegen. Und es ist viel anstrengender, sich auf einer weichen Couch, einem gepolsterten Lehnsessel, einer alten, kaputten Matratze oder auf einer Anti-Dekubitusmatratze zu bewegen oder von ihnen aufzustehen. Was diese Gegenstände alle gemeinsam haben, ist die Tatsache, dass sie weich sind. Eine weiche Fläche bietet uns nicht den Widerstand, den wir benötigen, um eine Bewegung problemlos zu organisieren. Letztendlich sinken wir regelrecht darin ein. Wir werden sogar unser inneres kinästhetisches Gefühl verlieren, wenn wir zu lange auf einer sehr weichen Fläche liegen. Wir werden innerlich einschlafen. Ohne innere Stimulation wird dies so enden, dass wir auch tatsächlich viel Zeit schlafend verbringen.

Aus all diesen Gründen ist das Liegen auf einer sehr weichen Fläche über lange Zeit nicht sinnvoll, wenn man einem Menschen helfen möchte, sich selbst wahrzunehmen und angemessene Bewegungsfähigkeiten zu entwickeln. Die Wirkung der „Weichheit" kann dann effektiv genutzt werden, wenn Bewegungen in einem oder mehreren Körperbereichen bewusst eingeschränkt werden sollen. Überlegen Sie, wie man dies erreichen kann, dabei den anderen gesunden Bereichen jedoch die Möglichkeit belässt, notwendige Bewegungsanpassungen vorzunehmen. Eine Methode zur Stabilisierung von Körperteilen besteht in der Unterstützung der Zwischenräume zu beiden Seiten einer Masse, die stabilisiert werden soll. Eine Unterstützung des Halses kann demzufolge die Bewegung des Kopfes einschränken. Stabilisiert man die Taille und den Hals, wird die Bewegungsfähigkeit des Brustkorbs begrenzt. Eine Unterstützung des Taillen- und Hüftbereichs kann die Bewegung des Beckens verringern etc. Die Stabilisierung muss weich genug sein, um sämtliche Bewegungen „aufzusaugen", und so umfassend, dass die Massen zu beiden Seiten der Stabilisierung bequem gelagert sind. Ein ähnlicher Effekt kann erreicht werden, indem man eine sehr weiche Unterstützung direkt unter die Masse (Körperteil) platziert, die stabilisiert werden soll.

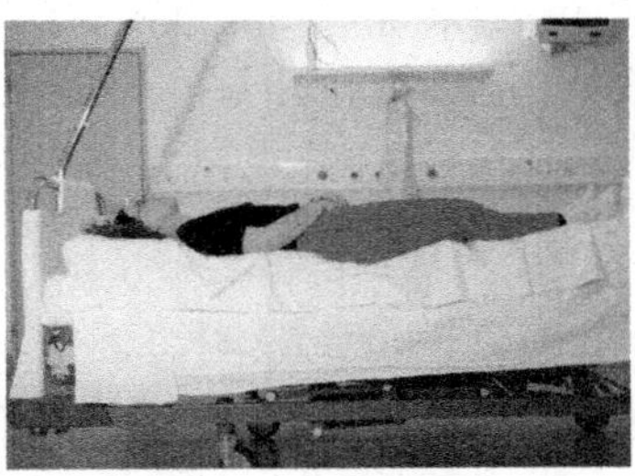

Abb. 4.19
Eine zu weiche Matratze beeinträchtigt die eigene Körperwahrnehmung.

Positionen und professionelle Pflege

Viele professionell Pflegende führen die meisten ihrer Interaktionen mit Patienten im **Zweibein-Stand** aus. Diese Position kann zur Unterstützung von parallelen Bewegungsmustern angemessen sein. Wenn Sie sich jedoch spiralig bewegen möchten, ist sie nicht effektiv. Erinnern Sie sich daran, dass das Gewicht Ihres Körpers gleichmäßig auf beide Seiten verteilt wird, wenn Sie auf beiden Beinen stehen. Dies erschwert die Bewegung eines einzelnen Beines sehr. Begrenzte Anpassungen sind mit dem Oberkörper nach vorn und nach hinten möglich, doch es bestehen nur geringe Bewegungsmöglichkeiten zur Seite oder nach unten über die Beine. Spiralige Bewegungen sind nahezu unmöglich. Im Zweibein-Stand befindet sich die Pflegeperson außerdem über dem Patienten. Während der Interaktionen versucht der Patient dann meist, sich zu ihr hochzurecken. Dies führt sein Gewicht von der Unterstützungsfläche weg nach oben. Raten Sie einmal, wer das Gewicht tragen wird?! Andere Positionen sind effektiver, um sowohl dem Patienten als auch den Pflegenden mehr Bewegungskontrolle zu ermöglichen.

Effektive Positionen hängen von der auszuführenden Aktivität ab. Eine Position, die sich bei der Unterstützung eines Patienten beim Essen als zweckmäßig bewährt hat, unterscheidet sich erheblich von einer Position, welche die Fortbewegung erleichtert. Die Auswahl einer Position wird jedoch sowohl für den Patienten als auch für die Pflegeperson nicht nur von der auszuführenden Aktivität beeinflusst. Ihre individuelle Größe, Gewicht, Körperproportionen, Bewegungsressourcen und -einschränkungen werden Einfluss darauf nehmen, welche Position als am besten geeignet ausgewählt wird.

Im Folgenden werden alle Positionen betrachtet, die für die jeweils dargestellte Funktion genutzt werden können. An dieser Stelle möchten wir einige grundsätzliche Überlegungen über die Einnahme von helfenden Positionen anstellen. Wenn Sie Positionen, Kontakte und Bewegung nutzen möchten, um einer anderen Person zu helfen, bedenken Sie, dass:

- Sie nur solche Positionen bei der Interaktion mit dem Patienten einnehmen, in denen Sie Ihre Bewegungen so einsetzen können, dass Sie ihm eine bessere Bewegungskontrolle gewähren,

- parallele Kontakte mit der Hand und symmetrische Fußpositionen parallele Bewegungsmuster unterstützen; man kann sich durch Beugen und Strecken in der Umgebung und wie ein Zylinder drehen, außerdem vorwärts und rückwärts sowie auf und nieder bewegen,
- asymmetrische Handkontakte, Fußbewegungen und Positionen spiralige Bewegungsmuster unterstützen; man kann sich so mit vollständiger Bewegungskontrolle in alle Richtungen bewegen.

Leider gibt es keine allgemeingültigen Rezepte für die Ausführung von effektiven Positionen. Jede Person ist so komplex und einzigartig, dass ein „Rezept" speziell für jeden einzelnen und darüber hinaus für jede auszuführende Aktivität zusammengestellt werden muss. Die kinästhetischen Konzepte können genutzt werden, um jede Position so anzupassen, dass sie den individuellen Bedürfnissen und Fähigkeiten der Patienten und/oder der Pflegenden entspricht. Die Konzepte sollen Ihre Aufmerksamkeit speziell darauf richten, wie die zur Unterstützung der Selbstkontrolle geeigneten Positionen organisiert werden können. Mit der Zeit lernen Sie, bestimmte Muster bei Menschen und sich wiederholende Strukturen zu erkennen. Diese sind jedoch niemals völlig identisch. Frühere Lösungen für vergleichbare Strukturen werden Ihnen allerdings eine Grundlage bieten, von der aus Sie Ihre Arbeit mit neuen Patienten beginnen können.

4.3.2 Kinästhetische Analyse

Analysieren Sie bei der Organisation konkreter Positionen für Ihre Patienten folgende kinästhetischen Konzepte:

Sinne

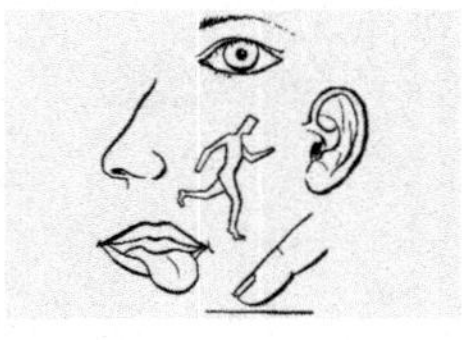

Nutzen Sie Berührung, Bewegung, visuelle und verbale Hinweise für die exakte Bestimmung der Gewichtsverteilung und nehmen Sie Positionsveränderungen unter Berücksichtigung dieser Hinweise vor.

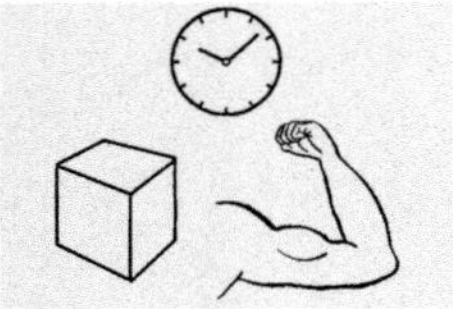

Bewegungselemente

Schaffen Sie die Bedingungen, die nur eine minimale Anstrengung zur Anpassung einer Position erforderlich machen.

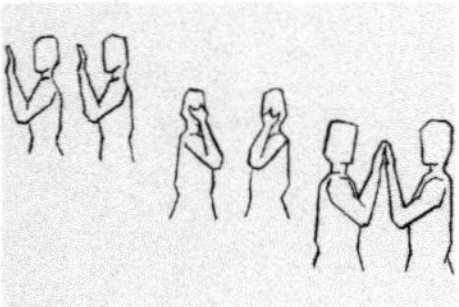

Interaktionsformen

Ein schrittweiser oder gleichzeitig-gemeinsamer Austausch kann den Patienten helfen, die für sie am besten geeignete Position zu finden. Schrittweise Interaktionen helfen ihnen, in jeder Position das Konzept der Gewichtsorganisation zu verstehen.

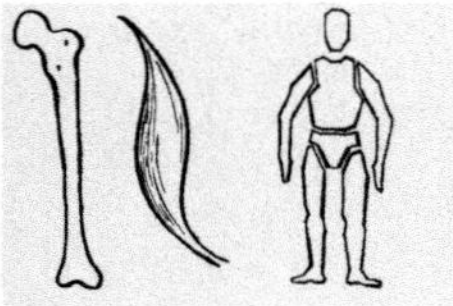

Massen und Zwischenräume

Positionen werden durch die Organisation der Massen in Relation zueinander definiert. Die Zwischenräume müssen für Anpassungen frei sein.

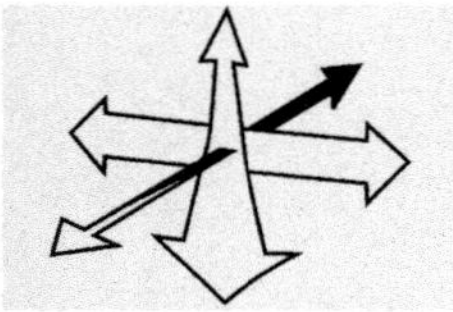

Orientierung

Organisieren Sie das Gewicht in jeder Position über die Rückseite des Körpers, so dass die Vorderseite zum Agieren frei bleibt.

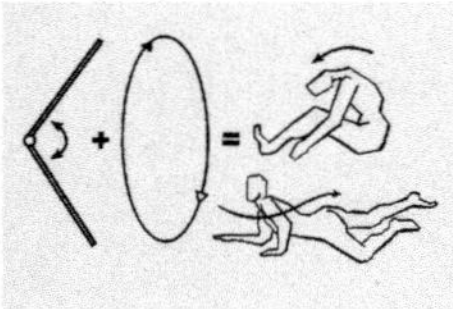

Menschliche Bewegung

Organisieren Sie das Gewicht über die Haltungsaspekte (Ebene für Bewegungen in eine Richtung, wo sich die Knochen nahe der Körperoberfläche befinden) und lassen Sie die Transportbereiche zwischen und innerhalb der Massen für Bewegungen in alle Richtungen frei.

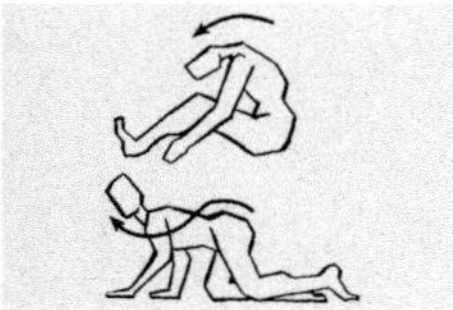

Parallele und spiralige Bewegungsmuster

Parallele Bewegungsmuster werden in jeder Position unterstützt, in der das Gewicht auf beiden Seiten des Körpers ruht. Spiralige Bewegungen werden gefördert, wenn das Gewicht mehr auf eine Seite verlagert wird.

Anstrengung

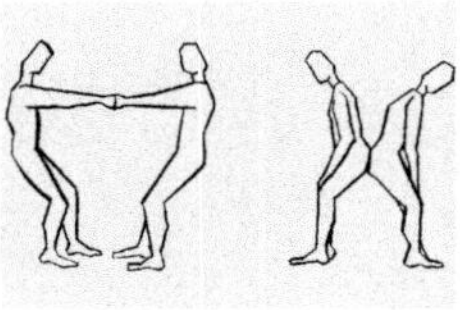

Minimale Anstrengungen sowohl von drückenden als auch von ziehenden Bewegungen sollten zur Anpassung der Positionen genutzt werden. Schätzen Sie ein, welche Positionen der Patient selbst verändern kann.

Menschliche Funktionen

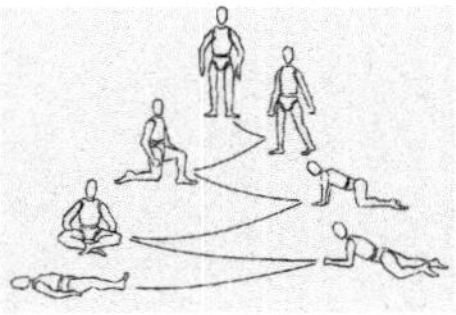

Eine Position muss möglichst mühelos gehalten werden können, um eine Tätigkeit sicher ausführen zu können. Wenn ein Patient Schwierigkeiten mit einer komplexen Funktion hat, z.B. Essen, Sprechen oder Gehen, impliziert dies, dass Sie einschätzen müssen, ob die einfache Funktion (Position) für die jeweilige Aktivität geeignet und realisierbar ist.

Umgebungsgestaltung

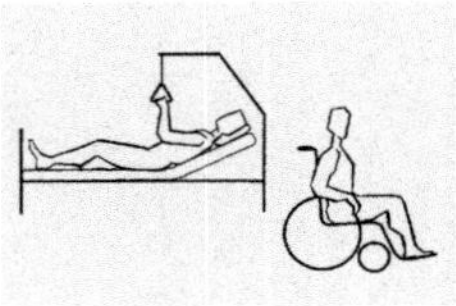

Organisieren Sie die Umgebung der Patienten so, dass sie ihnen und den Aktivitäten optimal angepasst ist.

4.3.3 Mechanismen des Positionswechsels in spiraligen Bewegungen

Der **Wechsel von einer Position in eine andere** erfolgt am einfachsten durch **spiralige Bewegungen.** Die sieben Grundpositionen können ähnlich einer zickzackförmigen, spiraligen Trittleiter dargestellt werden, mit deren Hilfe alte, junge, behinderte, kranke oder verletzte Personen beim Versuch des Positionswechsels, z.B. vom Liegen auf dem Boden zum Sitzen auf einem Stuhl oder bis zum Stehen, profitieren können. Der Vorteil, sich in solchen Zickzack-Mustern in den aufrechten Stand aufzurichten, besteht darin, dass das Gewicht immer nur auf einer Körperseite ruht und auf mehrere Massen verteilt wird. Es läuft durch die Knochenstruktur und folgt den spiraligen Muskelstrukturen in den Extremitäten. Hierdurch wird es möglich, dass man jederzeit anhalten und ausruhen oder die Richtung verändern kann. Somit können sich Personen mit eingeschränkter Bewegungsfähigkeit und/oder wenig Kraft in jeder Situation selbst von einer Position in eine andere oder vom Boden in eine stehende Position bewegen.

Wie der folgende Text gelesen werden sollte

Es ist viel einfacher, die folgenden Instruktionen zu praktizieren als sie nur zu lesen. Aus diesem Grunde sollten Sie eine Person bitten, Ihnen die Anleitungen aus diesem Buch vorzulesen, während Sie sie ausführen. Oder nehmen Sie sich zumindest die Zeit, nach jeder Beschreibung eines Bewegungsablaufs die entsprechende Aktivität erst vollständig durchzuführen, bevor Sie die nächste Anweisung lesen.

Von der Rücken- zur Bauchlage

Der gesamte Prozess einer Bewegung von der **Rücken- zur Bauchlage mit Ellbogenstütz** (☞ Abb. 4.20–4.22) besteht darin, jede einzelne Körpermasse nacheinander zu **drehen** und zu **strecken**, angefangen mit dem Kopf, gefolgt vom Brustkorb und den Armen, und abschließend dem Becken und den Beinen. Beim Strecken und Drehen wird jeweils eine Seite des Körpers zur Drehachse und die andere bewegt sich um diese Achse im Raum herum. Die Bewegungsabfolge führt dazu, dass das Gewicht über die Rückseite der Massen stets nach unten zu jener Seite des Körpers bewegt wird, zu der man sich hindreht. Die andere Seite des Körpers trägt jetzt weniger Gewicht. Wenn Sie an das Ende der Bewegungsressourcen aller Massen gestoßen sind, haben Sie sich herumgedreht. In der Endposition ist das Bein der Achsenseite vollständig gestreckt und trägt das Hauptgewicht. Das andere Bein, das sich am Ende des Drehradius be-

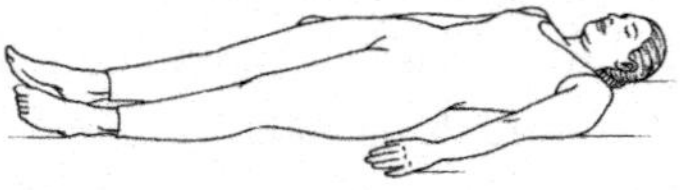

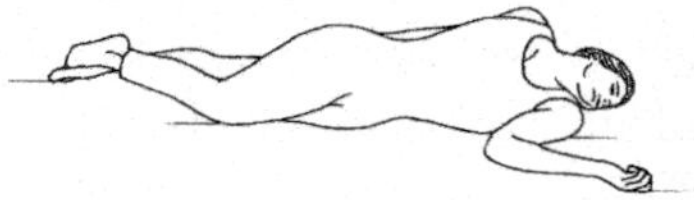

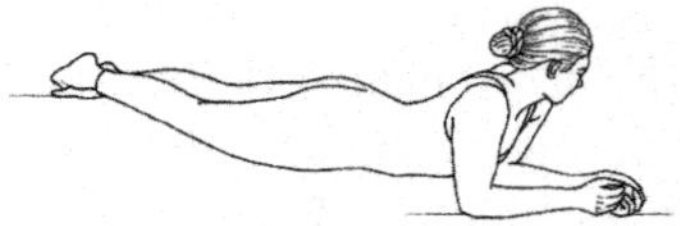

Abb. 4.20 Ausgangsposition Rückenlage.
Abb. 4.21 (rechts oben) Um die Bauchlage zu erreichen, werden die einzelnen Körpermassen nacheinander gedreht und gestreckt.
Abb. 4.22 (rechts unten) Die Position der Bauchlage mit Ellbogenstütz ist erreicht.

findet, ist gebeugt und verhindert, dass Sie sich weiterdrehen. Es trägt weniger Gewicht. Die Streckung und Drehung von Kopf und Brust bewegt diese Massen vom Boden weg, wobei sie vom oberen Teil des Armes gestützt werden, der sich auf der drehenden Seite des Körpers befindet und mehr Gewicht trägt. Das Gewicht ist nicht mehr symmetrisch verteilt.
Die Kombination von gleichzeitigem Strecken und Drehen führt dazu, dass sich beide Seiten des Körpers bewegen. Dies bedeutet, dass die Achsenseite fast immer zur Rückseite weist im Gegensatz zu äußeren Seite, die sich nach vorne bewegt.

Ins Sitzen oder zurück in die Rückenlage

Um sich aus der Bauchlage zum **Sitzen** zu bewegen oder wieder auf den **Rücken** zu drehen, kehrt man die eingeschlagene Richtung um. Dies hält das Gewicht auf der gleichen Seite des Körpers. Die Umkehrung der Richtung erfolgt durch Drehen jeder Masse nacheinander, wodurch diese nach vorne gekippt werden. Hieraus ergibt sich eine spiralige Bewegung, welche die Person in den Schneidersitz oder wieder zum Liegen auf dem Rücken bringt.

Zurück zur Rückenlage

Beginnen Sie, die Masse des Beckens zu beugen und zu drehen, und fahren Sie weiter nach oben in Richtung Brustkorb fort, stützen Sie sich dabei zuerst mit einem Arm und dann mit dem Kopf ab. Die Drehung verändert die Orientierung der Massen und die Beugung führt dazu, dass das Gewicht nach oben transportiert wird. Diese Kombination führt jede der Massen zum Ausgangspunkt in die Rückenlage zurück.

Zum Sitzen

Beginnen Sie die kombinierte Drehung und Beugung vom Kopf aus, gefolgt vom Brustkorb, den Armen, dem Becken und schließlich den Beinen. Diese Abfolge führt zum Sitzen mit gekreuzten Beinen **(Schneidersitz).** Achten Sie darauf, dass das Bein, das im Schneidersitz Ihrem Rumpf näher ist, mehr Gewicht als das andere trägt. Das andere Bein verhindert das weitere Drehen und weist in Richtung der nächsten Position.

Abb. 4.23
Positionswechsel zum Sitzen.

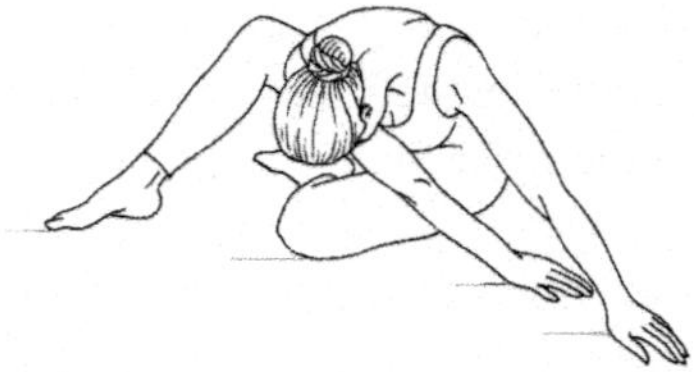

Abb. 4.24
Position „Sitzen" ist erreicht.

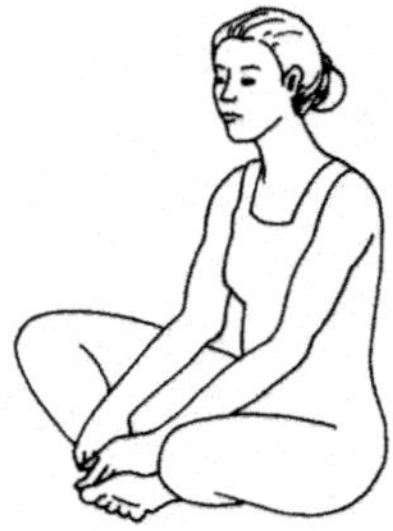

Zurück zur Rückenlage oder zum Vierfüßlerstand

Wenn Sie sich zurück auf den Rücken drehen oder sich zum **Vierfüßlerstand** aufrichten wollen, verläuft das Bewegungsmuster aus der Sitzposition heraus genau umgekehrt zu jenem, bei dem die Bewegung aus der Rückenlage in die andere Richtung erfolgt ist. Die Massen werden gleichzeitig nach hinten gestreckt, wenn sie in eine andere Richtung gedreht werden. Um zu einer niedrigeren Position zurückzukehren, beginnen Sie den Bewegungsablauf von einer tieferen Masse aus, z.B. den Beinen. Um sich aufzurichten, müssen Sie mit einer höheren Masse beginnen, z.B. mit dem Brustkorb.

Zum Vierfüßlerstand

Achten Sie darauf, dass das Drehen und Strecken vom Sitzen zum **Vierfüßlerstand** dazu führt, dass etwas mehr Gewicht auf das Knie des drehenden Beins verlagert wird. Das andere Bein wird etwas höher als das unterstützende Bein aufgestellt, da es der schrittweisen Drehbewegung gefolgt ist. Achten Sie darauf, dass das Hauptgewicht vorwiegend auf den Beinen und nicht auf den Händen ruht. Wie wir schon festgestellt haben, geben die Arme, wenn die Vorderseiten der Hände auf dem Boden aufliegen, das Körpergewicht in dieser Position auf die Beine nach unten ab.

Abb. 4.25
Vierfüßlerstand.

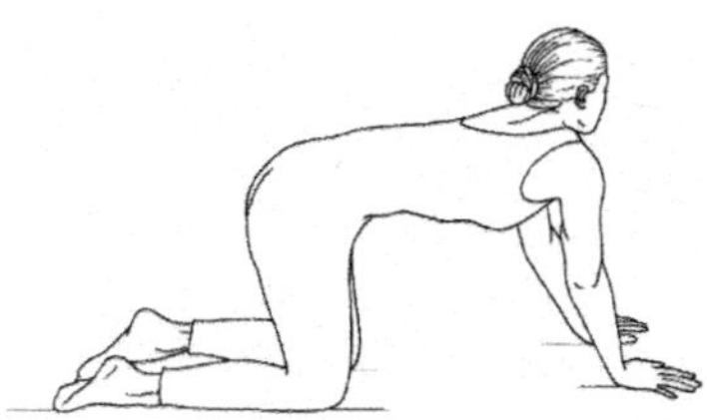

Zum Einbein-Kniestand

Der Wechsel aus dem Vierfüßlerstand zur nächst niedrigeren oder höheren Position erfolgt ähnlich dem Bewegungsablauf aus der Rückenlage heraus. Die Massen werden gleichzeitig mit der Drehbewegung gestreckt. Um nach unten zu gelangen, beginnen Sie mit der Streckung und Drehung in den Beinen und gehen weiter zu den höheren Massen. Möchten Sie eine höhere Position einnehmen, beginnen Sie die Dreh- und Streckbewegung mit der Kopfmasse und setzen sie weiter nach unten fort. Wenn sich das Gewicht von Kopf, Brustkorb, Armen und Becken über dem unterstützenden Bein befindet, wird der Prozess umgekehrt und der Oberkörper in dieser Position aufgerichtet. Achten Sie darauf, dass das Gewicht des restlichen Körpers nun auf dem knienden Bein ruht, mit der einzigen Ausnahme, dass das aufgestellte Bein einen Großteil des eigenen Gewichts auf den Boden abgibt. Dies ist sehr wichtig, wenn das Gewicht auf die anderen Massen verlagert werden soll, damit man auf dem unterstützenden Bein stehen bleiben kann.

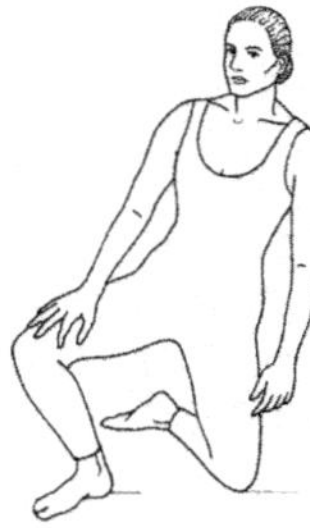

Abb. 4.26 Einbein-Kniestand.

Zum Einbeinstand

Man kommt auf einem Bein zu stehen, indem das Gewicht vom unterstützenden Knie auf den Fuß des gleichen Beines verlagert wird. Dies erfolgt durch Drehung jeder Masse nacheinander in Richtung des gewichttragenden Beines. Gleichzeitig streckt sich die drehende Masse, wodurch ihr Gewicht nach unten auf den Boden unter dem stehenden Bein abgegeben wird.

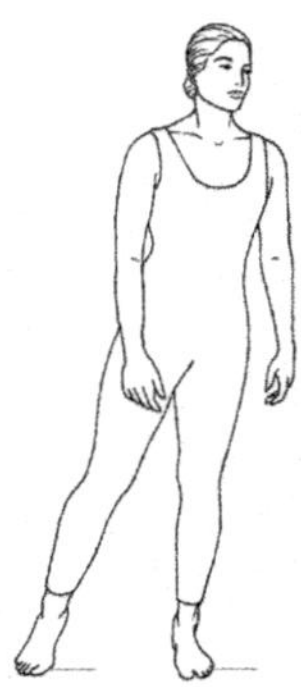

Abb. 4.27 Einbeinstand.

Zum Zweibeinstand

Die letzte Position in der Abfolge der Grundpositionen wird durch eine leichte Drehung und Streckung der Massen erreicht, wobei das Gewicht gleichmäßig auf beide Beine verteilt wird.

Vielleicht haben Sie Schwierigkeiten, die hier beschriebenen Positionsveränderungen selbst exakt nachzuvollziehen. Jeder Mensch, auch Sie, hat gelernt, seine eigenen Massen in Positionen zu halten, die einzigartig und individuell sind. Erwarten Sie nicht und bestehen Sie auch nicht darauf, dass Patienten, denen Sie helfen möchten, die formale Reihenfolge absolut korrekt ausführen können. Wir möchten hier lediglich einen Standard beschreiben, an dem Sie sich orientieren können, um eigene Positionen anzupassen oder Patienten bei den entsprechenden Versuchen zu helfen. Man kann weder von Ihnen noch von Ihren Patienten erwarten, Experten für alle menschlichen Bewegungsfunktionen zu sein. Wenn Sie jedoch wissen, dass hierfür eine Struktur vorliegt, an der Sie sich orientieren können, erweitert dies Ihre pflegerische Kompetenz. Wir werden an anderer Stelle dieses Kapitels noch weitere Aktivitäten vorschlagen, deren formale Beschreibung menschlicher Positionen die entsprechende Umsetzung Ihrer Kompetenzen zur Unterstützung Ihrer Patienten weiter vertiefen wird.

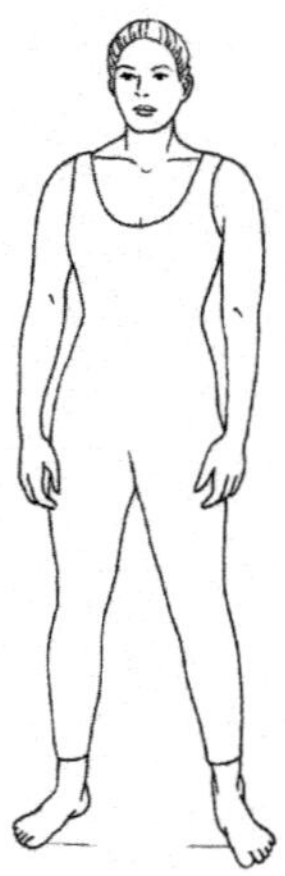

Abb. 4.28 Zweibeinstand.

4.3.4 Positionswechsel durch parallele Bewegungsmuster

Die meisten Menschen setzen bei der Bewegung vom Liegen auf dem Rücken zum Sitzen oder zum Knien auf Händen und Knien und schließlich zum Zweibein-Stand direkte Bewegungen, vorwiegend Beuge- und Streckbewegungen, ein. Diese folgen **parallelen Bewegungsmustern,** was schwierig ist und einer großen

Anstrengung bedarf. Beide Seiten des Körpers müssen Gewicht tragen und sich bewegen. Dadurch kämpfen wir an mehreren Stellen gegen das eigene Gewicht an. Wenn wir uns vom Liegen auf dem Rücken ins Sitzen bewegen, wird der Kopf nach vorne bewegt. Sein Gewicht läuft über den Brustkorb zum Boden. Um uns zu bewegen, müssen wir das Gewicht von Kopf und Brustkorb zum Becken weiterleiten. Doch hier trägt der Brustkorb das Gewicht und kann sich nicht frei bewegen. Schließlich führen wir mit unseren Bauchmuskeln eine enorme Anstrengung aus, um uns zum Sitzen aufzurichten. Aufzustehen wird auf diese Weise extrem schwierig. Dabei muss man herausfinden, wie das Gewicht über die Beine, die sich dann meist in einem gebeugten Zustand befinden, nach unten geleitet wird. Mit einem Fuß auf dem Boden stehend drücken wir unser Gewicht nach hinten (zur Rückseite). Und so mündet dies in eine große Anstrengung, das eigene Gewicht nach oben zu bewegen. Fast müssen wir auf unsere Beine springen.

Solche Bewegungsmuster sind vielleicht ein gutes Fitnesstraining für gesunde Menschen, doch für kranke Menschen verhängnisvoll. Wenn sie diesen Mustern folgen, können sie nicht anhalten, bis sie die abschließende Position erreicht haben. Folglich sind sie, bis sie an ihrer Zielposition endlich ankommen, dann häufig zu erschöpft, um noch irgendeine andere Aktivität ausführen zu können.

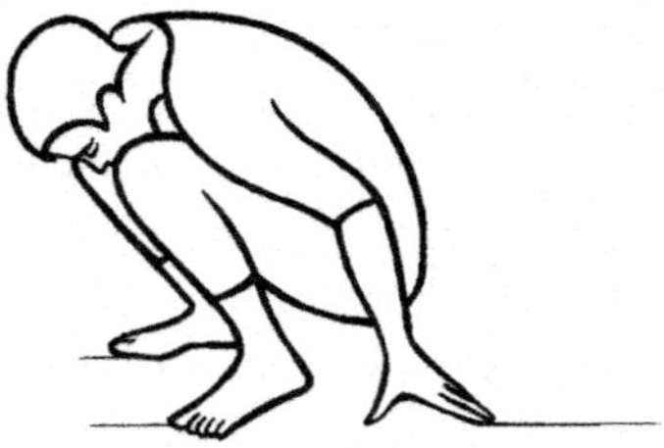

Abb. 4.29 Aufstehen mittels Parallelbewegungen bedarf einer großen Anstrengung.

4.3.5 Überlegungen für die Pflege

Gewichtstransfer

Unabhängig davon, ob die Muster, die zu aufwärts oder abwärts gerichteten Bewegungen in der Umgebung genutzt werden, spiralig oder parallel sind, bleibt der Aspekt des **Gewichtstransfers** immer gleich:

- Wenn sich der Körper in eine höhere Position bewegt, wird die Gewichtsunterstützung im Körper geringer und die Position instabiler.
- Wenn sich der Körper in eine niedrigere Position bewegt, dann werden mehr Körperteile zur Unterstützung benutzt und die Position wird stabiler.

Anpassung der spiraligen Bewegungsmuster beim Positionswechsel

Sie haben vielleicht festgestellt, dass die **spiralige Bewegungsabfolge durch die Grundpositionen** hindurch dazu führt, dass das Gewicht der Massen vom Liegen bis zum Stehen stets auf die gleiche Körperseite konzentriert bleibt. Hieraus ergibt sich, dass jemand, der aus einem beliebigen Grund irgendeinen Bereich einer Körperseite nicht nutzen kann, seine Körpermasse trotzdem bewegen kann, indem er das Bewegungsmuster auf der anderen Seite von Anfang bis zum Ende nachvollzieht. Patienten mit Amputationen oder einer Hemiplegie können Sie auf diese Weise helfen, ihr Gewicht so zu organisieren, dass es unabhängig von ihren Beschwerden in eine andere Position verlagert werden kann.

Veränderungen des Bewegungsradius

Spiralbewegungen wie Drehen sind die einfachsten Bewegungsmuster für den menschlichen Körper, um sich von einer Position in eine andere zu begeben. Erinnern Sie sich daran, dass Beugung und Streckung das Körpergewicht nach unten oder nach oben transferieren (Parallelbewegungen). Die Drehung bewegt es seitlich um die Körperachse herum. Sie müssen ein Spannungsmuster schaffen, welches spiralige Bewegungen im Körper fördert, gleichzeitig aber auch das Gewicht auf mehrere unterstützende Massen verteilt. Sie müssen jedoch nicht immer eine vollständige Spirale ausführen, um bestimmte Bewegungsressourcen nutzen zu können. Die Qualität und die Richtung einer Bewegung sind weitaus wichtiger als ihr Radius.

Veränderung des Bewegungsmusters

Die Spiralbewegungen beschreiben die effektivste Anstrengung und das wirksamste Bewegungsmuster für den „perfekten" Körper. Den hat in der Realität natürlich keiner von uns. Deshalb muss man die abstrakte Theorie dem Körper der jeweiligen Person anpassen, die sich bewegen möchte. Das Einsetzen von Beugung und Drehung oder Streckung und Drehung zum Wechsel von einer Position in eine andere hängt von den Ressourcen der Person ab, die eine Bewegung plant.

Veränderung der Positionsreihenfolge – Überspringen von Positionen

Um vom Boden aufzustehen, bietet der Bewegungsverlauf durch alle **sieben Grundpositionen** hindurch eine Struktur für die stabile Organisation des Gewichts. Der Richtungswechsel von einer Position in die nächste verhindert, dass die Personen ihr Gleichgewicht verlieren, und verringert außerdem die Gefahr für Schwindelgefühle. Unter diesen Voraussetzungen ist es möglich, eine stabile Grundhaltung und das Gleichgewicht zu wahren, wenn man mit Hilfe von spiraligen Bewegungen einige der Positionen überspringen möchte.

Wenn man sich in eine vertikale Position bewegen möchte, ist es möglich und sinnvoll, sich dadurch eine Stabilität zu verschaffen, indem man die Extremitäten verwendet, um alle Variationsmöglichkeiten des Vierfüßlerstandes einzusetzen. Analysieren Sie die folgenden Bilder, um zu überlegen, wie Sie stabile Positionen des Vierfüßlerstandes herstellen können.

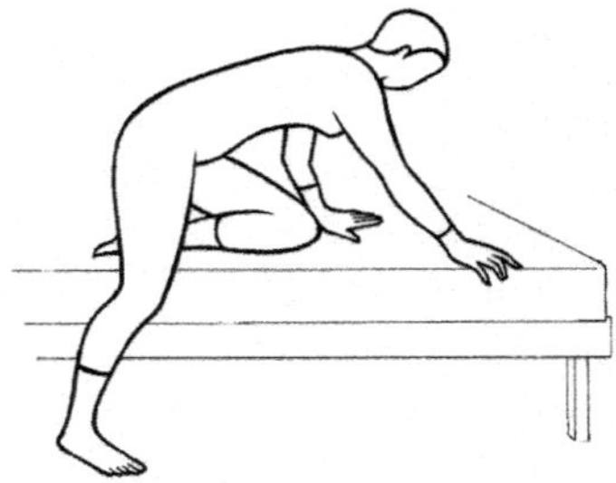

Abb. 4.30
Mit den Händen und Knien auf ein Bett krabbeln.

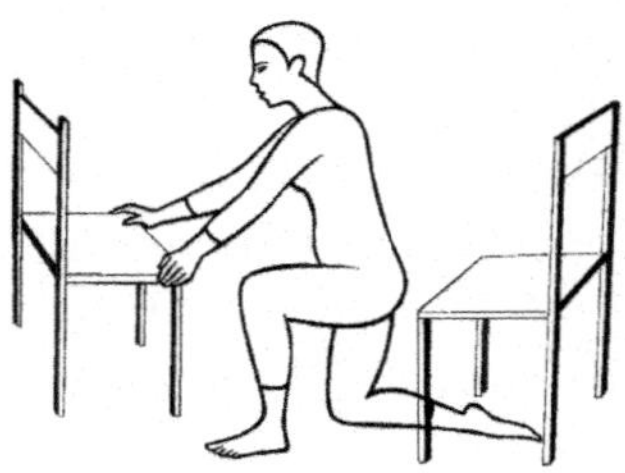

Abb. 4.31
Bewegen vom Einbein-Kniestand zum Sitzen auf einen Stuhl.

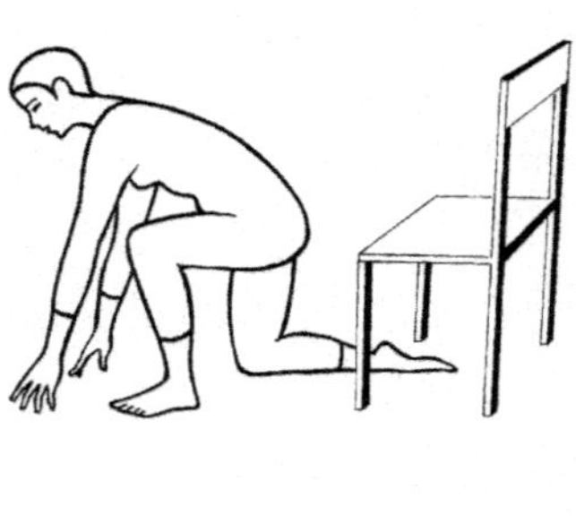

Abb. 4.32
Bewegen vom Einbein-Kniestand auf den Stuhl mit Hilfe der Hände und des Knies, indem man sich auf dem Boden abstützt.

Abb. 4.33 (links) Person bewegt sich mit Unterstützung aus der liegenden Position zum Sitzen.

Abb. 4.34 (rechts) Person bewegt sich mit Unterstützung aus dem Vierfüßlerstand in den Einbein-Kniestand bis zum Stehen.

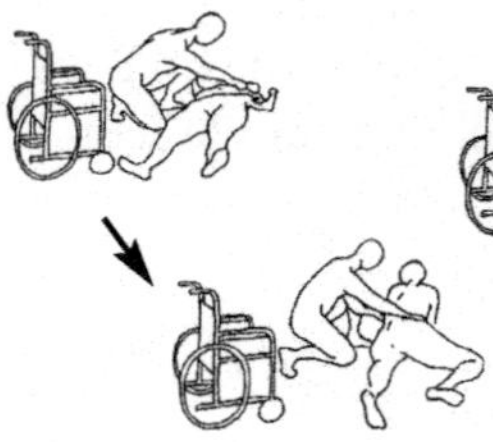

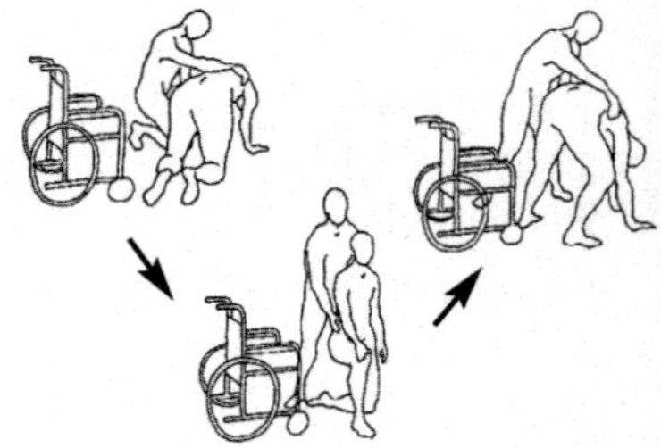

4.3.6 Kinästhetische Analyse

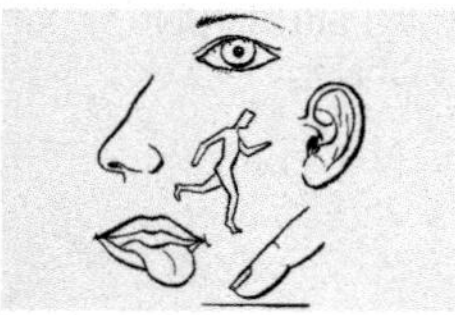

Sinne

Der **kinästhetische Sinn** oder **Bewegungssinn** und der **Berührungssinn** sind die am besten geeigneten sensorischen Systeme, um die Empfindungen wahrzunehmen, die durch das Halten oder Verändern einer Position entstehen. Positionen zu halten oder zu verändern, löst oft Verwirrung aus. Probieren Sie selbst einmal, mit geschlossenen Augen eine Position einzunehmen. Achten Sie darauf, wie sich ein Patient dabei verhält, damit Sie ihm gegebenenfalls durch einen Handgriff helfen können.

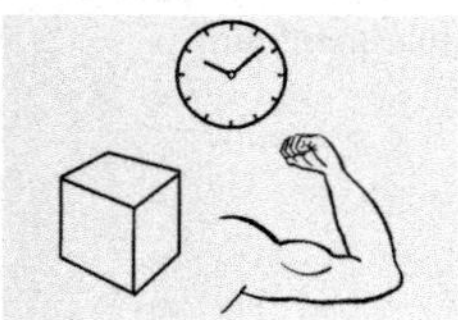

Bewegungselemente

Experimentieren Sie mit der Veränderung von Bewegungsrichtungen. Variieren Sie die Anstrengung in verschiedenen Körperteilen oder verlangsamen Sie einen Positionswechsel.

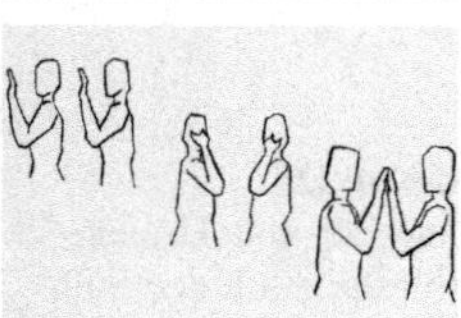

Interaktionsformen

Führen Sie eine gleichzeitig-gemeinsame Bewegung während eines Positionswechsels durch. Oder bestimmen Sie im Dialog, was im Einzelnen erforderlich ist, um leichter in einer unbequemen Position bleiben zu können.

Funktionale Anatomie

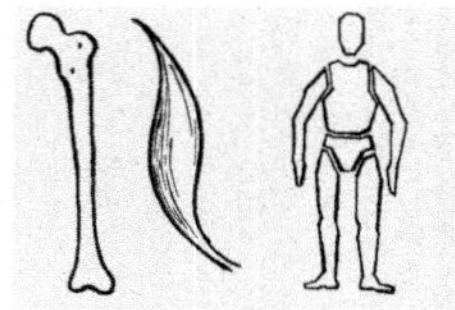

Wenn Sie einem Menschen bei einer Positionsfunktion helfen, achten Sie immer bewusst darauf, wie jede Masse ihr Gewicht auf den Boden abgibt.

Menschliche Bewegung

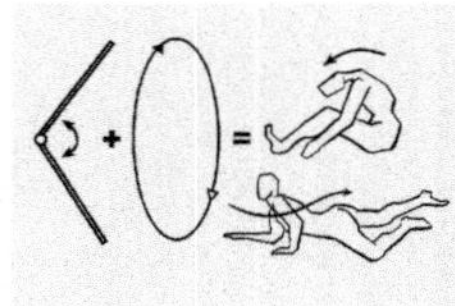

Benötigt der Patient Hilfe, um eine Haltungsfunktion für eine bestimmte Position auszuführen (beugen oder strecken) oder wenn er eine Transportbewegung (drehen) durchführt?

Anstrengung

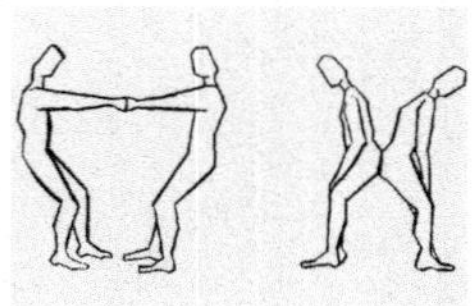

Versuchen Sie, drückende und ziehende Bewegungen in verschiedenen Kombinationen gemeinsam mit dem Patienten auszuführen, um die exakt erforderliche Anstrengung zum Halten oder Verändern einer Position herauszufinden.

Menschliche Funktionen

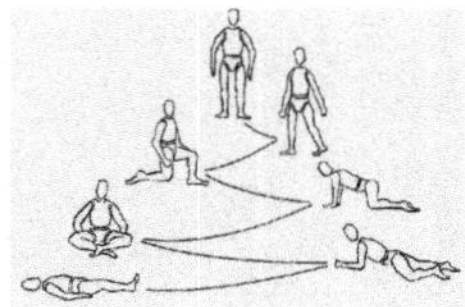

Wenn es schwierig ist, einen Positionswechsel zur nächst höheren oder niedrigeren Ebene vorzunehmen, ist es dann einfacher, einzelne Positionen zu überspringen? Kann man beispielsweise einem Patienten helfen, direkt von der Rückenlage in eine Sitzposition zu gelangen?

Umgebungsgestaltung

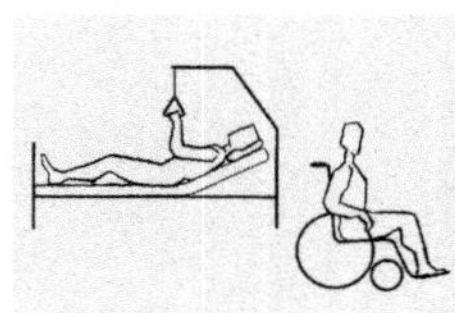

Schaffen Sie die äußeren Bedingungen, welche das Halten einer Position erleichtern können. In der Rückenlage beispielsweise wird durch Unterstützung des Sternums die Belastung von den Armen genommen. Die Bewegung vom Einbein-Kniestand zum Stehen erfolgt leichter mit Hilfe eines Stuhls oder einer Pflegeperson, an der man sich festhalten kann.

4.3.7 Lernaktivitäten

Studie 1

Sich in eine Position zu bewegen, eine Position einzunehmen oder zu halten, sind Aktivitäten, bei deren Ausführung Pflegende den Patienten kontinuierlich helfen. Dazu ist es nützlich, sich darüber im Klaren zu sein, was **Position** eigentlich bedeutet.

Nehmen Sie sich die Zeit, dies für sich selbst zu definieren. Welches sind die kognitiven und physikalischen Charakteristika einer Position?

Studie 2

Nehmen Sie jede einzelne der formalen sieben Grundpositionen ein und achten Sie dabei in jeder Position auf eine bequeme Haltung. Vergleichen Sie die Anpassungsbewegungen in einer formalen Grundposition oder individuellen Position, die Sie mit jeder Ihrer Massen ausführen können.

Studie 3

Vergleichen Sie, wie Sie selbst und wie andere auf der Seite liegen. Analysieren Sie, wie dies am bequemsten möglich ist und die Atmung dabei am leichtesten erfolgen kann.

Studie 4

Analysieren Sie eine 30°- und 45°-Lagerung in Bezug auf die Gewichtsorganisation und den Aufwand an Bewegungsanpassungen, um die entsprechende Position jeweils zu halten. Spüren Sie die Auswirkungen der Organisation Ihrer Körperteile in dieser Position auf einer normalen Krankenhausbettmatratze und anschließend auf einer Antidekubitusmatratze.

Studie 5

Beobachten und beschreiben Sie die Dekubitussituationen; zum einen solche, in denen Positionsanpassungen möglich sind, und zum anderen jene, in denen dies unmöglich ist.

Studie 6

Praktizieren Sie mit einem Interaktionspartner Positionswechsel:

- Verfolgen Sie mit geschlossenen Augen mit Ihren Händen, wie sich Ihr Partner von einer Position in eine andere bewegt. Nehmen Sie zuerst Kontakt mit einer und dann mit den anderen Massen auf, um die Fähigkeit zu entwickeln, die spezifische Richtung einer Bewegung verstehen zu können, die erforderlich ist, um zu der neuen Position zu gelangen.

- Führen Sie Ihren Partner beim Positionswechsel, während Sie die Augen schließen.
- Wechseln Sie spielerisch die Positionen in einem Kreis von mehreren Personen.

Helfen Sie Ihrem Partner beim Positionswechsel vom Boden auf einen Stuhl oder in ein Bett. Schränken Sie dabei Ihre eigene Bewegungsfähigkeit ein, indem Sie z.B. nur ein Bein oder nur einen Arm benutzen.

Studie 7

Bewegen Sie sich mit Ihrem Partner zwischen dem Boden und einem Stuhl oder Bett, indem Sie Bedingungen simulieren, die Sie beide behindern, und probieren Sie dabei verschiedene Positionsvarianten aus.

4.4 Komplexe Funktionen: Fortbewegung

Wir haben im letzten Abschnitt bereits das Thema Fortbewegung angeschnitten, als wir den Positionswechsel formal beschrieben haben. Die **menschliche Fortbewegung** ist ein Bewegungsprozess von einem Ort zu einem anderen durch die Veränderung einer Position. Die Veränderung besteht darin, dass unterschiedliche Körpermassen ihr Gewicht abwechselnd auf eine Unterstützungsfläche abgeben. Auf diese Weise gelangen wir an eine neue Stelle. Wenn wir gesund sind, bewegen wir uns von einem Ort zu einem anderen, ohne viel darüber nachzudenken. Kranke, behinderte oder verletzte Menschen benötigen jedoch oftmals eine kompetente Hilfe, um all jene Funktionen der Fortbewegung ausführen zu können, welche für ihr Überleben und ihre Genesung wesentlich sind.

Menschen können sich in jeder denkbaren Position bewegen. Die augenscheinlichste Fortbewegung findet wohl statt, wenn wir zuerst stehen und dann zu gehen oder zu laufen beginnen. Weniger offensichtlich ist die Fortbewegung bei einem Positionswechsel auf einem Stuhl oder in einem Bett. Für manche kann es sogar eine schwierige Vorstellung sein, die Bewegung von einem Stuhl in ein Bett als Fortbewegung zu interpretieren. Wenn die anatomischen und mechanischen Charakteristika der

Fortbewegung jedoch verstanden sind, wird es sehr viel einleuchtender sein, die Funktionen der Fortbewegung zu erkennen und anderen bei ihrer Ausführung zu helfen.

4.4.1 Anatomie und Fortbewegung

Die Anordnung der **Massen und Zwischenräume** des Körpers ermöglicht uns, das Gewicht einer Masse relativ mühelos auf eine andere zu verlagern. Selbst wenn der Zwischenraum zwischen zwei Massen aufgrund einer Muskelspannung steif gehalten wird, erlaubt die physikalische Beziehung zwischen den stabilen Massen und den weniger stabilen Zwischenräumen, dass das Gewicht einer Masse auf eine andere abgegeben werden kann, indem der Zwischenraumbereich einfach übersprungen wird. In diesem Fall ist jedoch der auf die Gewichtsverlagerung folgende Schritt aufgrund muskulärer Begrenzungen räumlich eingeschränkt. Dies bedeutet, dass die **Fortbewegung** nur noch in kleineren Schritten stattfinden kann.
Im Prinzip kann jede Masse des Körpers genutzt werden, um Gewicht von anderen Massen während verschiedener Stadien der Fortbewegung zu transportieren. In der Praxis funktioniert dies mit den Massen der Extremitäten und des Beckens am einfachsten. Die Massen der Beine sind dafür natürlich optimal. Sie sind lang und man kann mit ihnen je nach Bedarf kleine oder große Schritte ausführen.

4.4.2 Springen und Gehen

Wir kennen nur zwei grundlegende Formen der Fortbewegung. Bei der einen wird das Körpergewicht im freien Raum transferiert, ohne von einer Unterstützungsfläche getragen zu werden. Eine solche Bewegung des Gewichts ist ballistischer Art. Zu Beginn wird eine große Kraft auf das Gewicht ausgeübt, damit es die Wirkung der Schwerkraft überwinden kann. Für eine kurze Zeit (ein Bruchteil einer Sekunde) ist das Körpergewicht frei und die Bewegung erfordert keine neue Anstrengung. Dann beginnt das Gewicht wieder zu Boden zu sinken. *Isaac Newton* erklärte, dass ein fallendes Gewicht seine Geschwindigkeit jede Sekunde

verdoppelt. Dies bedeutet, dass eine große Anstrengung nötig ist, um das fallende Gewicht wieder zu bremsen und sicher an den gewünschten Zielpunkt zu befördern.
Dies können wir wunderbar beim Ballett nachvollziehen, wenn die Ballerina durch die Luft schwebt und sich scheinbar der Schwerkraft widersetzt. Diese Art der Fortbewegung erfordert eine enorme Anstrengung. Sie ist auch für die Gelenke und Muskeln sehr belastend. In Wahrheit kann auf unserer Erde niemand auch nur eine Sekunde in der Luft bleiben.

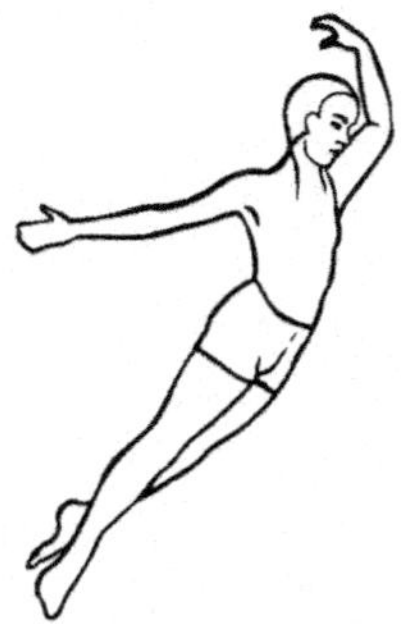

Abb. 4.35
Balletttänzer.

Selbst der legendäre Star des Russischen Balletts von Monte Carlo, *Najinski,* konnte nicht länger als andere Menschen in der Luft verweilen. Er schaffte es jedoch, diesen Eindruck zu vermitteln, indem er den Zeitpunkt des Einatmens exakt mit dem höchsten Punkt seiner **Sprünge** abstimmte. Wenn er am höchsten Punkt eines Sprunges einatmete, schien die Bewegung seiner Rippen ihn noch höher zu tragen. Doch dies war nur eine optische Täuschung. Normalerweise erfolgt die Einatmung während der maximalen Anstrengung für einen Sprung, nämlich zu Anfang, wenn die Knie gebeugt sind und anschließend die Oberschenkel nach oben abgestoßen werden.
Bei der anderen Fortbewegungsart bleibt das Gewicht auf dem Boden, während es fließend von einer Körpermasse auf eine andere übertragen wird. Diese Bewegung nennen wir **Gehen.** Dazu ist keine massive Anstrengung erforderlich und es gibt keine zunehmenden Gewichte, die kontrolliert werden müssen. Noch wichtiger ist die Tatsache, dass die Muskeln und Gelenke, aber auch vorhandene Verletzungen und Wunden nicht belastet oder gefährdet werden.

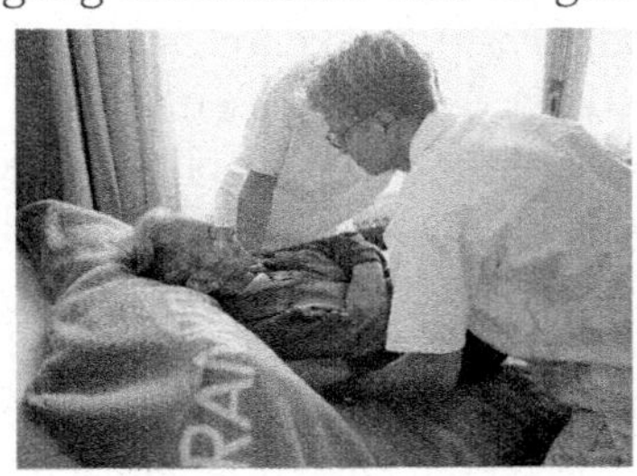

Abb. 4.36
Zwei Pflegende unterstützen einen Patienten beim Bewegen im Bett.

4.4.3 Heben und Tragen von Patienten

Menschen können aus eigenen Kräften nicht fliegen. Sie neigen trotzdem dazu, es immer wieder zu versuchen. Das geschieht auch, wenn wir Patienten heben. Diese Anstrengung ist eine springende Aktivität, bei welcher der Gewichtstransfer in der Luft erfolgt. Dieser Vorgang ist jedoch keine effektive Hilfe, sondern ein sicherer Weg, Patienten und sich selbst zu verletzen. Außerdem wird verhindert, dass der Patient die Funktion der „gehenden“ Fortbewegung durch Gewichtsverlagerung von einer Stelle zu einer anderen überhaupt spüren kann. Dies entzieht ihm die Lernerfahrung, die benötigt wird, um eigene effektive Bewegungsmuster zu entwickeln. Und schließlich hindert es den Patienten daran, seine Muskeln und andere Ressourcen einzusetzen, welche jene internen Funktionen aktivieren, die die Betroffenen wiedererlangen möchten, um zu genesen und wieder gesund zu werden.
Für Sie als Pflegeperson ist es erforderlich, dass Sie den Prozess der „gehenden“ Fortbewegung verstehen. Dies ist die Funktion, die Sie selbst bei Ihrer Bewegung am häufigsten einsetzen. Wenn Sie die Fähigkeit entwickeln, das Gewicht von Patienten oder von schweren Gegenständen in Ihrer Umgebung mit Hilfe des „Gehens“ zu bewegen, werden Sie Schädigungen Ihres Körpers durch unnötiges Heben und Tragen vermeiden. Darüber hinaus ist das Gehen jene Fortbewegungsform, von der die Patienten am meisten profitieren können, wenn sie lernen, ihre Gesundheit und ihr Wohlbefinden wieder neu zu entwickeln.

4.4.4 Mechanismen der „gehenden“ Fortbewegung

Ein Positionswechsel mit Hilfe der „gehenden“ Fortbewegung erfolgt in drei Phasen. In der ersten Phase wird das Gewicht einer Masse auf eine oder mehrere andere Massen übertragen. In der zweiten Phase bewegt sich die frei gewordene Masse auf einen neuen Platz. Und in der dritten Phase wird abschließend das Gewicht wieder zurück auf die neu positionierte Masse verlagert, so dass die Körpermassen wieder im Gleichgewicht sind. Jede dieser Phasen ist einfach. Wenn jedoch eine davon ausge-

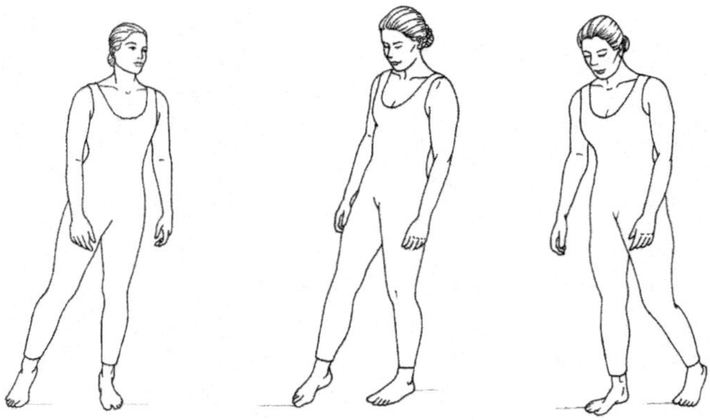

Abb. 4.37
Die „gehende Fortbewegung" wird ermöglicht, indem das Körpergewicht zuerst auf ein Bein verlagert wird, dann macht das entlastete Bein einen Schritt vorwärts, worauf das Körpergewicht erneut verlagert wird. Dieses Bewegungsprinzip wird auf kinästhetische Bewegungsformen übertragen.

lassen wird oder eine falsche Reihenfolge erfolgt, wird die Fortbewegungsfunktion der Bewegung an einen neuen Ort fehlschlagen.

Wenn Sie versuchen, eine Masse, auf der Gewicht liegt, zu bewegen, wird dies nicht möglich sein, ohne dass die benachbarten Massen auch angehoben werden. Wenn Sie mit einer entlasteten Masse einen Schritt unternehmen, doch dann das Gewicht nicht auf diese neue Stelle verlagern, bevor sie den nächsten Schritt mit einer anderen Masse beginnen, wird diese sehr wahrscheinlich auf die Ausgangsposition zurückfallen und nicht an eine neue Stelle gelangen (Gehen am Ort). Dies geschieht oft, wenn man Patienten beim Gehen im Sitzen oder Liegen hilft.

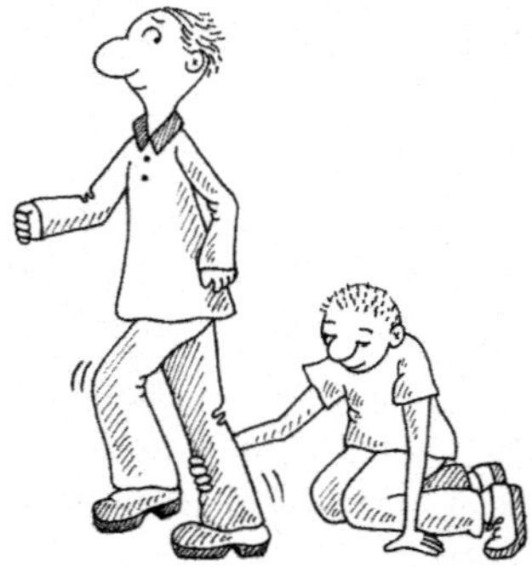

Abb. 4.38
Ohne Worte.

4.4.5 Überlegungen für die Pflege

Eine der häufigsten pflegerischen Aufgaben besteht darin, Patienten dabei zu unterstützen, sich in einem Bett oder auf einem Stuhl oder von einem Ort an einen anderen zu bewegen. Dies sind Funktionen der Fortbewegung. Bisher haben Sie immer die Ärmel hochgekrempelt und jede anfallende Arbeit durch

Drücken, Stoßen, Heben oder Werfen erledigt – je nachdem, was gerade erforderlich war. Manchmal bedurfte dies größerer Anstrengung und verursachte stärkere Schmerzen für Sie und den Patienten, als Sie eigentlich wollten. Aber Sie haben letztendlich Ihre Arbeit erledigt.

Wenn Sie verstanden haben, dass z.B. das Bewegen im Bett, zwischen Bett und Stuhl oder in und aus einer Badewanne heraus als **gehende Aktivität** ausgeführt werden kann, bei der der Gewichtstransfer unter ständigem Körperkontakt zum Boden erfolgt, müssen Sie keine Patienten mehr heben. Dies schützt Sie und den Patienten vor Verletzungen. Darüber hinaus belastet das Gehen die Haut weniger und führt dazu, dass die Patienten seltener eines Dekubitus entwickeln. Eine umfassende Beschreibung der Anwendung des kinästhetischen Konzepts, Patienten beim Gehen von einer Stelle zu einer anderen zu helfen, findet sich an anderer Stelle. Hier möchten wir nur das Verständnis dafür entwickeln, wie Fähigkeiten der Fortbewegung erlernt werden können. Dieses Verständnis kann zu Interaktionsgewohnheiten führen, die das Heben vermeiden und den Patienten gleichzeitig erlauben, die notwendigen Grundlagen für eine leichtere Ausführung ihrer Fortbewegungsaktivitäten zu entwickeln.

Überlegen Sie einmal, wie Kleinkinder ihre Fähigkeit zur Fortbewegung erlernen. Sie stehen nicht einfach eines Tages auf und gehen frei im Raum herum. Die meisten Kinder brauchen über ein Jahr, bis sie in allen Positionen gehen können und es schaffen, alle möglichen Aktivitäten durchzuführen. Anfangs liegen sie monatelang auf dem Rücken und rollen sich höchstens von einer Seite zur anderen. Schließlich landen sie unversehens auf dem Bauch, wo sie nach allen möglichen Dingen greifen. Bald danach bewegen sie sich in eine Sitzposition, von wo aus sie mit den Sitzknochen in Richtung Spielsachen, Essen, Tiere und Menschen gehen. Das Krabbeln auf dem Boden auf allen Vieren, ob mit gebeugten oder gestreckten Beinen, ermöglicht den Kindern weitere Fortbewegungsfähigkeiten und noch mehr Mobilität. Der Wechsel vom Krabbeln in eine vertikale Position mit den Füßen auf dem Boden und den Händen, die nach Gegenständen greifen, fügt der komplexen Koordination eine weitere Ebene hinzu, die für das Gehen ohne Hilfe im freien Raum erforderlich ist. Die Kinder werden mindestens ein weiteres Jahr brauchen, bis sie springen können.

Kinder entwickeln ihre Fähigkeiten zur gehenden Fortbewegung, indem sie andere menschliche Aktivitäten ausführen. Man hilft ihnen jahrelang beim An- und Ausziehen. Sie lernen, in die und aus der Badewanne zu „gehen" und Positionen in einer Wanne oder auf einem Wickeltisch zu verändern, um die Aktivitäten der Körperpflege zu erleichtern. Sie kombinieren das Gehen mit Positionen des Sitzens oder Kniens und dem Sprechen. Dadurch lernen sie, mehrere komplexe Funktionen zu koordinieren, z.B. Aktivitäten wie Atmen, Sprechen und Gehen gleichzeitig auszuführen.

Kranke oder behinderte Menschen sind mit ähnlichen Lernsituationen konfrontiert. Sie sollen beispielsweise zum ersten Mal wieder aus dem Bett aufstehen und herumgehen. Pflegende sind in einer solchen Situation besorgt, dass der Patient sich dabei vielleicht verletzen könnte. Man sollte jedoch eher darüber beunruhigt sein, dass er auf dieses Ereignis selten ausreichend vorbereitet ist. Patienten erhalten oft keinerlei Unterstützung, um in stabilere Positionen gehen zu lernen, während sie mehrere Aktivitäten gleichzeitig ausführen. Im Folgenden werden Vorschläge gemacht, wie man Patienten dabei helfen kann, viele ihrer menschlichen Funktionen auszuführen, lange bevor es ihnen wieder gut genug geht, um aus dem Bett aufzustehen. Wenn die Betroffenen gehende Fortbewegungen im Bett ausführen können, z.B. sich an- und ausziehen, dann ist das „Aus-dem-Bett-Gehen" in ihrem Genesungsprozess nur noch ein kleiner Schritt.

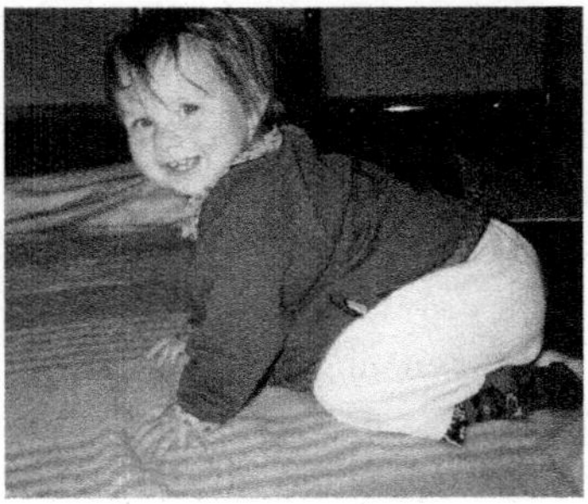

Abb. 4.39
Kind, das auf dem Boden herumtobt.

4.4.6 Kinästhetische Analyse

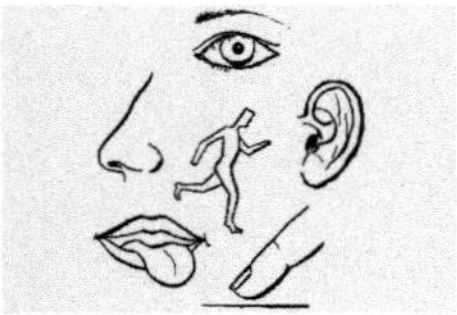

Sinne

Die taktilen und bewegungsbezogenen Sinne bieten sich am ehesten an, wenn es darum geht zu bestimmen, wie das Gewicht verteilt werden muss, und um andere Personen in den drei Phasen der Fortbewegung zu folgen und sie darin anzuleiten.

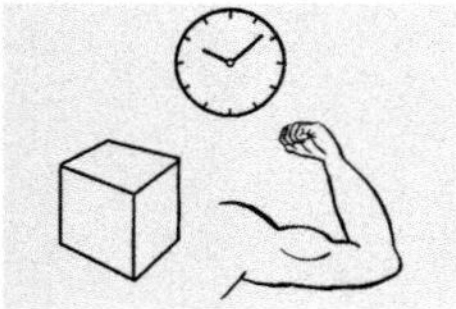

Bewegungselemente

Gehen Sie langsam und am Anfang in ganz kleinen Schritten vor. Vergewissern Sie sich, dass die Bewegung bezüglich Raum, Zeit und Anstrengung in einem für den Patienten geeigneten Rahmen gehalten wird.

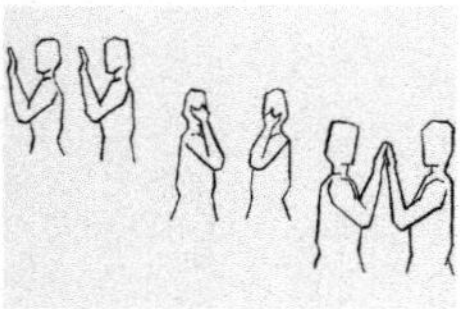

Interaktionsformen

Versuchen Sie, die für die jeweilige Situation am besten geeignete Form durch Experimentieren herauszufinden. Probieren Sie gleichzeitig-gemeinsame, schrittweise und einseitige Interaktionsformen, bevor Sie entscheiden, welche am besten funktionieren.

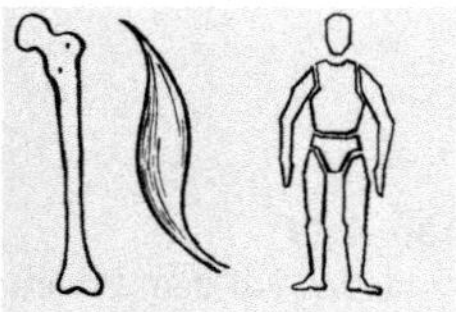

Funktionale Anatomie

Stellen Sie fest, welche Massen zur Verfügung stehen, um Gewicht zu tragen und zu transferieren.

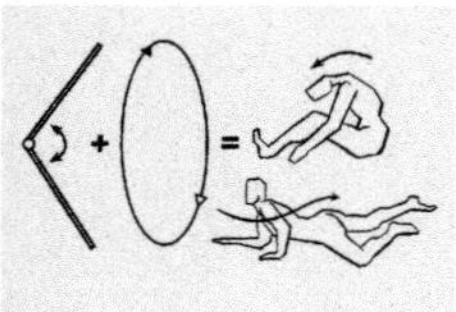

Menschliche Bewegung

Achten Sie darauf, an welcher Bewegungsform es offensichtlich mangelt und helfen Sie mit, indem Sie selbst diese Bewegung bei der Funktion übernehmen. Wenn ein Patient in seiner Bewegung steif und starr ist, kann man dies als Zeichen dafür nehmen, dass er zahlreiche Haltungsressourcen der Bewegung einsetzt. Sorgen Sie für drehende Transportbewegungen, die Sie in den Vorgang des Gehens integrieren können.

Anstrengung

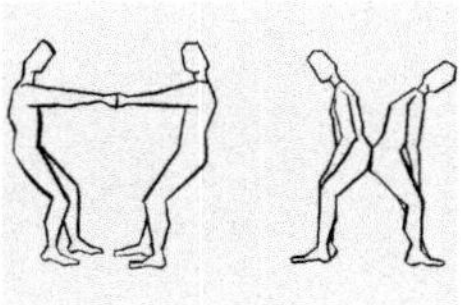

Experimentieren Sie während der Fortbewegung mit drückenden und ziehenden Bewegungen mit verschiedenen Massen, um festzustellen, ob dabei die Anstrengung deutlich wird, die für die Funktion benötigt wird. Beurteilen Sie das Ziehen und Drücken mit Hilfe von Stöcken, Krücken und anderen Gehhilfen, während Sie Funktionen der Fortbewegung ausführen. Ziehen und Drücken führt beim Sitzen in einem Rollstuhl zur Fortbewegung.

Menschliche Funktionen

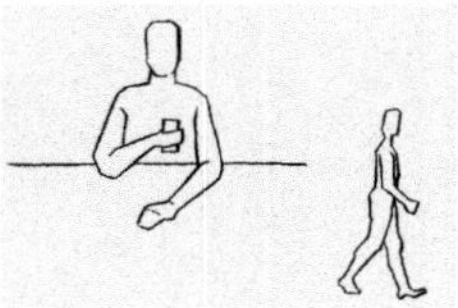

Fortbewegung ist eine komplexe Funktion. Währenddessen können natürlich noch andere komplexe Funktionen gleichzeitig stattfinden, z.B. Atmen und Sprechen. Um eine einzelne komplexe Funktion zu optimieren, versuchen Sie bei ihrer Ausführung immer neue komplexe Funktionen gleichzeitig zu bewältigen. Kehren Sie dann zu einer komplexen Funktion zurück, um festzustellen, ob sie sich verbessert hat.

Umgebungsgestaltung

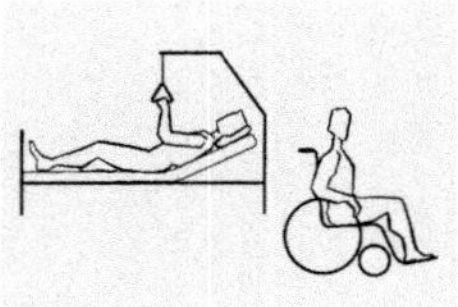

Ist der Boden glatt, voller Hindernisse, uneben oder in anderer Form hinderlich für die Fortbewegung? Kann die Oberfläche des Bettes oder Stuhls verändert werden, um die erwünschte Fortbewegung zu vereinfachen? Können Sie die Umgebung so gestalten, dass Sie sich an irgendwelchen Gegenständen abstützen können, um die Fortbewegung zu erleichtern? Kann Ihr eigener Körper als Umgebungsressource für die Fortbewegung Ihres Patienten genutzt werden?

4.4.7 Lernaktivitäten

Studie 1

Führen Sie mit einer Gruppe so viele Formen der Fortbewegung durch, wie Ihnen einfallen. Geben Sie ihnen Namen. Ordnen Sie sie in die Kategorien „Gehen“ und „Springen“ ein.

Studie 2

Beobachten und katalogisieren Sie, wie Sie Fortbewegungsprozesse zur Ausführung von menschlichen Funktionen einsetzen.

Studie 3

Erstellen Sie eine Liste der Fortbewegungsfunktionen, die Ihre Patienten ausüben. Lassen Sie die Liste an Ihrem Arbeitsplatz liegen, damit sie jederzeit ergänzt werden kann, wenn Ihnen neue Fortbewegungsfunktionen auffallen.

Studie 4

- Folgen Sie den Bewegungen eines Partners, während er verschiedene Grundpositionen ausprobiert.
- Vergleichen Sie das visuelle Folgen mit dem taktilen Folgen.
- Benennen Sie die drei Phasen der Fortbewegung, wenn sie auftreten.

Studie 5

Bewegen Sie einen Partner, indem Sie jede seiner Massen in jeder Grundposition „gehend" bewegen. Arbeiten Sie auf dem Boden, auf einem Bett und auf einem Stuhl.

Studie 6

Veranstalten Sie eine Art „Revue", indem Sie in einer größeren Gruppe gleichzeitig die verschiedenen Grundpositionen einnehmen.

Studie 7

Bewegen Sie Stühle und andere Objekte so, dass deren Gewicht auf der Unterstützungsfläche bleibt, ohne sie aber dabei zu schieben.

4.5 Körperpflege

4.5.1 Warum waschen wir uns?

Wenn wir krank oder verletzt sind, produziert unser Körper meist mehr Abfallprodukte. Unser Körpersystem muss mehr arbeiten, um mit dem internen Ungleichgewicht zurechtzukommen. Die Ausscheidungsprozesse, z.B. des Lymphsystems, werden während dieser Phase der verminderten körperlichen Bewegung zurückgefahren und langsamer. Andere Körpersysteme wie Haut, Lungen und Nieren werden mehr strapaziert, um die vermehrten Abfallprodukte zu entfernen, sie legen einen höheren Gang ein. Die Haut scheidet Abfallstoffe durch die Absonderung von Schweiß durch die Poren aus. Die Lungen und Nasennebenhöhlen entsorgen die Abfallprodukte durch Husten, tiefes Atmen und Niesen. Häufiges **Waschen** der gesamten Körperoberfläche entfernt die auf ihr angesammelten Abfallprodukte. Mund ausspülen und Zähne putzen säubern den Mund und die oberen Atemwege. Patienten benötigen oft Hilfe, um sich selbst effektiv sauber zu halten.

Ein warmes Bad oder auch eine kalte Dusche kann aus reinem Vergnügen oder zum Wohlbehagen erfolgen. Die Entspannung, die durch ein vergnügliches Bad ausgelöst wird, hat einen bedeutenden Einfluss auf die Gesundheit, besonders bei Patienten mit Spastiken, Rücken- oder anderen Muskelverspannungen. Dampfbäder können bei einer verschnupften Nase oder anderen Atemwegsproblemen helfen.

Waschen ist eine der intimsten menschlichen Aktivitäten. Es bedingt die Berührung der gesamten Oberfläche unseres Körpers. Jeder von uns hat seine eigene Art des Waschens entwickelt, damit dieser Prozess sowohl effektiv als auch angenehm ist. Unsere Waschgewohnheiten sind so tief verwurzelt, dass wir sie gar nicht mehr registrieren – bis wir sie aufgrund des Alters oder wegen Krankheiten oder Verletzungen nicht mehr selbst bewerkstelligen können.

4.5.2 Waschen

Bevor man sich wäscht, muss man einen Ort aufsuchen, wo man dies durchführen kann; außerdem muss Wasser vorhanden sein sowie Handtücher und Seife. All diese Schritte sind Bestandteil dieser Aktivität.

Waschen kann im Liegen oder Sitzen im Bett stattfinden, im Stehen an einem Waschbecken, im Sitzen auf einem Stuhl, im Sitzen oder Liegen in einer Badewanne und im Sitzen oder Stehen in einer Dusche. Waschen in einer Badewanne oder Dusche beinhaltet, in den Baderaum zu gehen, sich auszukleiden, in die Wanne zu steigen (Hilfen ☞ 4.5.4), sich zu waschen, aus der Wanne heraus zu steigen, sich abzutrocknen und wieder anzuziehen (☞ 4.6) und schließlich wieder ins Schlafzimmer zurückzukehren.

Wir waschen uns mit unseren Händen. Diese waschen jedoch keinen passiven Körper, der sich einfach dem Waschlappen ergibt. Unsere Hände bewegen sich über den Körper und dieser bewegt sich unter den Händen. Wenn sie in Richtung Gesicht geführt werden, beugt sich dieses mit einer Gegenbewegung den Händen entgegen. Es bewegt sich also in Relation zu den Händen, so dass alle Stellen, die gewaschen werden sollen, mit den Händen und Fingern erreicht werden können.

Die Bewegung einer Masse in Relation zu einer anderen führt zu einer Gewichtsverlagerung unseres Körpers von einer Seite zur anderen. Wenn Sie eine Seite Ihres Körpers waschen wollen, drehen Sie das Gewicht so, dass der Teil, den Sie waschen, frei für Bewegungen ist. Dies ist eine Art des „Gehens" am Ort. Dieser Prozess ist sinnvoll für das Waschen im Bett sowie in der Dusche oder Badewanne.

Wenn wir uns waschen, berühren wir unsere verschiedenen Körperbereiche nicht auf die gleiche Weise. Wir waschen die knochigen „Rückseiten" des Körpers anders als die weichen, sensiblen „Vorderseiten". Intime Körperregionen waschen wir anders als z.B. die Arme oder Beine. Mit anderen Worten ist die Art, wie wir uns waschen, teilweise von der Körperregion abhängig, die wir waschen. Vieles hängt also vom Kontext unserer Waschaktivität ab. Wir können uns z.B. waschen, um uns sauber zu fühlen, zum Vergnügen, zur Entspannung oder zum richtigen Wachwerden. Abhängig davon, wie wir uns fühlen und was wir erreichen wollen, nutzen wir für jeden Waschprozess die entsprechenden spezifischen **Qualitäten der Berührung.**

Wenn wir uns mit langen Bewegungen waschen, die dem Verlauf der Muskeln folgen, können wir das körperliche Befinden manchmal beträchtlich beeinflussen. Waschbewegungen, die nach unten über die Rückseite der Körpermassen und nach oben über die Vorderseite jeder Masse verlaufen, verursachen Empfindungen der Wachsamkeit in dem jeweiligen Körperteil. Sie bereiten diese Körpermasse auf einen Zustand der Aufmerksamkeit vor. Die Beine beispielsweise werden angeregt, zu stehen und Gewicht zu tragen. Waschbewegungen, die in die entgegengesetzte Richtung verlaufen, also die Vorderseite nach unten und entlang der Rückseite der Massen nach oben, haben den gegenteiligen Effekt. Sie versetzen den Körper in einen eher schläfrigen Zustand. Die Massen neigen zum Ausruhen. Man kann diese Empfindungen leicht nachvollziehen, indem man eine derartige Aktion an den eigenen Körpermassen ausprobiert. Nach dem Waschen trocknet man sich ab und cremt sich ein. Alles, was über die einzelnen Aktivitäten des Waschens gesagt wurde, gilt auch für das Abtrocknen und das Massieren der Haut mit Öl oder Creme. Der bloße Akt der Versorgung jedes Winkels unseres Körpers hat einen aktivierenden Effekt auf das gesamte System. Das Reiben und das Ab- oder Lufttrocknen stimulieren die Zirkulation an der Körperoberfläche. Ebenso wirken die Bewegungen und Positionen, die wir beim Abtrocknen oder Einölen ausführen, auf sämtliche physiologische Funktionsebenen. Sich dann anschließend frisch und sauber zu fühlen, ist ein wichtiger Aspekt des Wohlbefindens.

4.5.3 Überlegungen für die Pflege

Waschen ist im Krankenhaus eine tägliche Routinemaßnahme. Leider wird es für viele Pflegende zu einem mechanischen Ritual, das stets unter Zeitdruck ausgeführt wird. Um den Arbeitsanfall pünktlich zu erledigen, wird jeder Patient oft auf die gleiche Weise gewaschen. Dies macht den Waschprozess höchst unpersönlich, was sich doch sehr von einer professionellen individuellen Pflege unterscheidet. Patienten reagieren auf eine solche Waschroutine häufig mit Passivität. Viele widersetzen sich sogar dem regelmäßigen Waschen.
Man kann immer wieder Qualitätsunterschiede in der Art und Weise feststellen, wie sich Patienten selbst waschen, wie sie mit den Händen über ihr Gesicht fahren, ihr Haar kämmen, den Hals reinigen oder nur ihre Hände waschen.

Praxistipp

Beobachten Sie die Patienten möglichst genau bei ihren Bewegungen. Stellen Sie fest, welche Art von Anstrengung sie einsetzen, um bestimmte Aktivitäten durchzuführen. Dies kann

Ihnen wertvolle Hinweise dafür liefern, wie Sie die Patienten bei dieser Aktivität unterstützen können. Sind ihre Bewegungen ausholend oder eng begrenzt, schnell oder langsam? Setzen sie eine große oder geringe Anstrengung ein? Unterscheiden sich ihre Gewohnheiten bei verschiedenen Aktivitäten oder sind sie im Wesentlichen immer gleich? Die Antworten auf diese Fragen können Informationen darüber bieten, wie man eine Person berührt, ohne dass sie diese Berührung als unangenehm empfindet.

Vielleicht waschen Sie Ihre Patienten deshalb „mechanisch", weil Sie Probleme im Zusammenhang mit Nacktheit oder Sexualität vermeiden möchten. Eine Möglichkeit für den Umgang mit diesem Thema besteht darin, verbal den Kontext für Ihre Interaktion abzuklären, die Bedingungen zu bestimmen und den Patienten mit Ihrer Hilfe aktiv am Waschprozess teilnehmen zu lassen. Vielleicht denken Sie, es gehe schneller, wenn Sie einen Patienten waschen, als wenn er sich selbst wäscht. Das stimmt ja meistens auch. Deshalb ist es wichtig, dass Ihre Vorstellungen über den Waschprozess klar sind.
Durch das Waschen eines passiven Patienten wird dieser mit Sicherheit sauber; es wird ihm jedoch wenig Unterstützung für seine Gesundheitsentwicklung geboten. Selbst schwerstkranke Menschen können beim Waschen irgendwie mithelfen. Wenn sie im Liegen gewaschen werden müssen, können sie einen Teil oder sogar die gesamte Anstrengung beim Drehen ihres Körpers übernehmen, indem sie ihr Gewicht zur Seite verlagern, damit ihr Rücken gewaschen werden kann. Vielleicht können sie auch den Waschlappen halten, während Sie ihren Körper drehen. Im Allgemeinen können die Patienten einen Teil oder sogar den ganzen Körper mit ein wenig Hilfe selbst waschen. Dabei werden zugleich ihre taktilen und kinästhetischen Sinne aktiviert. Wenn sie anfangen, ihren Körper einzusetzen und wahrzunehmen, beginnen auch ihre internen Systeme, besser zu funktionieren. Sie werden im weiteren Verlauf den Prozess immer selbständiger übernehmen. Alle Interaktionen, die den gegebenen Fähigkeiten der Patienten angepasst sind, helfen ihnen, immer mehr Kontrolle über ihren Körper zurück zu gewinnen. Die Ent-

wicklung der Fähigkeit, sich im Bett zu waschen, bereitet den Weg dafür, diesen Vorgang später auch in komplexeren Situationen zu bewältigen, etwa unter der Dusche oder in der Badewanne.

4.5.4 Kinästhetische Analyse

Sinne

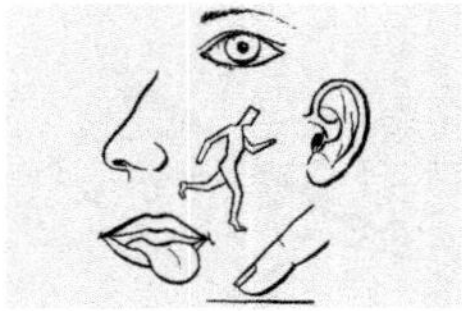

Bedenken Sie, wie man Berührung und Bewegung nutzen kann, um sie den Gesundheitsbedingungen des Patienten anzupassen. Achten Sie auf die Temperatur des Wassers. Finden Sie den Geruch heraus, mit dem der Patient Frische und Wohlbefinden assoziiert.

Bewegungselemente

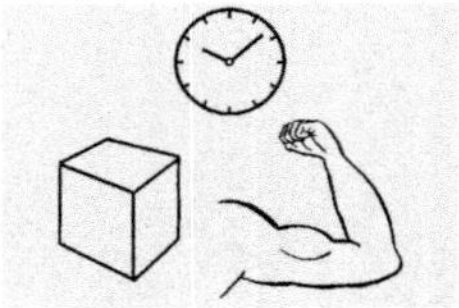

Passen Sie die Faktoren Zeit, Raum und Anstrengung so an, dass der Patient aktiv teilnehmen kann. Verlangsamen Sie Ihre Aktivität und wechseln Sie häufig die Richtung. Helfen Sie dem Patienten, kleine Schritte selbst zu übernehmen.

Interaktionsformen

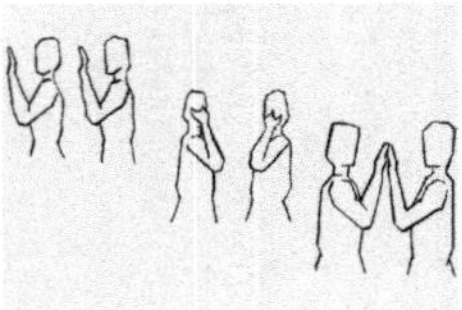

Bestimmen Sie die für den Zustand des Patienten am besten geeignete Interaktionsform. Vielleicht müssen Sie am Anfang einen vollkommen passiven Patienten waschen (einseitige Interaktion). Wenn er lernt, seinen Körper zu spüren, dann ist er möglicherweise auch bald in der Lage, sich an der Anstrengung zu beteiligen. Gleichzeitige Interaktionen können dem Patienten helfen, neue Bewegungsmöglichkeiten beim Vorgang des Waschens zu entdecken, die der gegebenen Situation entsprechen. Kombinierte gleichzeitig-gemeinsame und schrittweise Interaktionen sind nützlich, wenn Sie herausfinden möchten, welche Unterstützung der Patient benötigt, um mehr Kontrolle über seine Bewegungen während der Waschaktivität zu erlangen. Wenn Patienten von sich aus entscheiden, duschen oder baden zu wollen, und diesen Prozess dann auch alleine bewältigen, sind sie auf dem besten Wege der Genesung.

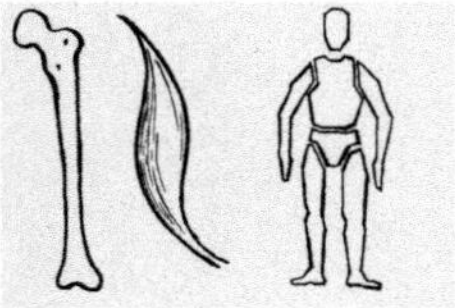

Massen und Zwischenräume

Bestimmen Sie, welche Massen Gewicht tragen können, welche sich einzeln bewegen können und welche stabilisiert werden müssen, indem zwei oder mehr Massen gemeinsam bewegt werden. Versuchen Sie dann möglichst, immer nur eine Masse zu bewegen.

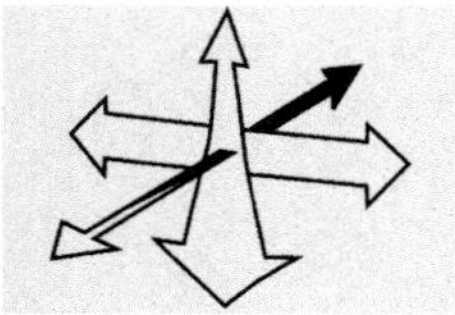

Orientierung

Helfen Sie den Patienten, sich auf die Seite zu drehen. Sorgen Sie dafür, dass das Gewicht über die Rückseite eines Beines und eines Armes auf die Unterlage abgeben wird. Finden Sie heraus, ob mehr Stabilität erreicht wird, wenn Arme und Beine gebeugt oder wenn sie gestreckt sind. In jedem Fall soll der Patient bequem liegen und der Rücken frei sein, um gewaschen zu werden. Lassen Sie den Patienten unter ihrer Aufsicht rückwärts in die Badewanne hinein und heraus steigen.

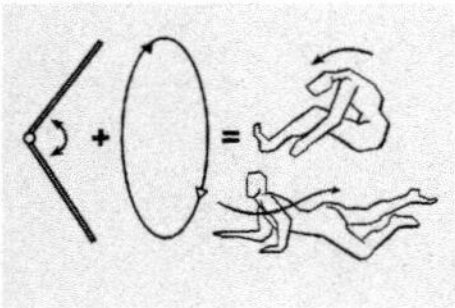

Haltungs- und Transportbewegungen

Unterstützen Sie Ihre Patienten dabei, den spiraligen Konturen ihrer Körperoberfläche zu folgen. Dies aktiviert ihre Haltungs- und Transportressourcen. Vermeiden Sie das Festhalten der Transportebenen. Dies behindert die Selbstkontrolle der Patienten und führt dazu, dass Sie mehr Anstrengung benötigen, da die Bewegungen der Patienten blockiert werden. Die Einschätzung der eigenen Haltungs- und Transportressourcen erleichtert es den Patienten, in Bade- oder Duschwannen hinein und heraus zu steigen. Wenn jemand beispielsweise sein Hüftgelenk nicht bewegen kann, kann er sein Bein auf der Haltungsebene des Knies beugen und sich spiralig rückwärts in die Wanne begeben, ohne die Hüfte beugen zu müssen.
Helfen Sie Patienten beim Aussteigen aus der Badewanne, sich unter Anwendung der Grundpositionen in Spiralen zu bewegen. Dies erfordert weniger Anstrengung und gewährt dem Patienten mehr Kontrolle, da das Gewicht über mehrere Massen verteilt ist. Außerdem sollte er versuchen, sich in der rutschigen Umgebung in kleinen Schritten zu bewegen (☞ Abb. 4.40).

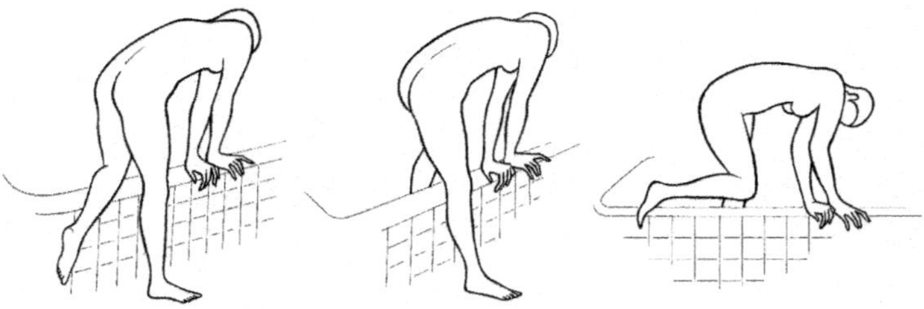

Abb. 4.40
Kinästhetisches Aussteigen aus der Badewanne. Ist der Patient mit Hilfe der Pflegeperson aufgestanden, stützt er die Hände auf den Badewannenrand und hebt das dem Wannenrand am nächsten stehende Bein darüber. Steht er sicher, hebt er das andere Bein über den Wannenrand. Hat er mit beiden Füßen sicheren Halt, lässt er den Wannenrand los und richtet sich auf.

Anstrengung

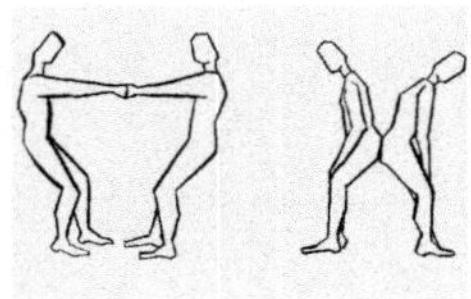

Mit ziehenden Bewegungen den Waschlappen über den Körper des Patienten gleiten zu lassen, ermöglicht es Ihnen, den Druck besser zu kontrollieren, als es mit drückenden Bewegungen möglich wäre. Das gleiche gilt, wenn der Patient sich selbst wäscht. Eine drückende Anstrengung schiebt oft die Haut in Falten zusammen. Sie bedarf mehr Kraft und verursacht mehr Körperspannung.

Einfache Funktion – Positionen

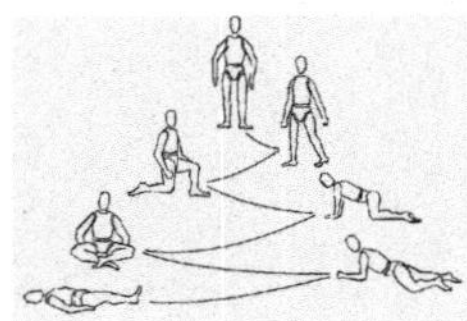

Zu den für das Waschen im Bett am häufigsten genutzten Positionen gehören das Liegen auf dem Rücken, Liegen auf der Seite und Sitzen. Es gibt natürlich nichts dagegen einzuwenden, auch in anderen Positionen Waschungen vorzunehmen. Nutzen Sie alle Grundpositionen, um in eine Badewanne hinein- und wieder aus ihr heraus zu steigen. Erinnern sie sich daran: es ist nicht erforderlich, die komplette Reihe der Grundpositionen lückenlos durchzugehen. Spielen Sie mit den verschiedenen Positionskombinationen, nutzen Sie zwischendurch spiralige Bewegungen, um den Patienten vom Stehen neben der Badewanne zum Sitzen auf dem Wannenrand, zum Sitzen in der Wanne und wieder zurück in die Ausgangsposition zu bringen.

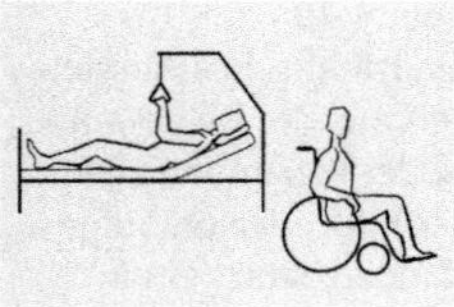

Umgebungsgestaltung

Verwenden Sie Kissen und zusammengerollte Handtücher, um Patienten so abzustützen, dass sie beim Waschen im Bett teilnehmen können. Nutzen Sie Handtücher auch in der Badewanne, um sich darauf zu setzen oder dagegen zu lehnen. Platzieren Sie Sitzflächen oder niedrige Hocker in die Bade- oder Duschwanne, um das Waschen zu erleichtern.
Stellen Sie auch außerhalb der Wanne Stühle hin. Wenn die Unterflächen rutschig sind, nutzen Sie diese nicht, bevor eine Anti-Rutsch-Auflage angebracht ist. Lassen Sie darüber hinaus mehrere stabile Haltegriffe installieren.
Sorgen Sie für eine Reihe von Tritten und erhöhten Standflächen, durch die es möglich wird, dass der Patient sich vom Sitzen auf dem Wannenboden mit Hilfe der Hände und Knie oder des Zweibeinstandes zu Sitzpositionen auf einer immer höheren Ebene spiralig bewegen kann, bis er sein Gewicht leicht auf beide Beine zum Sitzen auf dem Wannenrand oder zum Ein- oder Aussteigen übertragen kann.

4.5.5 Lernaktivitäten

Studie 1

- Schritt 1: Reinigungsgewohnheiten sind in höchstem Maße persönlich. Beobachten und katalogisieren Sie Ihre eigenen Bewegungsprozesse. Dazu gehört z.B.: ins Badezimmer gehen, sich ausziehen, in die Bade- oder Duschwanne steigen, Wasser einlassen, sich waschen, aus der Wanne heraus steigen, sich abtrocknen, anziehen, das Badezimmer verlassen, etc.
- Schritt 2: Lassen Sie sich von zwei Personen bei diesem Vorgang helfen. Vergleichen und diskutieren Sie die Unterschiede. Geben Sie Ihren Interaktionspartnern alle erforderlichen Informationen, damit sie Ihnen in respektvoller Weise behilflich sein können und Sie selbst eine Kontrolle über Ihre Bewegungen erhalten.
- Schritt 3: Nutzen Sie die kinästhetischen Konzepte zur Analyse, auf welche Weise z.B. Klassenkameraden, Familienangehörige, Freunde oder Kollegen ihren Waschprozess im Vergleich zu Ihrem eigenen ausführen.

- Schritt 4: Führen Sie Waschaktivitäten mit Hilfe anderer Studenten oder Kollegen aus, um sowohl theoretisch als auch praktisch die spezifischen professionellen Fähigkeiten zu entwickeln, welche Ihren Patienten die Gelegenheit geben, aktiv an dem Prozess teilzunehmen. Geben Sie einander ehrliche Antworten, wenn bei diesen Interaktionen Fragen auftreten. Lösen Sie das Problem immer gemeinsam. Entwickeln Sie die Gewohnheit, jeden Schritt mit demjenigen zu diskutieren, der Sie gerade wäscht. Patienten wissen, wie sie sich selbst am besten bewegen können – als Pflegeperson benötigen Sie deren Hilfe, um sinnvolle Lösungen zu finden.

Studie 2
Erforschen Sie, wie Sie sich selbst unter verschiedenen simulierten Patientenbedingungen im Bett waschen können.

Studie 3
Probieren Sie das Ein- und Aussteigen in bzw. aus der Badewanne unter verschiedenen Bedingungen. Welche Formen von Umgebungsgestaltung – Stuhl neben der Wanne, kleiner Hocker in der Wanne, Wasserspiegel etc. – können Ihnen dabei behilflich sein?

Studie 4
Helfen Sie drei Patienten mit vergleichbaren körperlichen Bedingungen beim Waschen. Katalogisieren Sie die Ähnlichkeiten und Unterschiede, die Sie bei der Ausführung dieses Vorgangs durch die Patienten und bei der Aktivierung ihrer verfügbaren Ressourcen entdecken.

4.6 An- und Auskleiden

Als wir noch Babys waren, haben uns unsere Eltern mit liebender Fürsorge gekleidet. Ihre Absicht bestand nicht nur darin, uns warm zu halten; wir sollten auch sauber und trocken sein, und genauso wichtig war es ja wohl auch, hübsch und adrett auszusehen. Wir möchten auch darauf hinweisen, dass das ständig sich wiederholende An- und Auskleiden eines Kindes dazu

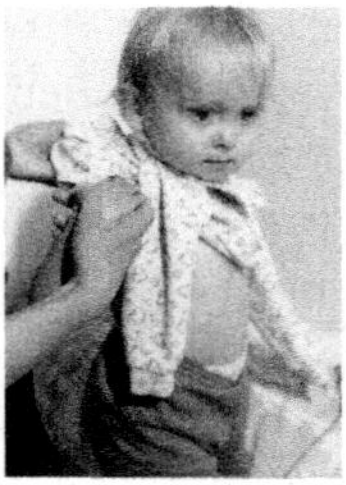

Abb. 4.41
Anziehen eines Kindes.

führt, dass es sich selbst aktiv bewegen und an Interaktionen teilnehmen lernt. Dieser Erwerb von funktionalen Fähigkeiten beeinflusst den Gesundheitszustand von Babys bis in die molekulare und zelluläre Ebene hinein. Wenn diese Funktionen an Komplexität zunehmen, strukturieren und steuern sie sämtliche Prozesse in unserem Körper. Sie sind die organisierende Kraft all unserer interaktiven Fähigkeiten und sozialen Effektivität.

Das gleiche gilt für die Aktivität des Kleidens von Patienten. Sie profitieren auf mehrfache Art und Weise vom An- und Auskleiden. Wenn man sich nicht wohl fühlt, zeigt man dies der Umgebung häufig dadurch an, wie man sich kleidet und pflegt. Jeder weiß, wie gut man sich fühlt, wenn man einer besonderen Gelegenheit entsprechend gekleidet ist. Dies ist eine Aktivität, bei der Pflegende den Patienten wirklich helfen können, sie zu Gunsten ihrer Gesundheit auszuführen.

4.6.1 Krankenhauskleidung

Die normalen rückenfreien Krankenhaushemden (☞ Abb. 4.42) würden sicherlich niemals einen Modepreis gewinnen. Ihre Funktion besteht lediglich darin, schnell und ungehindert an den nackten Körper der Patienten heranzukommen. Sobald hierfür kein Bedarf mehr besteht, sollten die Patienten ermutigt werden, wieder ihre eigene Kleidung zu tragen. Wählen Sie Kleidung nach Behaglichkeit und Nützlichkeit aus. Ermuntern Sie die Patienten, sich in ausdrucksvollem Stil und lebhaften Farben zu kleiden. Sie werden überrascht sein, wie die Routine des Ankleidens für den Tag und des Anziehens eines Schlafanzuges für die Nacht einen

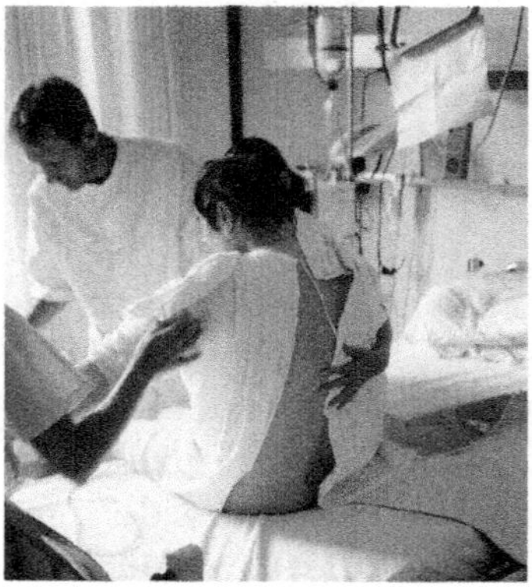

Abb. 4.42
Patientin mit der typischen Krankenhauskleidung, dem sog. „Flügelhemd".

Kontext bietet, damit Patienten ihre Gesundheitsressourcen mobilisieren.
Krankenhäuser und Pflegeheime sind im Allgemeinen nicht dafür ausgestattet, die Garderobe der Patienten zu waschen und instand zu halten. Dies sollten möglichst die Angehörigen der Patienten übernehmen. In den meisten Fällen wird es wohl so sein, dass die Pflegenden sie lediglich um diese erforderliche Beteiligung zu bitten brauchen.

4.6.2 Funktionale Beschreibung des Ankleidens

Haben Sie sich jemals die Zeit genommen, sich beim Ankleiden zu beobachten? Welche Schritte Sie unternehmen, um in oder aus den Kleidern zu kommen? Fast jedes Kleidungsstück bedarf anderer funktionaler Überlegungen. Hemden, Bademäntel, Kleider und Pullover erfordern die Bewegungsfreiheit des Oberkörpers. Im Sitzen oder Stehen ist unser Oberkörper frei, um solche Kleidungsstücke an- oder auszuziehen. Die Art der von Ihnen praktizierten Bewegungsmuster hängt von jedem einzelnen Kleidungsstück ab. Mit Hilfe von Parallelbewegungen können Sie T-Shirts und Pullover an- und ausziehen. Sie können auch eine Körpermasse nach der anderen anziehen. Wir ziehen meist offene Hemden in dieser Art und Weise an, nämlich in spiraligen Bewegungen. Wenn Sie einen Ärmel anziehen, ziehen Sie Ihren Arm an die Schulter heran. Dann strecken Sie ihn durch den Ärmel. Der andere Arm zieht den Ärmel über den ausgestreckten Arm. Für das Ausziehen wird der umgekehrte Bewegungsablauf eingesetzt, d.h. Sie ziehen den Arm zur Schulter, wenn Sie den Ärmel wegziehen. Ihr gesamter Oberkörper wird in diese Aktivität integriert.
Bedenken Sie, dass Sie dazu immer mit den Massen Ihres Unterkörpers eine sitzende oder stehende Position halten müssen.
Hosen und Röcke bekleiden die andere Körperhälfte, also den Unterkörper. Normalerweise steigen wir mit den Beinen nacheinander in eine Hose. Dies funktioniert am besten, wenn wir stehen, wobei das Gewicht jeweils auf einem Bein ruht. Man zieht ein Hosenbein an, indem man den Fuß dem Becken nähert. Dann streckt man das Bein wieder aus, während man

gleichzeitig das betreffende Hosenbein darüber zieht. Man kann eine Hose auch im Sitzen anziehen. Dabei muss man sich allerdings auf die Seite rollen, um die Hose über die eine Seite des Beckens zu ziehen. Man wiederholt dies Seite für Seite abwechselnd, bis die Hose vollständig angezogen ist. Eine Alternative besteht darin, das Gewicht auf den Rücken zu verlagern und beide Hosenbeine gleichzeitig hochzuziehen. Danach kann man den Rücken wieder abrollen, das Gewicht auf die Beine verlagern und die Hose über das Becken ziehen. Die gleiche Methode funktioniert auch beim Anziehen eines Rockes. Man kann in einen Rock gehen oder rollen oder ihn über den Kopf ziehen.
Strümpfe und Schuhe werden nacheinander angezogen. Da sie normalerweise eng anliegen, stellt dies manchmal auch für ganz gesunde Menschen ein Problem dar. Man erreicht seinen Fuß besser, wenn man das entsprechende Bein beim Beugen dreht. Man beugt den Brustkorb nach vorn, um mit den Händen näher an die Füße heranzukommen. Wenn man eine Anstrengung nach der anderen ausführt, erzielt man die besten Resultate. Und dies gelingt am einfachsten im Sitzen.
Knöpfe, Reißverschlüsse, Schnallen, Bänder und Schnürsenkel bedeuten auch für gesunde Menschen häufig eine nicht einfach zu lösende Aufgabe. Dass Patienten damit Schwierigkeiten haben, ist also kein Wunder. Wenn dabei Probleme auftreten, helfen in den meisten Fällen andere Methoden der Sicherung von Kleidern. Verwenden Sie Sicherheitsnadeln, Haarklammern, Klettband oder chirurgisches Pflaster, um die Kleidung zu befestigen. Oder die Patienten nehmen die Hilfe anderer Personen in Anspruch, um besonders komplizierte Bekleidungs-Details zu bewältigen.

4.6.3 Überlegungen für die Pflege

Einer Person beim Ankleiden zu helfen, ist eine gute Gelegenheit für eine höchst differenzierte Interaktion. Bedenken Sie, dass die Interaktion als solche eine Gesundheitsentwicklung darstellt. Sowohl Sie selbst als auch der Patient erlernen Fähigkeiten im **Body-Tracking** und im **Social-Tracking,** Prozesse, die jede physiologische und soziale Ebene des Seins beeinflussen.

Als Erwachsene ziehen wir uns entweder im Sitzen, mit den Füßen auf dem Boden oder im Stehen an. Kranke oder behinderte Menschen sind dabei oft mit ungewohnten Schwierigkeiten konfrontiert. Bei ihnen findet die Prozedur des Ankleidens häufig statt, während sie flach liegen oder nur den Rücken aufgerichtet haben und die Beine sich noch im Bett befinden. Das Gewicht der Betroffenen ruht auf den Massen, die sie bekleiden wollen. In solchen Positionen ist es schwierig, ein Hemd oder einen Pullover an- oder auszuziehen. Sie können nicht einfach in ihre Hose oder ihren Rock springen. Der Ankleideprozess wird erleichtert, wenn er als **Funktion der Fortbewegung** ausgeführt wird. Im Liegen können sich Patienten rückwärts und vorwärts bewegen und sich von einer Seite ihres Rückens auf die andere drehen, um Hemd, Pullover, Hose oder auch einen Rock anzuziehen. Helfen Sie den Patienten dabei, zu erlernen, das Körpergewicht auf den Sitzknochen und von einem Bein auf das andere nach vorn und nach hinten zu verlagern, wenn man sich im Sitzen anziehen möchte. Diese Form des Bewegungsprozesses ermöglicht es selbst sehr schwachen Patienten, an der Funktion des Ankleidens teilzunehmen. Sie fördert ihre Gesundheit, wenn sie sich mit ihrem gesamten Körper am Akt des Ankleidens beteiligen können.

Praxistipp

Ankleiden ist etwas, was wir normalerweise selbst tun. Es ist eine sehr private Angelegenheit. Deshalb ist es wichtig, den Patienten dabei würdevoll zu behandeln. Wenn er bei dieser Aktivität eigene Ressourcen einbringen kann, reduzieren Sie Ihren Part. Vermeiden Sie möglichst, für den Patienten Tätigkeiten zu übernehmen, die er selbst ausführen kann. Lassen Sie sich von ihm zeigen, wie diese Aktivität seiner Meinung nach angegangen werden sollte. Probieren Sie mehrere Möglichkeiten aus und lassen Sie den Patienten eine Methode auswählen. Machen Sie das Ankleiden zu einem kreativen Lernprozess. Und bieten Sie dem Patienten abschließend eine Gelegenheit, zu beurteilen, wie er nach dem Ankleiden aussieht und sich fühlt.

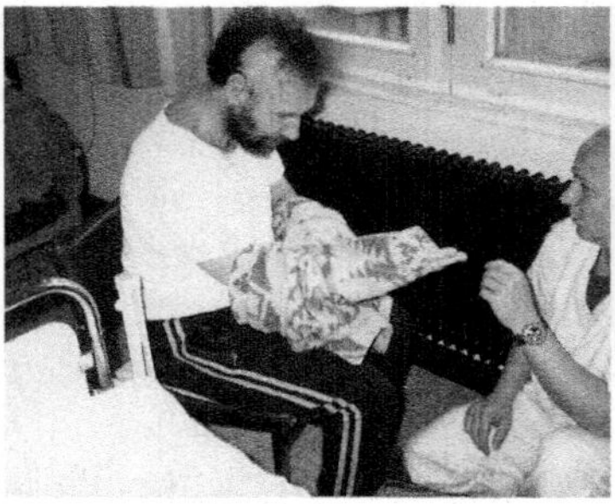

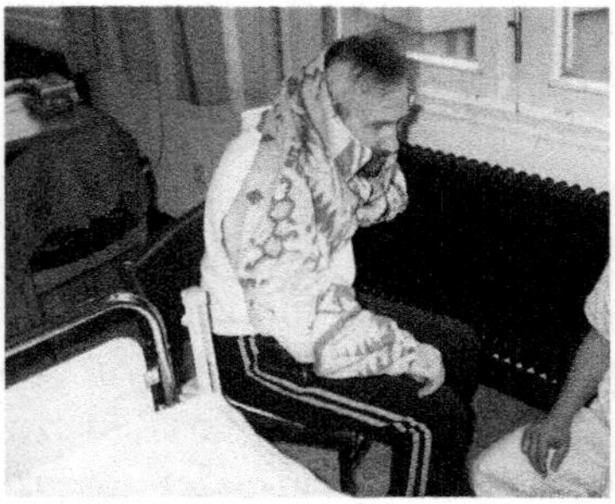

Abb. 4.43 – 4.44 Die Pflegeperson unterstützt den Patienten beim Ankleiden. Dabei übernimmt er so viele Tätigkeiten wie möglich selbst, was sich positiv auf seine Gesundheitsentwicklung auswirkt.

4.6.4 Kinästhetische Analyse

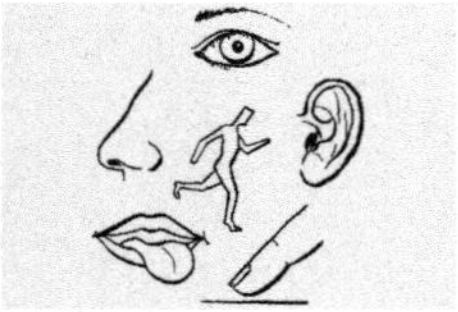

Sinne

Unbequeme und wenig attraktive Kleidung stört die Patienten. Sie fördert nicht das Wohlbefinden. Daher sollten auch bettlägerige Patienten die Möglichkeit bekommen, sich ihre Kleidung selbst auszuwählen.

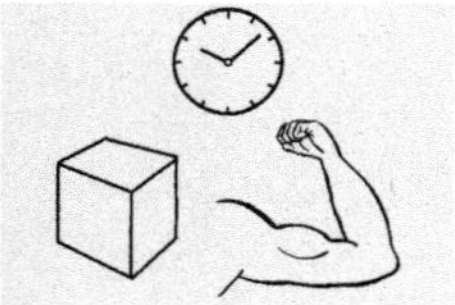

Bewegungselemente

Geben Sie den Patienten beim Ankleiden Zeit. Passen Sie die Weite der Kleidung an, damit ihnen das Ankleiden leichter fällt.

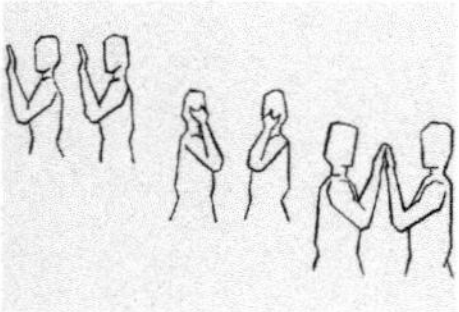

Interaktionsformen

Schrittweise Interaktionen sind am zweckmäßigsten. Beim Ankleiden sind viele kleine Schritte und Handlungsanweisungen erforderlich, wobei die Pflegeperson Ideen und Ressourcen des Patienten berücksichtigt.

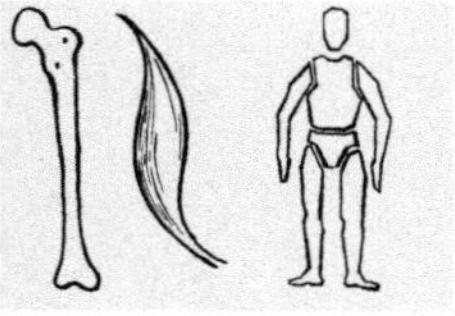

Massen und Zwischenräume

Beim Ankleiden unterstützt die Pflegeperson den Patienten, eine Masse nach der anderen zu bekleiden. Dabei nimmt sie sich Zeit, damit der Patient diese Aktivität in Ruhe möglichst selbständig ausführen kann.

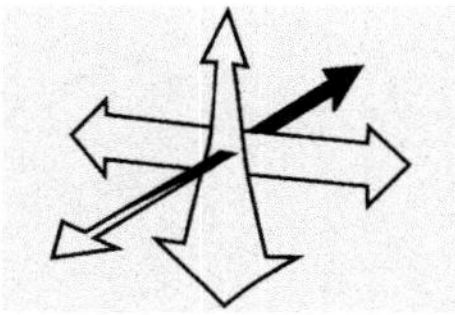

Orientierung

Unterstützen Sie den Patienten dabei, sich Tages- und Nachtkleidung anzuziehen, um ihm Möglichkeit zu bieten, sich zeitlich zu orientieren.

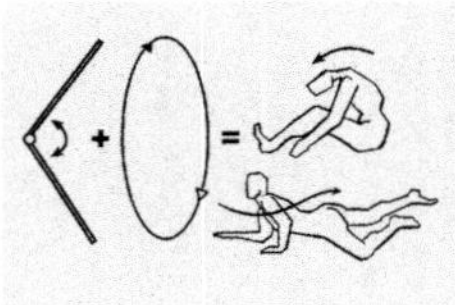

Menschliche Bewegung

Wenn eine begrenzte Bewegungsfreiheit in einem Bereich die Funktion des Ankleidens einschränkt, mobilisieren Sie die Bewegungsressourcen der anderen Bereiche.

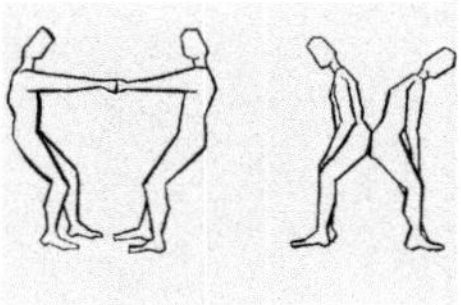

Anstrengung

Das Anziehen der Kleidung sollte mit ziehenden Bewegungen erfolgen. Drücken ist dabei ineffektiv.

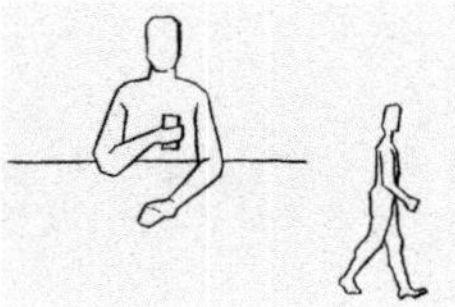

Menschliche Funktionen

Helfen Sie Patienten, das An- und Auskleiden mit Hilfe der „gehenden Fortbewegung“ auszuführen; dies erfolgt z.B. im Bett durch Gewichtsverlagerung des Körpergewichts von der einen auf die andere Seite.

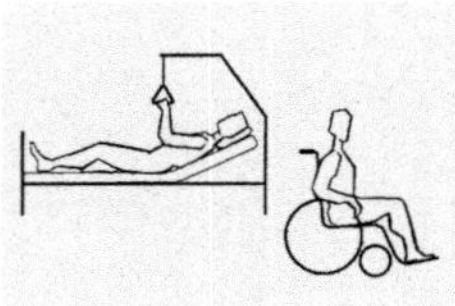

Umgebungsgestaltung

Kleidung gestaltet die unmittelbare Umgebung angenehmer; sie beeinflusst sowohl die Körperwärme als auch das Selbstwertgefühl.

4.6.5 Lernaktivitäten

Studie 1

Ziehen Sie in kleinen Gruppen eine große Puppe an. Erstellen Sie ein Protokoll über den Hergang und beschreiben Sie die einzelnen Schritte, die sie für das Ankleiden eines jeden Kleidungsstücks benötigen, z.B. von Hemd oder Hose.

Studie 2

Helfen Sie Ihrem Interaktionspartner, mehrere Kleidungsstücke anzuziehen, wobei Sie beide die Augen geschlossen halten.

Studie 3
Ziehen Sie sich selbst an, während Sie unterschiedliche Positionen einnehmen, z.B. Liegen auf dem Rücken und auf dem Bauch, Sitzen, Vierfüßlerstand und Stehen. Erklären Sie einem Partner die Unterschiede dieser Positionen.

Studie 4
Stellen Sie sich mit einer Gruppe in einem Kreis auf. Jeder zieht einen Pullover an und wieder aus. Gehen Sie im Kreis herum und achten Sie bei jeder Person auf die unterschiedliche Reihenfolge der einzelnen Bewegungsschritte. Probieren Sie die Methoden der anderen selbst aus.

Studie 5
Simulieren Sie den Zustand verschiedener Patienten, die Schwierigkeiten beim Ankleiden haben, und bestimmen Sie, wie man es ihnen erleichtern kann, sich wieder alleine anzuziehen.

4.7 Sexualität

Dies ist nicht der geeignete Platz, um die sexuelle Funktion zu beschreiben. Pflegende sollten jedoch mit dem (Tabu-)Thema **Sexualität** umgehen können, das z.B. aufgrund einer Berührung im Verlauf einer Beziehung mit Patienten auftreten kann. Es ist ein lohnendes Unterfangen, Kontrollmöglichkeiten für Situationen zu entwickeln, die Patienten im sexuellen Sinne missverstehen. Der professionelle Umgang mit solchen Situationen ist unentbehrlich für das eigene emotionale Wohlbefinden der Pflegenden.
Sexuelle Reaktionen können z.B. durch Kleidung, Stimme, Haarfrisur oder die Qualität eines körperlichen Kontakts (Berührung) ausgelöst werden. Kleidung, Stimme und Frisur sind von jedem Menschen relativ leicht selbst zu kontrollieren oder zu verändern. Die Entwicklung der Fähigkeit, Mitteilungen eines körperlichen Kontakts (Berührung) zu kontrollieren, erfordert längerfristiges Experimentieren und eine überlegte Analyse. Der Grund dafür ist, dass Berührungsmuster Gewohnheiten sind. Die Forschung der Verhaltenskybernetik geht davon

aus, dass wir sie durch Folgen der Bewegungsmuster unserer Familienmitglieder bei allen Austauschen von klein auf entwickeln. Die spezifischen Inhalte derartiger Signale sind für die beteiligten Mitglieder einzigartig – sie spiegeln im weiteren Sinne, jedoch in geringerem Maße auch die sozialen und kulturellen Gruppen wider, zu denen eine Familie gehört.

4.7.1 Überlegungen für die Pflege

Eine **Berührung** ist niemals allgemein. Immer wenn wir einen Menschen berühren, vermitteln wir ihm eine spezifische Mitteilung. Sie wird von ihm interpretiert und er sendet wiederum eine Antwort zurück. Dadurch haben wir die Gelegenheit, ein mögliches Missverständnis der Originalmitteilung zu korrigieren. Glücklicherweise können wir über mehrere sensorische Kanäle kommunizieren. Wir können von einem Sinn zum nächsten wechseln, um die Inhalte unserer Signale zu verdeutlichen.
Berührungsqualitäten, die sexuelle Reaktionen auslösen, sind für jeden Menschen sehr spezifisch. Wenn die Berührungsmuster eines Pflegenden bei der Ausführung von pflegerischen Aktivitäten jener Berührung entsprechen, die für den Patienten sexuell stimulierend ist, kann ein Problem entstehen. Natürlich ist dies nicht der einzige Grund für sexuelle Missverständnisse. Patienten können sich gelangweilt oder einsam fühlen. Oder sie sind normalerweise sexuell sehr aktiv und müssen nun ruhig im Bett liegen. Manche verspüren Lebenserfüllung vorwiegend während eines sexuellen Austauschs. Unabhängig von der jeweiligen Ursache können Pflegende lernen, mit solchen Situationen unter Anwendung von verbalen, visuellen und taktilen Mitteilungen umzugehen, indem sie einen Kontext für die betreffenden Interaktionen festlegen und den Fokus auf die aktuell gegebene Aufgabe richten.

4.7.2 Kinästhetische Analyse

Die kinästhetischen Konzepte können genutzt werden, um die verbalen, visuellen und praktischen Kommunikationsfähigkeiten der Pflegenden zu verbessern. Sie können ihnen auch helfen, eine Kompetenz zu entwickeln, ihren Körper effektiv zu nutzen und Selbstvertrauen aufgrund der Fähigkeit zu schaffen, den Kontext einer Interaktion mit Patienten selbst bestimmen zu können. Mit Hilfe beider Qualitäten können missverständlich entstandene sexuelle Situationen häufig kontrolliert werden.

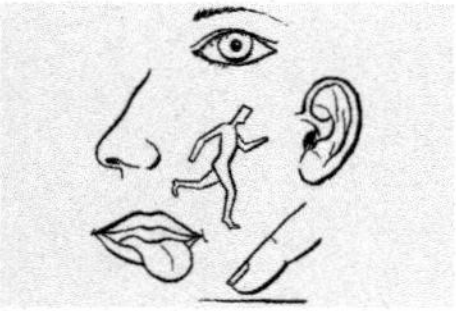

Sinne

Nutzen Sie verbale und visuelle Signale, um kontinuierlich den Kontext eines Austauschs festzulegen. Verbinden Sie solche Signale mit Ihren taktilen Mitteilungen, um eine Informationsstruktur zu vermitteln, die nicht missverstanden werden kann.

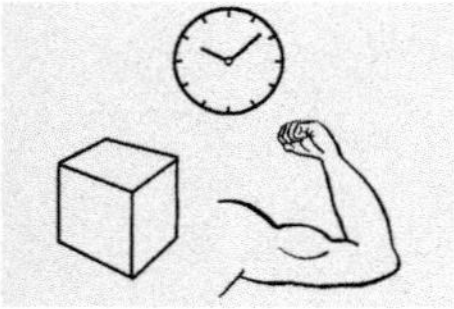

Bewegungselemente

Nutzen Sie einen Wechsel von Zeit, Raum und/oder Anstrengung, um Ihre Interaktionen mit Ihren Patienten zu kontrollieren.

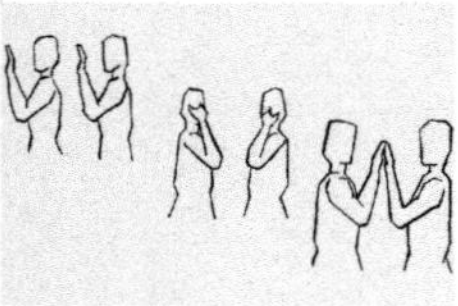

Interaktionsformen

Nutzen Sie einen Wechsel von Interaktionsformen, um den Kontext einer Interaktion zu kontrollieren.

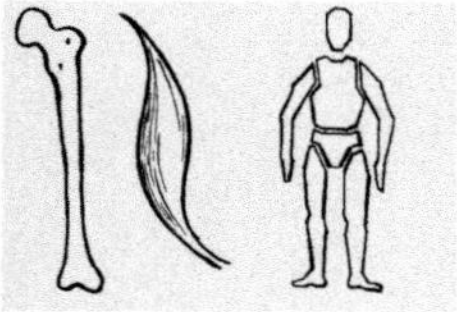

Massen und Zwischenräume

Einige Massen sind sexuell sensibler als andere. Wenn Sie eine sexuelle Reaktion eines Patienten in Verbindung mit einem bestimmten Körperbereich erkennen, verändern Sie Ihre Verhaltensform, damit umzugehen.

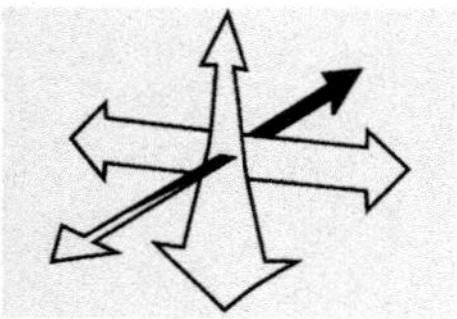

Orientierung

Nutzen Sie die Unterschiede der Muskelsensibilität der Vorder- und Rückseiten von allen Massen als Mittel, Konsistenz in Ihren Mitteilungen zu erzielen.

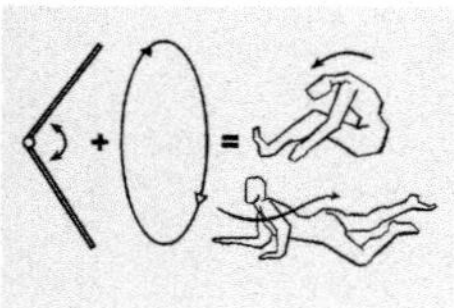

Menschliche Bewegung

Bedenken Sie, dass Transportbereiche sensibler sind als die Haltungsebenen der Bewegung, und berücksichtigen Sie dies bei der Berührung.

Anstrengung

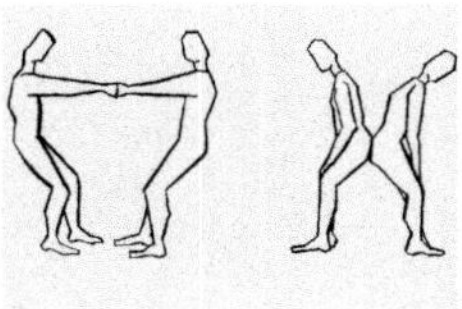

Setzen Sie eine kombinierte ziehende und drückende Bewegungsform ein, um das Gewicht und die Aufmerksamkeit der Patienten bezüglich ihres Körpers zu fokussieren oder zu halten. Wenn nur ziehende oder nur drückende Anstrengungen zur Bewegung genutzt werden, sind die Patienten bei ihrer Bewegung oft von uns abhängig – und häufig auch die Bedeutung ihrer Bewegung. Dies kann ein Grund für Missverständnisse sein.

Menschliche Funktionen

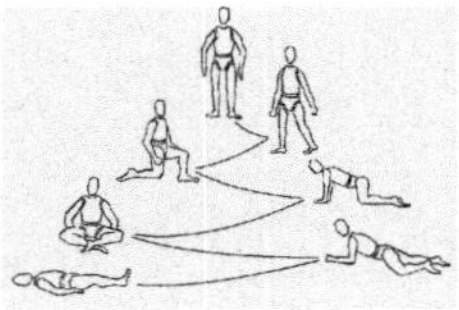

Bedenken Sie, welche Positionen eine stärkere sexuelle Wirkung haben und welche nicht. Wenn in einer Situation eine sexuelle Reaktion erfolgt, bewegen Sie den Patienten zur Entspannung der Situation in eine weniger verfängliche Position, etwa vom Liegen ins Sitzen.

Umgebungsgestaltung

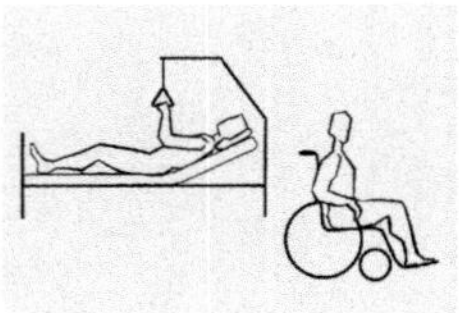

Schaffen Sie solche Umgebungsbedingungen, dass der Patient bei seiner Bewegungskontrolle möglichst nicht von Ihnen abhängig ist. Dann entsteht auch keine Veranlassung dafür, funktionale und sexuelle Unterstützung zu vermischen.

4.7.3 Lernaktivitäten

Studie 1

Geben Sie sich beim Ausführen von Aktivitäten mit Ihrem Interaktionspartner ein Feedback bezüglich der sexuellen Signale in Ihrem Austausch. Nur wenn Sie wissen, dass Ihre Handlungen als sexuell interpretiert werden, sind Sie in der Lage, dieses entsprechend professioneller zu gestalten.

Studie 2

Fragen Sie ältere, erfahrenere Pflegende, wie sie mit sexuellen Annäherungsversuchen im Allgemeinen umgehen.

Studie 3

Diskutieren Sie mit Kollegen, welche Arten von pflegerischen Situationen als sexuell interpretiert werden – und wie sich solche Situationen entwickeln können. Diskutieren Sie verschiedene Lösungsmöglichkeiten für das jeweilige Problem.

4.8 Essen, Trinken und Verdauen

Jeder Mensch isst und trinkt unabhängig von seinem Gesundheitszustand mehrmals am Tag. Wir können ohne die Nährstoffe, die wir mit der Nahrung zu uns nehmen, nicht leben. Was wir essen und trinken und die Art, wie wir es tun, wirkt sich auf unsere Gesundheit aus. Wir möchten hier aber nicht erklären, was man essen und trinken sollte und was nicht. Andere sind besser ausgebildet, dies zu übernehmen. Stattdessen möchten wir uns auf die Konsequenzen der Art und Weise, *wie* wir essen und trinken, für unsere Gesundheit konzentrieren: auf die **menschlichen Aktivitäten** des Essens und Trinkens.
Die anatomischen Strukturen bzw. die **Massen,** die beim Essen und Trinken direkt betroffen sind, sind **Arme, Kopf, Brustkorb** und **Becken.** Unsere Arme führen die Speisen zum Mund. Wir kauen und bereiten die Nahrung im Mund zum Schlucken vor. Nachdem wir sie hinuntergeschluckt haben, werden die Speisen und Getränke verdaut und als Brennstoff für unsere Bewegungen sowie als Substanzen umgeformt, die zum Aufbau und zur Erhaltung unserer physikalischen Strukturen benötigt werden. Sie können eine Beschreibung aller Details des biochemischen und physiologischen Ernährungsprozesses an anderer Stelle finden. Unser Ziel liegt hier vielmehr darin, die Funktionen des Essens und Trinkens zu erläutern.

4.8.1 Essen

Der erste Akt des Essens besteht darin, die Nahrung zum Mund zu führen. Einige Nahrungsmittel, wie Brot, frisches Gemüse oder Früchte sind dazu geeignet, mit den Fingern gegessen zu werden. Doch meist benutzen wir Gabeln und Löffel, um aus Tellern, Schalen und Untertellern zu essen. Die Handhabung dieser Hilfsmittel und der Umgang mit der Arbeitsoberfläche ist also der erste Schritt. Löffel und Gabeln verlängern unsere Hände und verändern die räumliche Beziehung zwischen der

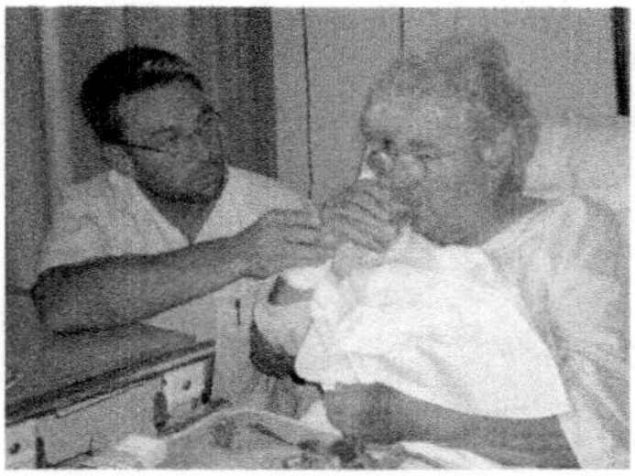

Abb. 4.45
Die Pflegeperson unterstützt die Patientin beim Trinken.

Nahrung und unserer Hand. Da die Utensilien selbst kein Scharnier oder bewegliche Teile besitzen, müssen wir die Beugung und Drehung unsere Hände und Arme einsetzen, um die Speise, die auf dem Löffel liegt, in den Mund zu führen. Geschwächte Patienten haben damit oft Probleme. Sie benötigen die Unterstützung und Anleitung von Pflegenden, die verstehen müssen, in welcher Form **Transport- und Haltungsbewegungen** für diese Funktion kombiniert werden müssen. Nur dann können sie versuchen, ihre Einschränkungen durch andere Bewegungen zu kompensieren.

Beißen und Kauen

Wenn sich die Nahrung vor dem Mund befindet, besteht der nächste Schritt darin, ein Stück von ihr **abzubeißen** oder sie auf einmal von dem Essbesteck herunterzunehmen. Diese Aktion besteht aus mindestens drei Bewegungen. Die erste ist das Schließen der Zähne über der Speise. Als nächstes muss man das Essen so halten, dass es fest zwischen den Zähnen bleibt. Und dann die Bewegung des Abtrennens eines Bissens der Nahrung vom Ganzen; oder, im Fall eines bereits mundgerechten Stücks, es von der Gabel oder dem Löffel zu nehmen. Wir beschreiben diesen Prozess bewusst so detailliert, damit Sie verstehen, warum diejenigen, die Hilfe beim Essen brauchen, dies so schwierig finden. Sämtliche Aspekte des Essens sind sehr viel komplexer als die meisten Menschen realisieren.

Als nächstes stellt sich die Aufgabe des **Kauens** von festen Speisen, damit sie halbflüssig werden. Dies erfordert die koordinierten Bewegungen von Kiefer, Zunge und Kopf. Übersehen Sie nicht, dass Sie gleichzeitig damit beschäftigt sind, Speichel zu produzieren, zu atmen, den Blutkreislauf aufrecht zu halten, eine Position zu halten, aufmerksam zu sein etc. Unter dem Einfluss der Schwerkraft der Speisen in Ihrem Mund neigt sich der Kopf etwas nach vorn, um das Essen zwischen den Zähnen zu halten. Die Kieferbewegungen schneiden und zermahlen das

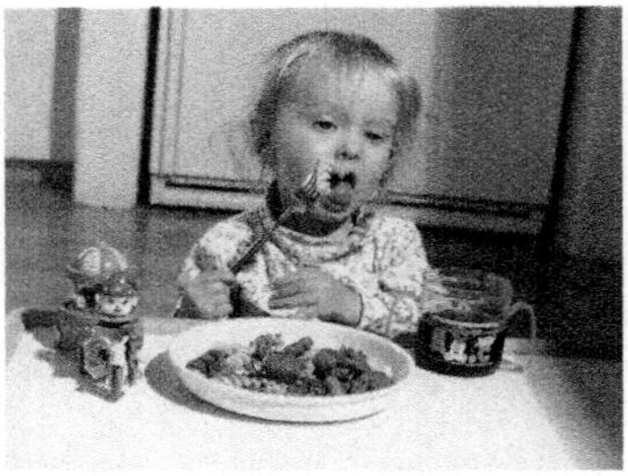

Abb. 4.46
Wie schwierig das Essen mit Gabel oder Löffel ist, zeigt sich bei Kindern, die diese Aktivität gerade erlernen.

Essen und Ihre Zunge drückt immer wieder die noch festen Stücke zwischen die sich bewegenden Zähne zurück. Dies ist ein überaus gekonntes Verhalten. Wenn Sie Babys beobachten, die dies gerade erlernen, werden Sie sich überzeugen können, dass das gar nicht so einfach ist.

Nun ist das Essen soweit, dass es geschluckt werden kann. Ihr Kopf neigt sich etwas nach hinten und bewegt die Speise in den hinteren Bereich des Mundes. Zunge und Kiefer drücken und heben nun das Essen in die richtige Position, damit sie die entsprechende Bewegung vollziehen können, um es hinunterzuschlucken. Nun beginnt die Nahrung ihre Reise durch den Verdauungstrakt.

4.8.2 Trinken

Flüssigkeit in den Mund zu führen, erfolgt immer mit einem Hilfsmittel in Form eines Wasserhahns, einer Flasche, eines Glases, einer Tasse oder eines Strohhalms. Dieses instrumentelle Verhalten stellt die erste Herausforderung beim **Trinken** dar. Sie müssen zuerst den Deckel, den Korken oder egal welchen anderen Verschluss des Gefäßes mit dem Getränk öffnen. Dann folgt die Aufgabe, die Flüssigkeit in ein Behältnis zu gießen, aus dem man trinken möchte. Danach wird das Glas o.Ä. an den Mund geführt. Genau wie beim Essen mit einer Gabel oder einem Löffel ist hier die gleiche Bewegungsressource, nämlich die den Erfordernissen Ihrer aktuellen Position entsprechenden Rotations-, Streck- und Dehnbewegungen von Arm und Hand notwendig, um das Glas den räumlichen Bedingungen beim Führen der Flüssigkeit zum Mund anzupassen. Sie benötigen ganz andere Bewegungen, wenn Sie im Liegen statt im Sitzen aus einem Glas trinken wollen.

Das Trinken mit einem Strohhalm ist eine einfachere Funktion als das Trinken aus einem Glas. Sie müssen den Strohhalm nur zum Mund führen und daran saugen. Beim Trinken aus einem

Glas oder einer Tasse müssen Sie alle Bewegungen zwischen Arm und Hand koordinieren, die für das Führen des Glases zum Mund nötig sind. Ihr Kopf nimmt leichte Anpassungen vor, um die Position von Mund und Glas aufeinander abzustimmen. Natürlich müssen Sie in beiden Fällen all Ihre Massen in eine Position organisieren, in der diese Funktion möglich ist.
Haben Sie das Glas zum Mund geführt, müssen Sie den Inhalt in Ihren Mund bringen, ohne ihn zu verschütten. Dies erfordert eine Koordination einerseits zwischen Hand und Arm und andererseits zwischen Kopf, Mund und Zunge. Auch hier spielt die Atmung eine wichtige Rolle, da wir, um die Flüssigkeit in den Mund zu bekommen, eine leichte Saugbewegung ausführen müssen, um die Flüssigkeit aus dem Glas in den Mund zu befördern.
Anschließend gelangt die Flüssigkeit in eine Position im hinteren Mundbereich, von der aus sie geschluckt werden kann. Dies ist ein schrittweiser Prozess, um die Aspiration der Flüssigkeit in die Luftwege zu vermeiden. Ihr Kopf, der zuerst eher nach vorne gerichtet war, neigt sich jetzt etwas nach hinten, wodurch die Flüssigkeit in Richtung Kehle bewegt wird. Dort angekommen, wird sie in einer zeitlich exakt abgestimmten Schluckbewegung in den Ösophagus befördert, wo die peristaltischen Prozesse einsetzen.

4.8.3 Verdauen

Die Aktivität der **Verdauung** beginnt mit den peristaltischen Kontraktionen Ihres Nahrungskanals. Das Wort „Peristaltik“ stammt aus dem Griechischen und bedeutet „greifen“ und „zusammendrücken“. Genau dies geschieht mit dem Essen, das Sie geschluckt haben, wenn es in Wellenbewegungen in Ihren Magen gepresst wird. Diese Bewegung ist so hartnäckig, dass Sie auf dem Kopf stehen und dabei ein Glas Wasser trinken können, und der Großteil der Flüssigkeit trotzdem im Magen landet. Probieren Sie es aus, wenn Sie uns nicht glauben!
Nachdem das Essen in den Magen geleitet wurde, unterliegt es der weiteren Bearbeitung, während es durch den ca. neun Meter langen Mäander des Darms von einer Seite des Körpers zur anderen transportiert wird. Diese Fortbewegung des Speisebreis ist

das Ergebnis der dynamischen Aktivität der glatten Muskeln. Sie erfordert Energie und steuert unser gesamtes physiologisches System in der gleichen Weise wie die Kontraktionen der Skelettmuskeln. Während der aktiven Verdauungsphase werden große Mengen an Blut von den quergestreiften Skelettmuskeln abgezogen und zur Unterstützung der Verdauung zu den inneren Organen geleitet. Deshalb sind wir nach dem Essen regelmäßig müde. Wenn Sie so richtig anstrengende Bewegungsaktivitäten durchführen, während Ihr Körper gerade eine größere Mahlzeit zu verdauen versucht, werden Sie möglicherweise Verdauungsstörungen bekommen. Leichte, nicht strapaziöse Aktivitäten oder noch besser Ruhe sind eine sinnvollere Unterstützung für die Verdauungsfunktion. Wenn die Nährstoffe der Nahrung entzogen sind, werden die verbleibenden Abfallprodukte anschließend ausgeschieden.

4.8.4 Überlegungen für die Pflege

Die Aktivität des Essens erfolgt freiwillig. Auch wenn wir uns selbst ernähren können, laufen die Art und Weise, wie wir essen, meist unbewusst ab. Im Erwachsenenalter sind die Essgewohnheiten einschließlich der Art der Nahrungsmittel, der alltäglichen Bewegungsstrukturen beim Essen sowie die Bedingungen, unter denen wir essen, so fest verwurzelt, dass es nicht einfach ist, sie zu verändern. Für die meisten von uns ist das Essen ein soziales Ereignis. Wir sind es gewohnt, mit anderen während des Essens über die Gerüche und den Geschmack zu plaudern. Es ist in den meisten Familien die wichtigste Zeit für den zwischenmenschlichen Austausch. Das unpersönliche und isolierte Essen, wie es in vielen Krankenhäusern stattfindet, schränkt zumindest auf sozialer Ebene die Gesundheitsentwicklung ein.

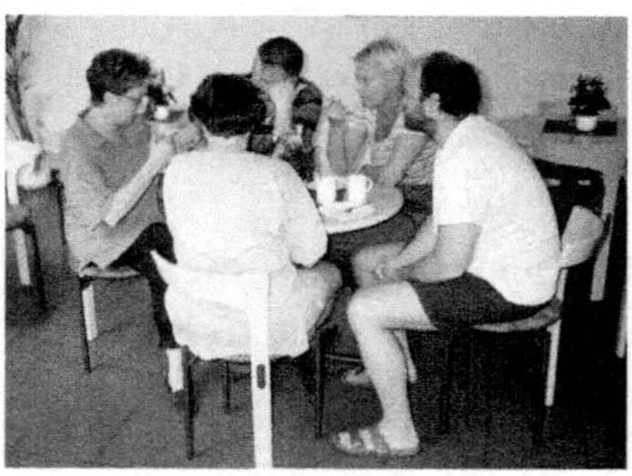

Abb. 4.47 Essen dient nicht nur zur Nahrungsaufnahme, sondern ist für die meisten Menschen ein wichtiges soziales und kommunikatives Ereignis.

Pflegende sollten daher alles tun, um die Situation eines Patienten im Krankenhaus so angenehm wie möglich zu gestalten; in diesem Zusammen-

hang sollte auch der Wert des Essens im Prozess der Gesundheitsentwicklung gestärkt werden.
Andere Faktoren, die eine nachteilige Wirkung auf die Essfunktion der Patienten haben können, sind:

- sie bekommen Speisen serviert, die sie normalerweise nicht essen
- aufgrund ihrer Krankheit oder Verletzung können sie ihre normalen Bewegungsmuster beim Essen nicht ausführen
- sie müssen unter ungewohnten Bedingungen essen, z.B.:
  - im Bett sitzend mit ausgestreckten Beinen und einem Tablett vor der Brust
  - im Sitzen am Bettrand
  - im Sitzen in einem Rollstuhl
  - in einem fremden Raum alleine sitzend oder in einer Reihe von Betten, wo jeder in seinem Bett sitzt und alleine vor sich hin isst
- durch die Erkrankung sind Bewegungsaktivitäten oft eingeschränkt, welche die Verdauung fördern.

Praxistipp

Selbst wenn Patienten die oft ungewohnte Krankenhauskost gut vertragen, leiden sie oft unter Verdauungsproblemen. Bevor Sie diese ohne viel Überlegung mit Medikamenten behandeln, sollten Sie zuerst andere Hilfsmittel ausprobieren. Beispielsweise ein kurzer Spaziergang mit dem Patienten über den Flur oder Bewegungen im Bett können die Verdauung schon anregen. Da sie ein unbewusster Vorgang ist, kann sie durch die Aktivität der großen Skelettmuskeln vor dem Essen und durch sanfte Bewegungen nach dem Essen positiv beeinflusst werden.

Menschen, die am häufigsten unter Verdauungsproblemen leiden, sind Babys (Neugeborene bis zum dritten Lebensmonat) und Menschen, die sich wenig bewegen oder durch Krankheit oder Verletzung über längere Zeit immobil sind. Sie alle haben gemeinsam, dass sie lange still sitzen oder liegen müssen. Und wenn sie sich bewegen, tun sie dies oft in parallelen Mustern. Solche Bewegungen üben keinen diagonalen Druck auf den Verdauungstrakt aus, der jedoch erforderlich ist, um Essen und

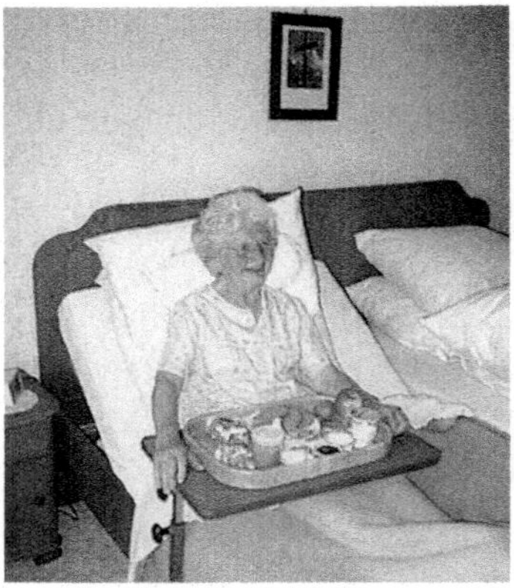

Abb. 4.48
Die Bewohnerin eines Pflegeheimes freut sich, ihr Essen selbständig genießen zu können.

Gase durch das System zu befördern. Als effektive Behandlung gegen Blähungen und Verstopfungen eignen sich Spiralbewegungen besser. Wenn wir uns in spiraligen Mustern im Bett bewegen, aus dem Bett oder von einem Stuhl aufstehen, werden die Massen des Körpers nacheinander gedreht. Dies ist die richtige Bewegung, die für die Beförderung der Speisen durch das Verdauungssystem erforderlich ist. Sie hilft darüber hinaus, Gase und Abfallprodukte aus dem System unseres Körpers auszuscheiden.

4.8.5 Kinästhetische Analyse

Die kinästhetischen Konzepte können genutzt werden, um die vorhandenen Ressourcen der Patienten zu entdecken und den Prozess des Essens und Verdauens zu Gunsten ihrer Gesundheit zu normalisieren.

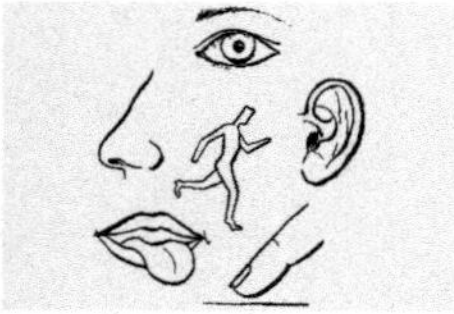

Sinne

Sorgen Sie für einen angenehmen Geruch und Geschmack, die das Interesse am Essen fördern. Untersuchen Sie das Ausmaß der taktil-kinästhetischen Fähigkeiten Ihres Patienten in den Händen und Armen sowie im Mundbereich, die ja seinen Essprozess ermöglichen sollen. Wenn Patienten eine Unterstützung benötigen, nehmen Sie taktilen Kontakt zu den Massen oder Haltungsebenen auf, wo sich die Knochen näher an der Oberfläche des Körpers befinden.

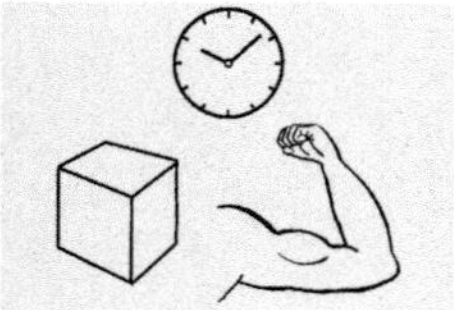

Bewegungselemente

Passen Sie die Faktoren Zeit, Raum und Anstrengung an die individuellen Ressourcen und Fähigkeiten des Patienten an, damit er entweder selbst essen oder zumindest am Essprozess teilnehmen kann.

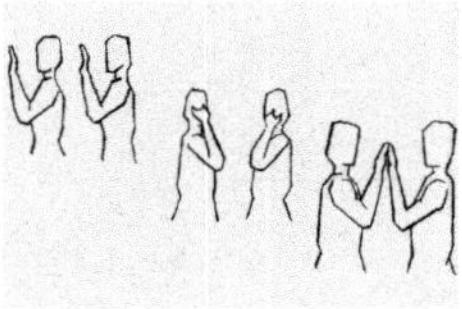

Interaktionsformen

Erforschen Sie die unterschiedlichen sozialen Kontexte, die für den Vorgang des Essens für die einzelnen Patienten von Bedeutung sind.

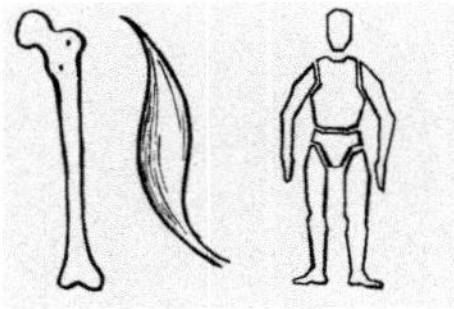

Massen und Zwischenräume

Stellen Sie sicher, dass jede Masse beweglich ist. Es ist sinnvoll, den Essvorgang im Zusammenhang mit den Massen und Zwischenräumen zu betrachten. Das Essen gelangt von der Masse „Kopf" durch den Zwischenraum des Halses in die Verdauungsorgane „innerhalb" des Brustkorbs und zum Zwischenraum im Bereich der Taille.

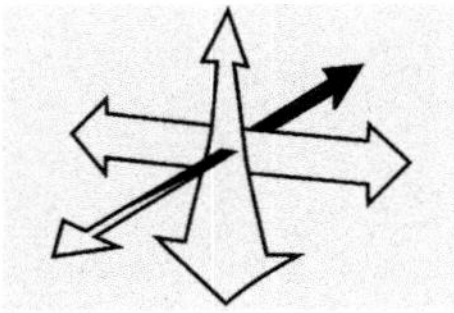

Orientierung

Organisieren Sie das Gewicht über die Rückseite des Körpers über den Sitzknochen, damit die Extremitäten und Muskeln auf der Vorderseite für Essen und Verdauung frei sind. Nutzen Sie die Mahlzeiten Frühstück, Mittag- und Abendessen, um die Patienten die Möglichkeit zu geben, sich zeitlich zu orientieren.

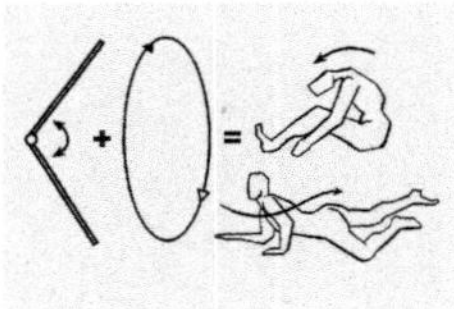

Menschliche Bewegung

Achten Sie darauf, dass die Patienten während der Nahrungsaufnahme ihre Haltungs- und Transportressourcen beibehalten.

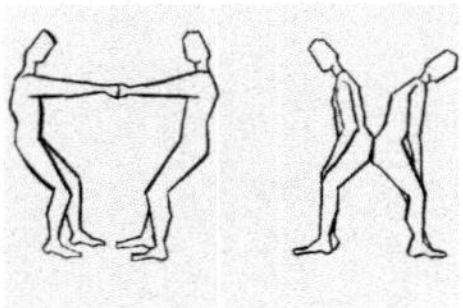

Anstrengung

Organisieren Sie die Esssituation so, dass drückende und ziehende Anstrengungen der Arme erforderlich sind, um die Mahlzeit mit einer Gabel oder einem Löffel zu zerteilen, aufzunehmen und dann zum Mund zu führen. Vergessen Sie dabei nicht, dass die Schulterblätter frei beweglich sein müssen.

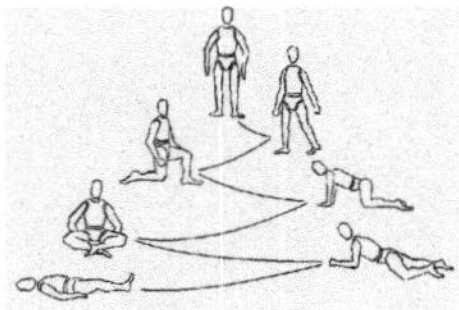

Menschliche Funktionen

Sitzen ist die optimale Position zum Ausruhen oder Essen und Trinken. Vermeiden Sie das Essen in Zwischenpositionen.

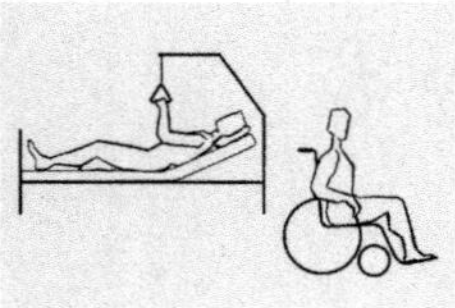

Umgebungsgestaltung

Schaffen Sie eine unterstützende Umgebung, die dem Patienten das Sitzen mit der geringsten Anstrengung erlaubt. Verändern Sie vorhandene Utensilien, damit sie für das Essen eine Hilfe sind. Organisieren Sie den Raum so, dass er die sozialen Aspekte des Essens unterstreicht.

4.8.6 Lernaktivitäten

Studie 1

Verwenden Sie die kinästhetischen Konzepte zur Beschreibung Ihres eigenen Ess- und Trinkprozesses.

Studie 2

Essen und trinken Sie in verschiedenen Positionen und katalogisieren Sie die Veränderungen, die Sie vornehmen, um den Vorgang zu erleichtern.

Studie 3

Untersuchen Sie die Auswirkungen des Essens in nicht ausbalancierten Positionen auf Ihre internen Prozesse wie Atmen und Verdauen. Nehmen Sie eine Mahlzeit im Sitzen auf einer weichen Couch ein. Sorgen Sie dafür, dass Sie irgendwo essen, wo Sie anschließend mindestens eine halbe Stunde bequem sitzen bleiben können. Vielleicht eignet sich hierfür gut der Platz vor dem Fernseher oder Sie hören in dieser Zeit Musik. Verändern Sie dann die Umgebung so, dass Sie in einer etwas zusammengesunkenen Position essen. Wenn Sie fertig gegessen haben, legen Sie die Essensausrüstung zur Seite und verbleiben so, wie Sie sind, nämlich zusammengesunken für mindestens eine halbe Stunde. Stellen Sie fest, welche Auswirkung dieser Bewegungsmangel auf Ihre Körperspannung, die Atmung und den Verdauungsprozess hat.

Studie 4

Essen und trinken Sie in einem Krankenhausbett unter den verschiedenartigen Bedingungen, mit denen auch Ihre Patienten konfrontiert sind, z.B. weiche Betten, erhöhte Beine, Kissen unter den Kopf und hinter den Rücken gestopft, ein Tablett über der Brust, Nachbarn, die sich von Ihnen abgewendet haben. Erstellen Sie eine Liste von Veränderungen, die Sie vornehmen würden, um diesen Prozess einfacher und erfreulicher zu gestalten.

Studie 5
Simulieren Sie häufig auftretende Patientenbedingungen und stellen Sie fest, welche Formen von Bewegungsprozessen benötigt werden, damit die Patienten selbständig essen und trinken können.

Studie 6
Reichen Sie Ihrem Interaktionspartner Essen an unter Anwendung verschiedener Interaktionsformen. Stellen Sie fest, wie Sie die Bewegungsaspekte Zeit, Raum und Anstrengung verändern müssen, um die jeweilige Interaktionsform ausführen zu können. Diskutieren Sie die Auswirkungen der verschiedenen Formen auf Ihre Interaktion.

4.9 Ausscheiden

Während der meisten Zeit eines gesunden Lebens ist die **Ausscheidung** ein absolut privater und persönlicher Vorgang, der wenig Beachtung oder Kommentare erfordert. Doch ab dem Zeitpunkt, an dem wir krank werden oder einer ungesunden Belastung unterliegen, kann die Ausscheidung zu einem zentralen Thema werden. Erfahrene Pflegende werden bestätigen, dass pflegebedürftige Patienten fast immer in irgendeiner Weise unter einem Ausscheidungsproblem leiden. Tatsächlich kommt es immer wieder vor, dass medizinische Notfälle wie Herzattacken, Embolien und Ähnliches oft eintreten, während die Patienten auf der Toilette sind oder kurz danach.
Wie alle anderen menschlichen Funktionen ist auch die Ausscheidung Teil eines **Feedback-Kreislaufs**, der durch Kontraktionen der großen Skelettmuskeln unseres Körpers angetrieben wird. Wenn diese Muskeln nicht aktiv sind, wird die Ausscheidung zum Problem. Die schlaffen Muskeln sind nicht nur

ineffektiv und benötigen eine große Anstrengung für die Ausscheidung, sondern sie erzielen außerdem eine nur geringe Wirkung in den Verdauungs-, Zirkulations- und Energieproduktionssystemen, die ebenfalls Teil des gesamten Kreislaufs sind.
Die Ausscheidung ist ein Prozess, bei dem die Abfallprodukte aus dem Körper entfernt werden. Feste Abfallpartikel werden vorwiegend mit dem Stuhl beseitigt. Einige Stoffe ähnlicher Konsistenz werden auch durch Nase und Mund ausgeschieden. Die flüssigen Abfälle finden ihren Weg durch jede Pore oder andere Öffnungen aus unserem System heraus. Das größte Flüssigkeitsvolumen wird in Form des Urins ausgeschieden. Wir entledigen uns der Gase an beiden Enden des Verdauungstraktes in Form von Aufstoßen und Flatulenz.
Wegen der ausgesprochen privaten Natur dieser Thematik vermeiden es die Pflegenden häufig, sich angemessen mit den Ausscheidungsprozessen zu befassen. Sie stellen jedoch eine vitale und notwendige Aktivität dar, die man systematisch mit funktionalen Lösungsansätzen angehen kann, wenn die Natur jedes Prozesses erst einmal verstanden ist. Um Pflegende darauf vorzubereiten, Patienten beim Umgang mit ihren Ausscheidungsproblemen mit funktionalen Lösungen zu helfen, möchten wir die Bewegungen und Mechanismen der wichtigsten Ausscheidungsfunktionen beschreiben. Wir werden anschließend Möglichkeiten vorschlagen, wie man Patienten unterstützen kann, mehr Eigenkontrolle über diese Funktionen zu erlangen.
Eine häufige Reaktion auf Ausscheidungsprobleme ist die Verabreichung eines Medikaments oder anderer invasiver Behandlungen wie z.B. ein Klysma oder die Katheterisierung. Wenn Sie die verschiedenen Arten der Ausscheidung jedoch als Funktionen verstehen, die durch Bewegungen ausgeführt werden, können Sie viele funktionale Hilfsmittel ausprobieren, bevor Sie zu den üblichen Behandlungsmethoden übergehen, die oft sogar gesundheitsgefährdend sein können.

4.9.1 Stuhlgang als Funktion

Nur weil die modernen Toiletten wie Stühle aussehen – von manchen sogar als „Thron“ bezeichnet – bedeutet dies nicht zwingend, dass wir uns in einer sitzenden Position befinden, wenn wir auf der Toilette sind. In Wahrheit ruht das Gewicht dabei nicht auf dem Becken. Die Beinmassen tragen bei den modernen Toiletten das Körpergewicht. Die Sitzknochen befinden sich innerhalb des Rings des Toilettensitzes. Diese Position entspricht nicht unserer formalen Definition des Sitzens. Es ist eher ein Hocken, wobei beide angewinkelten Beine das Gewicht tragen. Wenn dazu noch die Arme auf die Beine gepresst werden, handelt es sich um eine spezielle Art des **Vierfüßlerstandes.**

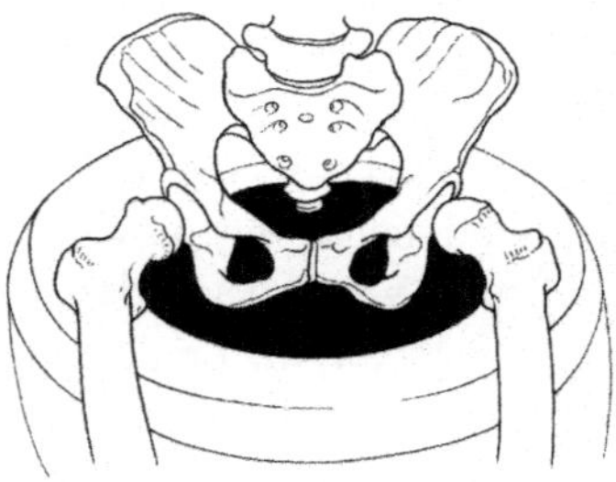

Abb. 4.49
Position des Beckens beim Sitzen auf der Toilette.

Sie sollten über Folgendes nachdenken: Der Stuhl wird durch den Darm und schließlich durch den Beckenboden bewegt. Wenn Ihr Gewicht direkt auf dem Becken lastet, während Sie diese Anstrengung ausführen, wird dies die Bewegung behindern. Wenn der Beckenboden physikalisch blockiert ist, kann auch nichts hindurch befördert werden. Außerdem gehören die Muskeln, die vollständig damit beschäftigt sind, das Becken in einer sitzenden Position zu halten, zu denselben, die den Stuhl bewegen sollen. Für eine effektive Ausscheidung müssten Sie versuchen, die Funktion des Haltens einer Position von der Funktion der Bewegung des Stuhlgangs zu trennen.

4.9.2 Überlegungen für die Pflege

Überdenken Sie Ihre normalen Ausscheidungsgewohnheiten. Sitzen Sie oder hocken Sie? Sind Ihre Beine zu kurz, um die Füße fest auf den Boden aufstellen zu können? Oder sind sie so lang, dass Sie nicht effektiv mit ihnen auf den Boden drücken können? Wenn Sie unter Verstopfung leiden, pressen Sie dann mit den Händen oder vielleicht mit einem Ellbogen auf die Knie?
Manchmal ist es schwierig, die Empfindungen, die vom Halten einer Position bzw. vom Pressen des Stuhlgangs herrühren, zu

unterscheiden. Wenn beide Funktionen in einer gemeinsamen Anstrengung miteinander vermischt werden, können sie nicht sehr effektiv sein.

Ein **Selbsttest** kann helfen, die verschiedenen Aktivitäten klarer auseinander zu halten: Rutschen Sie mit dem Becken einige Sekunden nach vorn und wieder nach hinten, um festzustellen, inwieweit dieser Bewegungsvorgang den Druck Ihrer Füße auf den Boden variiert. Hierbei handelt es sich um eine Haltungsbewegung, die eine dominierende Bewegungsressource zum Halten einer Position darstellt. Wenn Sie Ihr Becken oder den Brustkorb kreisförmig von einer Seite zur anderen drehen, nehmen Sie eine Transportbewegung wahr, die für die Funktion des Transports des Stuhlgangs in die Toilette wichtig ist. Wenn Sie Ihre Knie hin- und herbewegen, wird dies die Muskeln in Ihrer Hüfte lösen und verhindern, dass sie jene Muskeln im Beckenboden blockieren, die für den Stuhlgang benötigt werden. Sich lediglich die unterschiedlichen Qualitäten der Haltung und des Transports bewusst zu machen, genügt oft schon, um den Verlauf der gesamten Aktivität zu verbessern.

Viele Menschen führen beim Stuhlgang eine solche Anstrengung aus, dass sich alle Muskeln im Bereich der Körpermitte regelrecht verkrampfen. Diese Anstrengung verursacht jedoch, dass die Beine vom Boden abgehoben werden. Der Druck auf den Beckenboden führt auf diese Weise dazu, dass die Massen zur Mitte hin gezogen werden. Wie wir schon erwähnt haben, sind vorwiegend die Beine für den Positionsaspekt dieser Funktion verantwortlich. Sie müssen auf den Boden drücken, damit das Gewicht dorthin abgegeben werden kann. Somit werden die Muskeln im Becken frei, um ohne Problem die Anstrengung zu meistern, die den Stuhl bewegt. Eine Möglichkeit zur Unterstützung dieses Vorgangs besteht darin, mit den Armen aktiv an einer entsprechenden Vorrichtung zu ziehen. Die Patienten sollten dies tun, damit ihre Beine als Reaktion auf die ziehende Bewegung der Arme auf den Boden drücken können. So kann die Anstrengung in der Körpermitte besonders produktiv sein.

Praxistipp

Wenn ein Patient so krank oder verletzt ist, dass er bei der Aktivität des Stuhlgangs im Bett bleiben muss, ist dies für den Betroffenen meist sehr unangenehm und unbequem. Doch es ist möglich, die physikalischen Voraussetzungen zu schaffen, um diesen Prozess zu unterstützen. Erinnern Sie sich daran, wie wichtig es ist, dass die Beine Gewicht tragen und der Beckenboden frei ist, um die drückende Bewegung auszuführen, die in diesem Bereich erforderlich ist. Eine Möglichkeit, dies zu erreichen, besteht darin, dass der Patient mit den Füßen kräftig gegen das Bettende drückt. Gleichzeitig zieht er mit den Armen an einer vorhandenen Hilfsvorrichtung. Auf diese Weise wird mit dem Steckbecken unter dem Becken eine ähnliche Situation geschaffen wie beim Sitzen auf einer Toilette.

4.9.3 Kinästhetische Analyse

Sinne

Achten Sie auf die kinästhetischen Empfindungen bei der Defäkation, z.B. Eigenbewegungen von Muskeln, Gelenken und Gewicht im Körper.

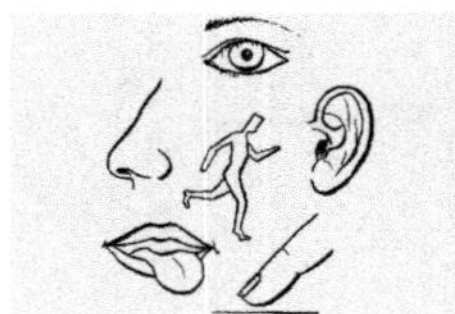

Bewegungselemente

Reduzieren Sie die Anstrengung. Versuchen Sie, die Bewegungsrichtung und die Zeiteinteilung zu verändern.

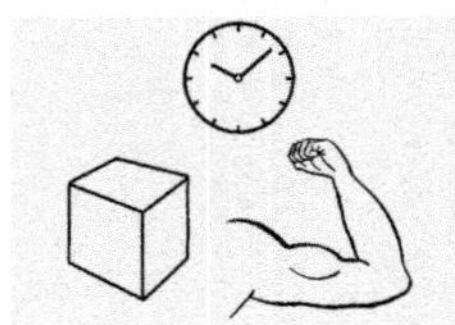

Interaktionsformen

Ausscheiden ist eine einseitige Funktion. Ermöglichen Sie den Patienten die erforderliche Privatsphäre.

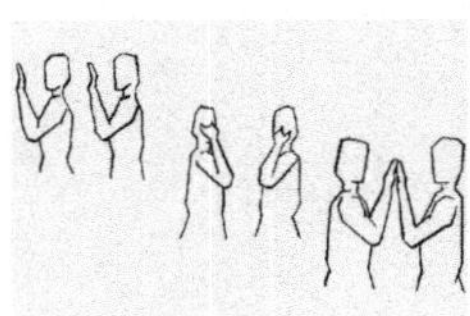

Massen und Zwischenräume

Nutzen Sie die einzelnen Massen nicht gleichzeitig, sondern nacheinander.

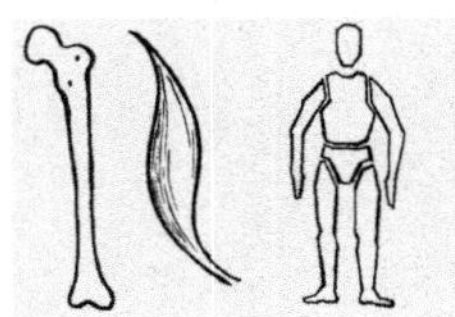

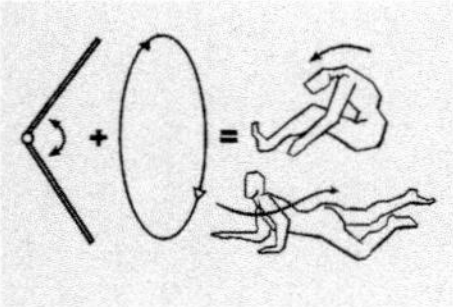

Menschliche Bewegung

Trennen Sie die Haltungsbewegungen von den Transportbewegungen im Bereich des Beckens. Wenn der Stuhl hart ist, können häufige spiralige Bewegungen mit der Hüfte den Stuhlgang fördern.

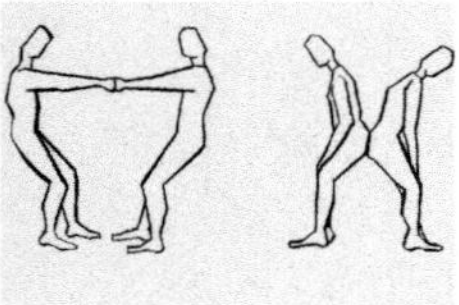

Anstrengung

Erläutern Sie die ziehenden und drückenden Bewegungen.

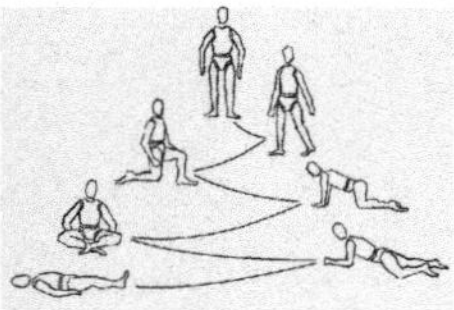

Menschliche Funktionen

Nutzen Sie die Grundpositionen, damit das Gewicht von den Beinen getragen wird.

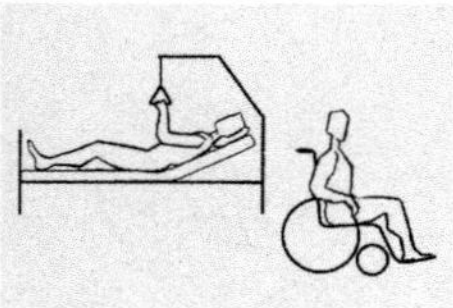

Umgebungsgestaltung

Arrangieren Sie eine Unterstützung für die Beine, damit diese das Gewicht effektiver tragen können.

4.9.4 Urinausscheidung

Der **Harndrang** entsteht durch Druck in der Blase, der aufgrund einer Urinansammlung ab ca. 200 ml zustande kommt. Eine Linderung entsteht durch die Entspannung der Harnröhre, wodurch der Urin aus dem höher gelegenen Bereich der Blase, wo der Druck sehr stark ist, in Richtung Öffnung fließen kann, wo der Druck relativ gering ist. In allen Fällen üben wir die Aktivität des Wasserlassens in einer bestimmten Position aus. Gleichzeitig führen wir dabei andere Funktionen aus: beispielsweise atmen wir, unser Herz schlägt und wir spannen und entspannen die Muskeln im Körper. Meist sind das Bedürfnis nach Privatsphäre und die erforderliche Zeit, die man für die normale Urinausscheidung benötigt, die wichtigsten Gründe für mögliche Probleme.

4.9.5 Überlegungen für die Pflege

Jeder Mensch hat seine eigene Art, Urin auszuscheiden. Für manche ist es ganz einfach, andere brauchen Zeit, um sich zu entspannen, damit sie Urin lassen können. Manche Männer müssen zwischendurch einhalten, andere nicht. Oft ist es für sie erforderlich, dabei zu stehen. Wegen der großen Vielfalt der Gewohnheiten und Bedingungen ist es wichtig, den geäußerten Bedürfnissen jedes Patienten Aufmerksamkeit zu widmen, so dass man eine wirkliche Hilfe anbieten kann und den Prozess nicht noch zusätzlich behindert. Lässt es der Gesundheitszustand des Patienten zu, ist es in der Regel am besten, ihn bei der Aktivität des Ausscheidens ungestört zu lassen.

4.9.6 Kinästhetische Analyse

Wenn das Urinieren schwierig oder unkontrolliert ist, etwa bei Inkontinenz, kann eine systematische Betrachtung der kinästhetischen Konzepte sinnvoll sein, um funktionale Lösungen für eine Verbesserung der Kontrollfähigkeit des Urinierens zu finden.

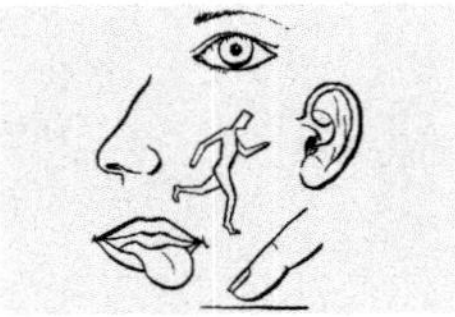

Sinne

Bieten Sie dem Patienten an, lauwarmes Wasser über die Haut seiner Genitalien laufen zu lassen. Lassen Sie den Patienten das Geräusch von plätscherndem Wasser hören.

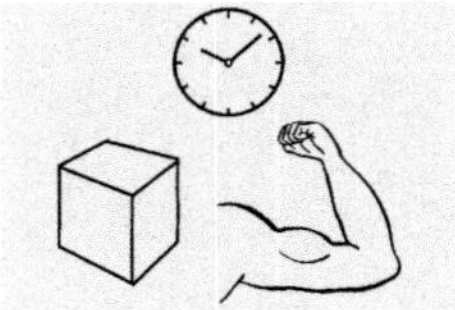

Bewegungselemente

Helfen Sie dem Patienten, sich zu entspannen. Vermeiden Sie Zeitdruck. Schaffen Sie genügend Platz.

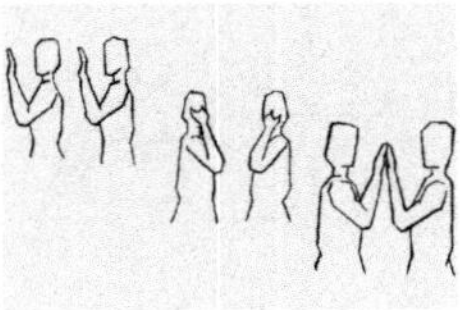

Interaktionsformen

Die Urinausscheidung gelingt am erfolgreichsten alleine.

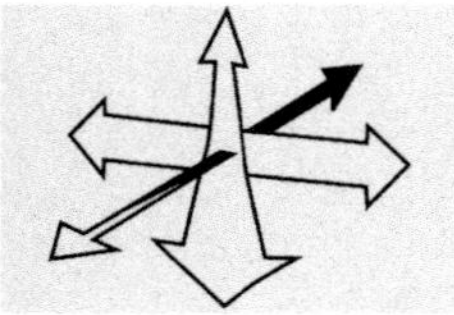

Orientierung

Der Toilette gegenüber zu stehen, kann für Männer hilfreich sein, bei Frauen vielleicht eher, in die andere Richtung zu schauen. Wenn der Mann zum Urinlassen nicht stehen kann, könnte er sich auch rittlings auf die Toilette setzen. Dies kann eine Lösung für diejenigen sein, welche Schwierigkeiten beim Transfer von ihrem Rollstuhl zur Toilette haben. Solche Patienten kann man einfach mit ihrem Stuhl über die Toilette schieben, so dass sie sie sehen und benutzen können.

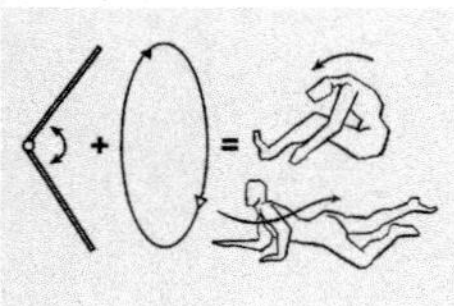

Menschliche Bewegung

Patienten, die Schwierigkeiten haben, sich ruhig zu halten, brauchen eine beruhigende Hand, damit sie nicht wegrutschen oder zur Seite fallen. Parallele Bewegungen kontrollieren am besten die Richtung des Urinflusses.

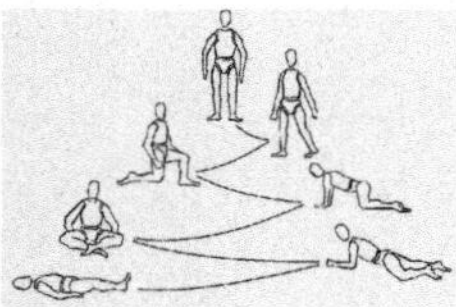

Positionen

Unterstützen Sie die Patienten nach Möglichkeit bei der Einnahme ihrer gewohnten, normalen Positionen.

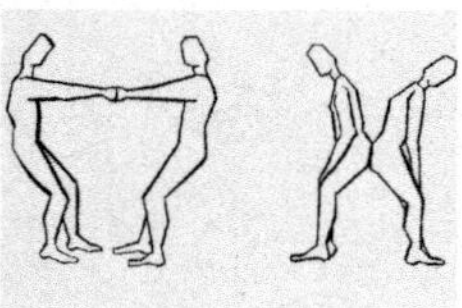

Anstrengung

Ermutigen Sie die Patienten, mit den Armen und Beinen gegen einen Widerstand zu drücken oder daran zu ziehen, bis sie die richtige Kombination finden, die ihre Funktion unterstützt.

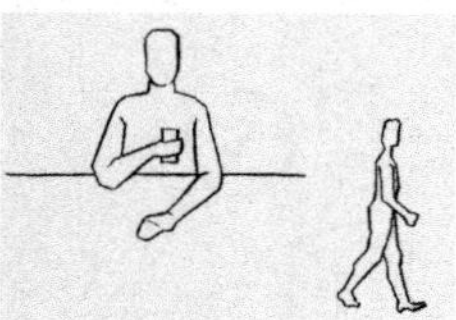

Menschliche Funktionen

Vermeiden Sie eine Fortbewegung während der Ausübung dieser Funktion, welche eine Bewegung am Ort ist.

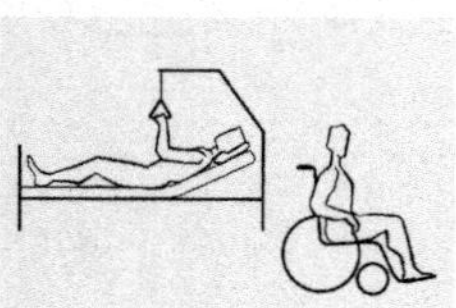

Umgebungsgestaltung

Organisieren Sie die Umgebung des Patienten so, dass er seine vorhandenen Ressourcen kontrollieren kann. Stellen Sie beispielsweise bei kleinen Patienten mit kurzen Beinen eine Unterstützung unter ihre Füße, damit sie den Boden mit den Füßen erreichen können.

4.9.7 Erbrechen

Der **Würgreflex** entspricht einer der Möglichkeiten, wie unser Körper Substanzen ausscheidet, die er nicht verdauen kann. Beim **Erbrechen** findet eine gewaltige Kontraktion des Abdomens statt, des Diaphragmas und der anderen Muskeln im Bereich von Brustkorb und Kehle. Um unerwünschte Substanzen aus Magen, Ösophagus und Mund zu entfernen, benötigen diese Muskeln eine stabile Grundlage, auf der sie arbeiten. Diese Kontraktionen überwinden die normalen peristaltischen Bewegungen der Kehle, die das Essen in Richtung Magen bewegen. Und sie sorgen dafür, dass die Luftwege geschlossen sind, damit die Substanzen nicht in die Trachea gelangen.

Die Beine und Arme bieten die stabile Grundlage, die es den zentralen Massen erlaubt, die heftigen Bewegungen des Erbrechens ausführen zu können. Jeder, dem schon einmal übel war, weiß genau, dass man beim Erbrechen nicht auf dem Rücken liegen kann. Sich auf die Seite zu drehen oder mit den Ellbogen in der Bauchlage zu halten, funktioniert schon etwas besser. Die am besten geeignete Position ist das Knien oder Stehen mit dem Gewicht auf beiden Beinen und Armen. Dadurch sind die zentralen Massen frei, um die krampfartige Anstrengung zu bewältigen, die beim Erbrechen stattfindet. Auch sich mit den Händen vornüber auf die Knie oder eine Unterstützungsfläche wie etwa den Toilettensitz zu lehnen, ist eine sehr effektive Position.

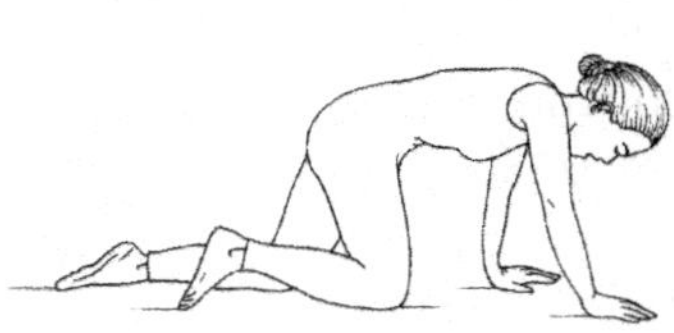

Abb. 4.50 Effektivste Körperhaltung beim Erbrechen.

4.9.8 Kinästhetische Analyse

Sinne

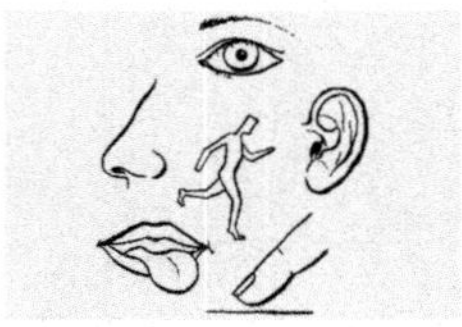

Vermeiden Sie Gerüche und Geschmacksempfindungen, welche dem Patienten Unbehagen bereiten. Lassen Sie ihn die Augen schließen, um eine mögliche zusätzliche Verschlimmerung durch visuelle Bewegungen auszuschalten.

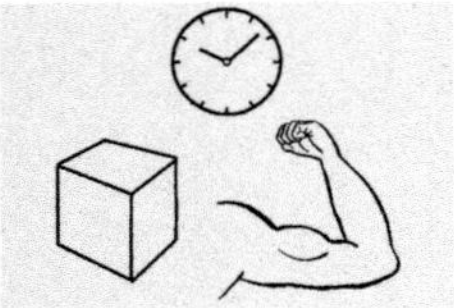

Bewegungselemente

Schaffen Sie Raum für Bewegungsfreiheit.

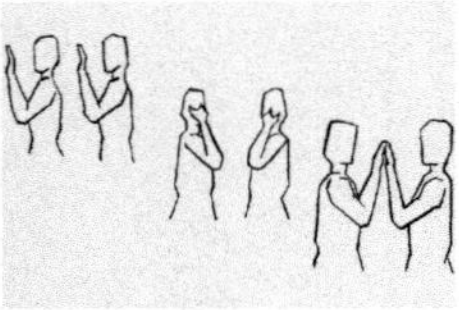

Interaktionsformen

Bieten Sie dem Patienten z.B. z.B. ein kühles, feuchtes Tuch zum Säubern und Erfrischen an. Schalten Sie sich nicht weiter in die Aktivität ein. Erbrechen ist eine einseitige Funktion.

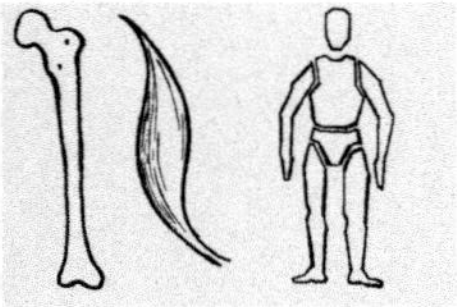

Massen und Zwischenräume

Sorgen Sie dafür, dass die zentralen Massen frei sind, damit der Patient die erforderlichen Bewegungen ausführen kann.

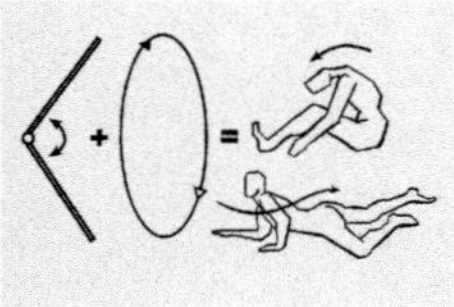

Menschliche Bewegung

Unterstützen Sie den Patienten bei der Ausführung dieser Funktion mit parallelen Bewegungen. Helfen Sie ihm anschließend, vorsichtig jede Haltungs- und Transportebene zu bewegen, um die Spannungen zu lösen, die aus der heftigen Anstrengung des Erbrechens resultieren.

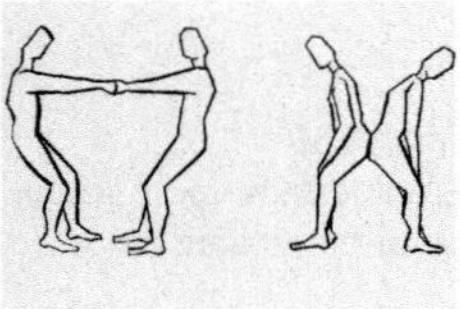

Anstrengung

Lassen Sie die Patienten mit den Extremitäten auf eine Unterstützungsfläche drücken, damit sie eine stabile Basis für die Kontrolle der krampfartigen Bewegung erhalten.

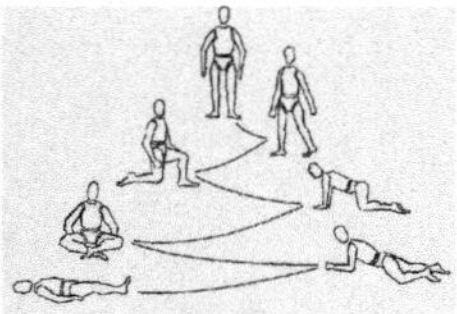

Positionen

Helfen Sie dem Patienten, einen Vierfüßlerstand einzunehmen. Verhindern Sie unbedingt die Rückenlage, auch um eine mögliche Aspiration von Erbrochenem zu vermeiden.

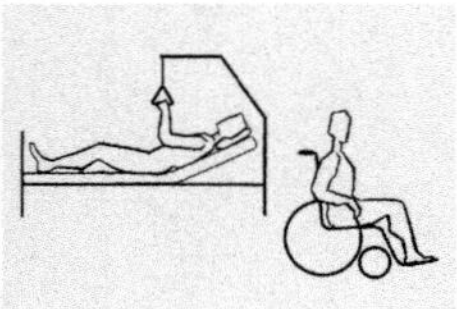

Umgebungsgestaltung

Sorgen Sie für ein geeignetes Behältnis, um das Erbrochene aufzufangen, damit der Patient sich ganz auf die Anstrengung konzentrieren kann. Besser geeignet als die oft zu kleine Nierenschale, bei der Patienten oft die Angst haben, dass etwas daneben geht, ist eine größere Schüssel.

4.9.9 Husten, Niesen, Naseputzen, Spucken und Aufstoßen

Diese verschiedenen Möglichkeiten der Ausscheidung von festen und flüssigen Substanzen aus Nase und Mund sind für das Wohlbefinden wesentlich. Sie finden so häufig statt, dass man leicht vergisst, wie sehr Pflegende den Patienten dabei helfen können, diese Aktivitäten effektiver auszuführen. Nach einer Nacht in liegender Position müssen sich selbst gesunde Menschen Hals und Nase säubern. Schwache und kranke Menschen benötigen dazu oft Hilfe.

Husten und **Niesen** reinigen die Luftwege. Abrupte und wiederholte Bewegungen zwingen Luft durch die Luftwege nach oben oder aus den Nasennebenhöhlen, um die dort vorhandenen Substanzen oder Flüssigkeiten zu entfernen. Diese Aktivität erfolgt größtenteils reflexartig. Husten wird durch die Wahrnehmung ausgelöst, dass Materialien in die Luftröhre einzudringen drohen. Niesen resultiert aus dem Gefühl, dass sich etwas in der Nase oder Nasennebenhöhle befindet. **Naseputzen** und **Spucken** sind bewusste Aktivitäten zur Reinigung der Nasennebenhöhlen, des Mundes und Halses. **Aufstoßen** ist der meist unfreiwillige Ausstoß von Luft oder Magengasen.

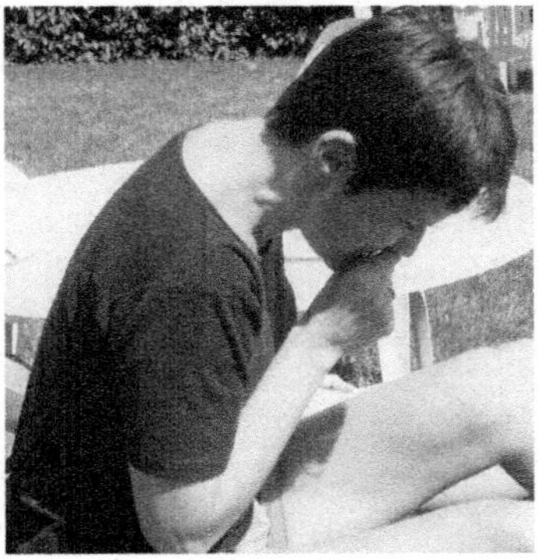

Abb. 4.51
Das Husten dient der Reinigung der Atemwege.

4.9.10 Überlegungen für die Pflege

Jede dieser Aktivitäten kann positive, aber auch negative Wirkungen auf den Gesundheitszustand haben. Wenn sie ihre jeweilige Aufgabe nicht erfüllen, werden sie zu störenden und manchmal sogar zu gesundheitsbedrohlichen Verhaltensweisen. Die Lösung besteht also darin, sie effektiv zu gestalten. In den meisten Fällen werden sie eingestellt, wenn sie ihre Funktion erfüllt haben.

All diese Aktivitäten sind in der Rückenlage ineffektiv. Die sinnvollste Hilfe besteht demnach darin, eine Position zu finden, in der die Aktivität effektiv ausgeführt werden kann. Probieren Sie mehrere Positionen aus und lassen Sie die Patienten entscheiden, welche die beste ist. Andere Faktoren, wie zugige, kalte oder zu heiße und zu trockene Luft, beeinflussen diese Aktivitäten ebenfalls auf eine Weise, die Pflegende verändern und kontrollieren können.

4.9.11 Kinästhetische Analyse

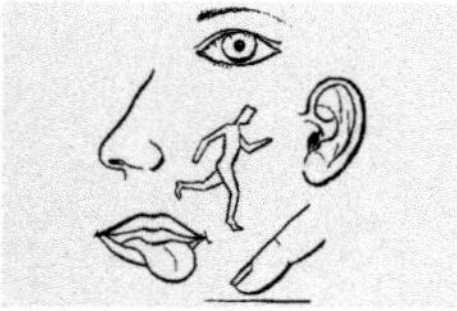

Sinne

Überlegen Sie, welche sensorische Stimulation eine Reaktion auslöst und wodurch sie unterdrückt wird.

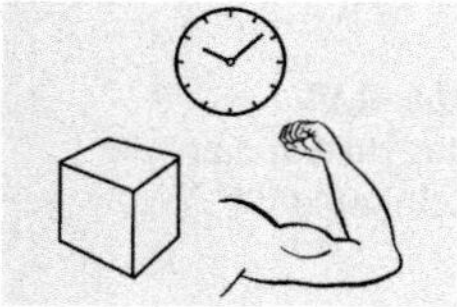

Bewegungselemente

Versuchen Sie Zeit, Raum oder Anstrengung in kleinen Schritten zu verändern.

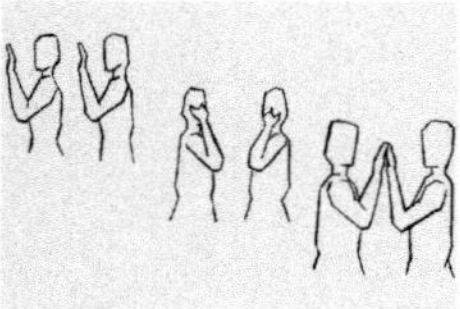

Interaktionsformen

Schrittweise Interaktionen sind die sinnvollste Ressource.

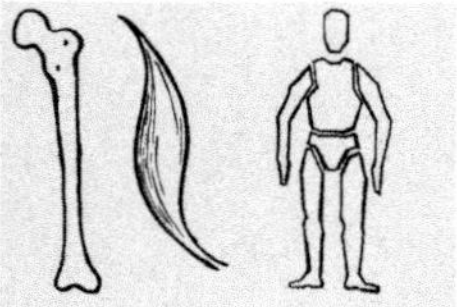

Massen und Zwischenräume

Die Massen von Brustkorb und Kopf müssen in einer vertikalen Position frei sein, damit die z.B. für das Niesen oder Husten notwendigen und effektiven Bewegungen ausgeführt werden können.

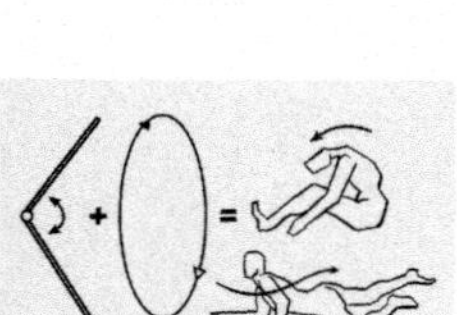

Menschliche Bewegung

Da diese Funktionen in den zentralen Massen wie dem Brustkorb stattfinden, sind parallele Bewegungen am besten geeignet.

Anstrengung

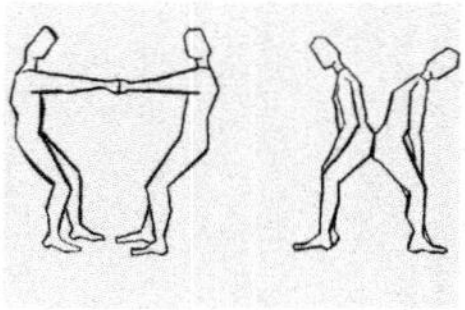

Ziehende und drückende Anstrengungen mit den Armen sollten miteinander verglichen werden, um zu erkennen, was für das Husten effektiver ist.

Menschliche Funktionen

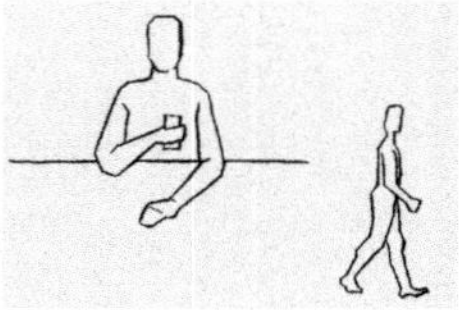

Sitzen ist im Allgemeinen für das Husten, Niesen und Aufstoßen am effektivsten. Sich aufzusetzen, verhindert, dass Flüssigkeiten beim Aufstoßen mit nach oben gelangen. Naseputzen und Spucken erfolgen leichter im Stehen. Sich zu bewegen (Fortbewegung) ist oftmals hilfreich, um Körperflüssigkeiten in Bewegung zu bringen, damit sie leichter ausgeschieden werden können.

Umgebungsgestaltung

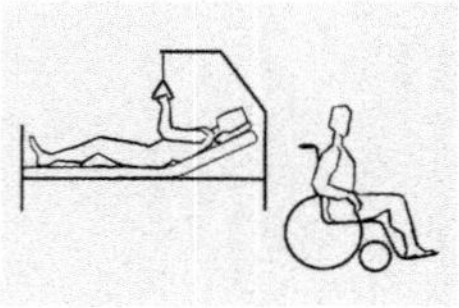

Eine Unterstützung zum Sitzen mit ausbalancierten Massen hilft bei den in Kapitel 4.9.9 besprochenen Aktivitäten am besten. Weiche Papiertücher in Griffweite werden bei den meisten dieser Funktionen benötigt, um anschließend Reinigungsaktivitäten auszuführen.

4.9.12 Lernaktivitäten: Erfahrungen bei der Defäkation

Studie 1

Da diese Aktivitäten so ausgesprochen privater Natur sind, besteht der erste Schritt für ein besseres Verständnis darin, die eigenen Gewohnheiten zu beobachten. Achten Sie systematisch mehrmals auf jede einzelne Funktion. Nutzen Sie dazu das kinästhetische Analyseraster. Was tun Sie bei der Defäkation? Wenn Sie sich selbst beobachten, kommen Ihnen dann mögliche Alternativen in den Sinn? Als Erinnerungshilfe können Sie ein Klebeband auf dem Badezimmerspiegel oder gar auf dem Toilettensitz anbringen.

Studie 2

Versuchen Sie, jede Ausscheidungsfunktion in den verschiedenen Grundpositionen zu simulieren. Einfach die entsprechenden Bewegungen in jeder Position durchzugehen, wird bei

Ihnen ein Gefühl dafür entstehen lassen, welche Position hinderlich und welche hilfreich ist. Führen Sie diese Aktivität mit einem Partner durch und diskutieren Sie jede Funktion gemeinsam.

Studie 3

Erstellen Sie eine Liste mit Situationen, in denen Patienten Ausscheidungen durchführen. Sammeln Sie Ihre Informationen auf einer bestimmten Pflegestation. Erörtern Sie die Liste mit Ihrer Studiengruppe.

Studie 4

Beginnen Sie, ein Tagebuch über die medizinischen Notfälle bei Patienten zu führen, welche möglicherweise im Zusammenhang mit einer Ausscheidungsfunktion stehen.

4.10 Zirkulation

Zirkulation ist der Prozess der Bewegung von Substanzen in unserem Körper. Diese Substanzen werden mit Hilfe unserer Körperflüssigkeiten bewegt. Herz, Blut, Venen und Arterien sind die am besten bekannten Elemente dieses Prozesses. Viele stellen sich vor, das Herz sei eine dynamische Pumpe, die aktiv Blut durch die Arterien und Venen eines passiven Körpers verteilt. Die Realität ist jedoch eine andere. Jeder Muskel in unserem Körper ist Bestandteil eines umfangreichen Pumpsystems, das all unsere Körperflüssigkeiten in Bewegung hält. Die Venen und Arterien stellen nur einen Teilaspekt des Systems der Durchgangspassage dar, das Flüssigkeiten zu jeder einzelnen Zelle leitet. In Wahrheit erfolgt im menschlichen Körper ein ständig aktiver Flüssigkeitsaustausch.

Die Bewegung von Flüssigkeiten durch unseren Körper ist eine Aktivität. Diese Aktivität basiert auf der Kontraktion der Muskeln im gesamten Körper. Das Herz ist nur einer dieser Muskeln. Obwohl die Zirkulation natürlich nicht ohne seine Beteiligung stattfinden kann, sind die Muskelkontraktionen des restlichen Körpers einschließlich der Venen selbst genauso wichtig. Die Kontraktionen der Skelettmuskeln ermöglichen eine **Feedback-**

Kontrolle des zeitlichen Rhythmus und der Anstrengung unseres Herzens. Die Pumpaktivität, die aus der rhythmischen Kontraktion der Muskeln resultiert, führt dazu, dass Flüssigkeiten ungehindert bis in die kapillare Ebene der Muskelfasern und in andere Gewebe transportiert werden. Dies ist besonders wichtig für das venöse System, welches fast ausschließlich von der Muskelaktivität abhängig ist, um das Blut zurück zum Herzen zu befördern.

Die Muskelkontraktionen lösen eine einfache mechanische Wirkung auf die Bewegung von Flüssigkeiten aus. Die Flüssigkeiten wiederum enthalten chemische Mitteilungen, welche die Kontraktion der Muskeln aktivieren.

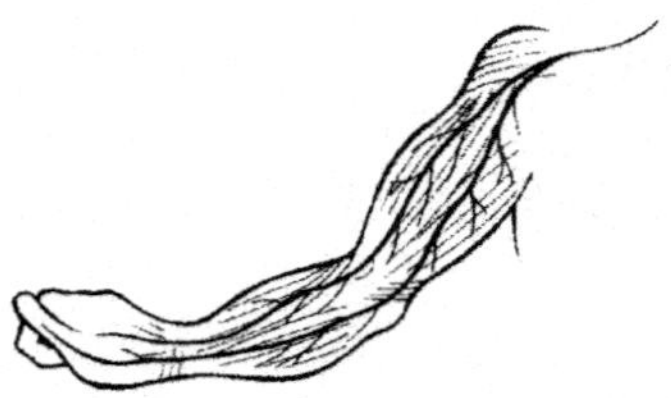

Abb. 4.52
Verlauf der Venen und der Muskulatur im Arm.

Dieser komplexe bioenergetische **Feedback-Prozess** entwickelt und verbessert sich, wenn wir lernen, unseren Körper zur Ausübung der Funktionen des täglichen Lebens ausreichend zu bewegen. Ein besonders wichtiger Aspekt ist in diesem Zusammenhang die Dilatation und die Konstriktion der Gefäßbahnen. Dieser Prozess wird durch eine gezielte Steigerung oder Verringerung von Kohlendioxyd (CO_2), Adenosin und anderer chemischer Elemente des Energieproduktionsprozesses im Blutstrom gesteuert. Die daraus resultierende Regulation des Gefäßsystems stellt sicher, dass die erforderlichen Materialien an die richtige Stelle gelangen, um dort den Energiebedarf der aktiven Muskeln zu erfüllen. Vergessen Sie nicht, dass die Aktivität dieser Muskeln den gesamten Kreislauf von Ereignissen bei der Bewegung in Gang hält. Genau deswegen ist die eigene aktive Bewegung der wichtigste Beitrag zur Erhaltung und Entwicklung einer gesunden Zirkulationsfunktion. Dies ist grundsätzlich davon unabhängig, ob wir gesund sind oder nicht.

4.10.1 Lymphsystem

Ein wichtiger Teil dieses zirkulierenden „Netzwerks“, das ausschließlich durch Muskelkraft bewegt wird, ist die **Lymphe.** Sie umhüllt die Muskeln mit Flüssigkeit und nimmt darüber hinaus Abfallstoffe auf. Die Abfallprodukte werden in den Lymphbahnen zu den Lymphknoten befördert, wo sie gefiltert werden. Die Lymphe wird, wenn Sie sich bewegen, ebenfalls in Bewegung versetzt. Bei Ihren Bewegungsaktivitäten kontrahieren bestimmte Muskeln, andere entspannen sich. Diese aktive Kontraktion und Relaxierung der Muskeln bewegt die Lymphe im Körper. Wenn wir lange Zeit sitzen, neigen wir dazu, träge und müde zu werden. Wir verspüren dann oft das Bedürfnis, aufzustehen und herumzulaufen. Unsere Aktivität bringt die Lymphe wieder in Bewegung. Mit einer solchen Anstrengung reinigen wir buchstäblich unseren Körper von innen.

4.10.2 Überlegungen für die Pflege

Jede Interaktion, die Sie mit Patienten unternehmen, wird einen gewissen Einfluss auf deren Zirkulation haben. Das traditionelle Heben und Tragen von Patienten hat meistens einen negativen Gesamteffekt auf diese vitale Funktion. Wenn die Patienten selbst keine Anstrengung mehr ausüben können, bringen ihre Muskeln den Zirkulationsprozess nicht mehr in Bewegung, womöglich stellt er seine Tätigkeit ganz ein. Wahrscheinlicher ist jedoch, dass das Zirkulationssystem seine Bewegungsfähigkeit zumindest teilweise verliert, Sauerstoff und andere Energiekomponenten dorthin zu bewegen, wo sie gebraucht werden. Auch seiner Aufgabe, Abfallprodukte und andere für das System schädliche Stoffe zu entfernen, kann es nicht mehr im erforderlichen Ausmaß nachkommen. Folglich unterliegen die Patienten einer stärkeren Gefährdung für Druckgeschwüre und andere Folgen der Inaktivität wie Pneumonien oder Kontrakturen.

Praxistipp

Wenn Sie die Patienten dazu bringen, mit eigener Anstrengung – und sei sie noch so gering – an allen Bewegungsvorgängen aktiv teilzunehmen, wird ihre Zirkulationsfunktion unabhängig vom Ausmaß der Anstrengung verbessert. Den Patienten dabei zu helfen, sich herumzudrehen, im Bett aufzusetzen, im Bett nach oben zu gleiten oder kurz aufzustehen, stellt vom

Gesichtspunkt der Zirkulationsfunktion her betrachtet eine aktive Gesundheitsentwicklung dar. Wo dies angemessen ist, können selbst bewusstlose Patienten davon profitieren, wenn man sie so bewegt, dass ihre Muskeln aktiviert werden und der Kreislauf angeregt wird.

4.10.3 Kinästhetische Analyse

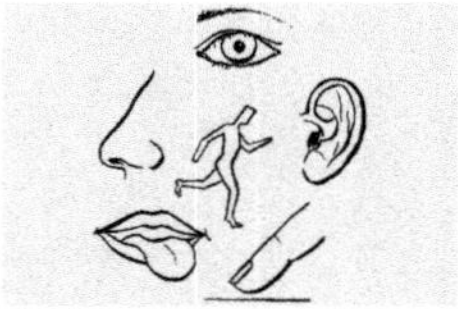

Sinne

Bringen Sie Ihre Patienten mit jeder verfügbaren sensorischen Ressource in Bewegung.

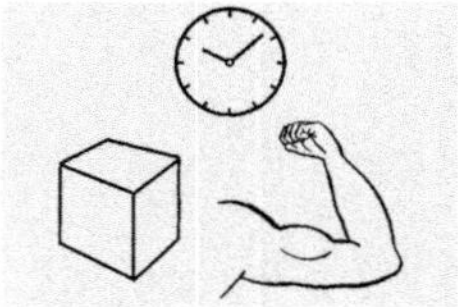

Bewegungselemente

Passen Sie bei jeder Aufgabe Zeit, Raum und Anstrengung den Fähigkeiten und Ressourcen der Patienten an.

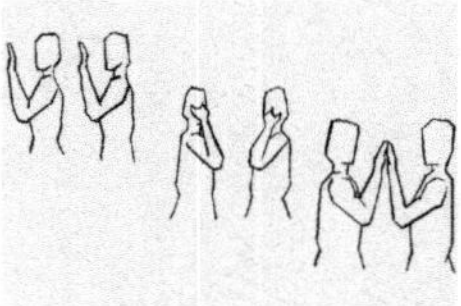

Interaktionsformen

Helfen Sie den Patienten, immer mehr Tätigkeiten selbst zu übernehmen, bis sie schließlich alle von ihnen gewünschten Aktivitäten möglichst selbständig bewältigen können.

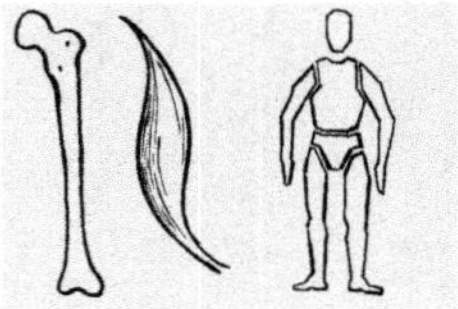

Massen und Zwischenräume

Balancieren Sie das Gewicht der Massen eines Patienten gegeneinander aus, damit Bewegungen leichter fallen.

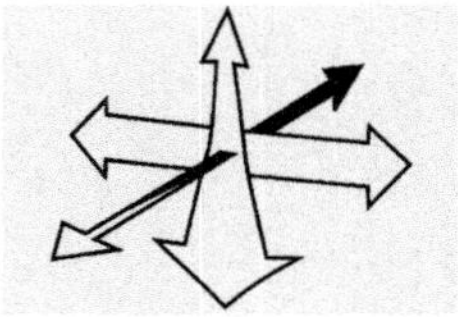

Orientierung

Leiten Sie Patienten an, sich in solche Richtungen zu bewegen, bei denen ihr Gewicht über die Rückseite der Massen zur Unterstützungsfläche abgegeben wird.

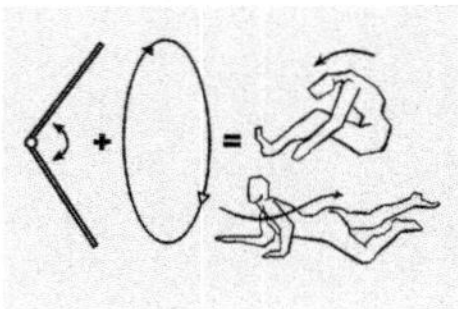

Menschliche Bewegung

Helfen Sie den Patienten, ihre Bewegungsressourcen zu entdecken, indem sie sich in Spiralen bewegen.

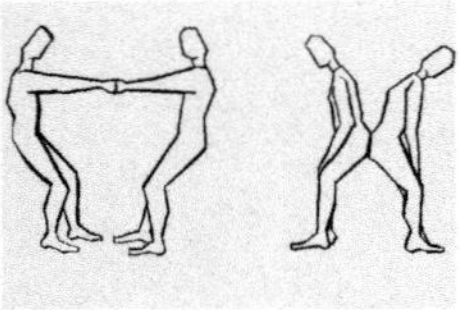

Anstrengung

Achten Sie darauf, Anstrengungen bei drückenden oder ziehenden Bewegungen unter Berücksichtigung der Fähigkeit Ihres Patienten auszuüben. Wenn Ihre Anstrengung zu groß oder zu gering ist, wird der Patient nicht verstehen, wie er sich daran beteiligen soll. Alle Beteiligten können besser partizipieren, wenn Sie Ihre Anstrengung der der Patienten anpassen.

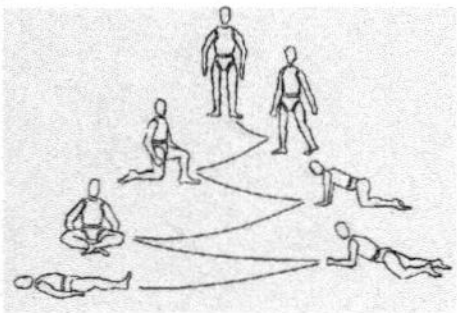

Positionen

Die Zirkulation findet in jeder Position statt, wird aber besonders durch den Prozess des Positionswechsels stimuliert. Verteilen Sie das Gewicht der Massen in jeder Position. Dies unterstützt den Fluss der Zirkulation. Vermeiden Sie, das Gewicht auf einem Punkt zu belasten.

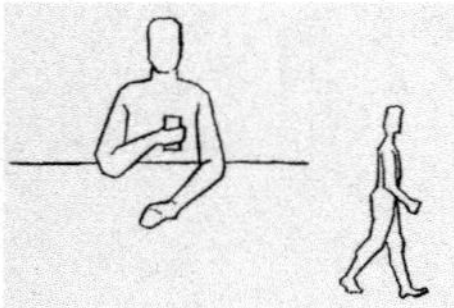

Menschliche Funktionen

Die Zirkulation ist eine Aktivität der Bewegung am Ort, sie findet statt, ob wir uns bewegen oder nicht. Durch die Fortbewegung wird eine schnelle Zirkulation am meisten angeregt.

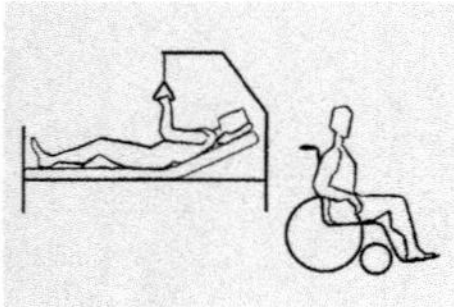

Umgebungsgestaltung

Schaffen Sie eine Umgebung, die punktuelle Belastungen des Gewichts der Massen vermeidet.

4.10.4 Lernaktivitäten

Studie 1

Messen Sie die Pulsfrequenz ihres Interaktionspartners nach einer zehnminütigen tiefen Entspannungsphase und vergleichen Sie diese mit dem entsprechende Ergebnis nach Bewegungsvorgängen wie Umdrehen, Hinsetzen oder Aufstehen. Beobachten Sie besonders jene Aktivitäten, die Sie auch mit Ihren Patienten ausführen, und finden Sie heraus, welche den stärksten Effekt auf die Pulsfrequenz Ihres Studienpartners haben.

Studie 2

Bewegen Sie Patienten, die Zirkulationsprobleme haben, im Bett, in ein Bett hinein und wieder heraus sowie bei der Ausführung der täglichen Aktivitäten in spiraligen Mustern und dokumentieren Sie die Auswirkung auf ihre Zirkulation.

Studie 3

Legen oder setzen Sie sich „halb" in ein weiches Krankenhausbett. Ihr Gewicht wird so vielleicht punktuell irgendwo im Rücken, auf der Rückseite des Beckens und möglicherweise auch am Hals lasten. Bleiben Sie lange genug in dieser Position, um eine mögliche Wirkung auf die Zirkulation zu beobachten. Organisieren Sie dann eine Unterstützung, die Ihr Gewicht gut auf die Massen verteilt. Verfolgen Sie auch jetzt die Auswirkungen auf die Zirkulation.

Studie 4

Beobachten Sie zehn Patienten, die unter Zirkulationsproblemen leiden, sowie zehn andere ohne solche Schwierigkeiten über einen längeren Zeitraum. Vergleichen Sie die Bewegungsgewohnheiten. Ist eine Gruppe aktiver bei der Ausführung der täglichen Aktivitäten? Bestehen Unterschiede dahingehend, wie sie sich im Bett bewegen etc.?

4.11 Atmung

Jeder weiß, dass wir mit unserem Brustkorb atmen. Der Atmungsprozess wird jedoch durch aktive Muskelkontraktionen in unserem Körper angetrieben. Unsere Muskeln benötigen Sauerstoff, der durch die Atmung aufgenommen wird und sich mit anderen Bereichen der Energieproduktion verbindet, damit diese funktioniert. Wir müssen darüber hinaus CO_2 und andere Abfallprodukte entfernen, die durch die Muskelkontraktionen entstehen. Die Atmung ist dafür die geeignete Lösung und der Thorax der ausführende „Apparat".

Die **Atemfunktion** ist aus dem Grund besonders interessant, da sie teilweise willkürlich, meistens jedoch unwillkürlich erfolgt. Jeder Mensch kann gewollt ein- und ausatmen. Unabhängig davon erfolgt jedoch der überwiegende Teil der Atemzüge, wenn unser Körper erkennt, dass im System ein Ungleichgewicht zwischen Sauerstoff (O_2) und Kohlendioxyd (CO_2) besteht. Hierdurch ausgelöst findet eine komplexe Feedback-kontrollierte Flut von Ereignissen statt, die Muskelkontraktionen und -entspannungen veranlassen, welche zum Bewegungsprozess der Ein- und Ausatmung führen.

4.11.1 Atmen als Funktion

Einfach formuliert ist die Ein- und Ausatmung das Ergebnis der Muskelaktivität, die auf die Rippen wirkt, um das Volumen des Brustkorbs zu vergrößern oder zu verkleinern. Die Aktivität des Atmens ist jedoch keinesfalls einfach. Jede Aktion erfordert spezifische Atemmuster und eine andere Konstellation von Muskelaktivitäten. Die Muskeln können immer nur teilweise an einer Aktion beteiligt sein. Muskeln, die damit beschäftigt sind, z.B. eine Position zu halten oder den Sprechvorgang zu unterstützen, können nicht zur Atmung eingesetzt werden. Jeder Atemzug steht im Kontext mit unserer Herzfunktion, den Muskelkontraktionen der Zirkulation und all den anderen vitalen und willkürlichen Funktionen, die gleichzeitig stattfinden.

Jede Aktivität und jede Position erfordert andere spezifische Atemmuster. Das bedeutet, dass ununterbrochen neue Konstellationen muskulärer Tätigkeiten aktiviert werden. Bedenken Sie, dass jene Muskeln, die mit Haltung und Fortbewegung beschäftigt sind, nicht zur Atmung eingesetzt werden können. Jeder Atemzug erfolgt im Kontext unseres Herzschlags, der Muskelkontraktionen für die Zirkulation und bei einer Vielzahl anderer vitaler und willkürlicher Bewegungen in unserem Körper zur gleichen Zeit.

Die Koordination der Muskelkontraktionen und -entspannungen, welche zur Atembewegung führen, wird mit Hilfe des gesamtsystemischen Folgens der Empfindungen von Luftdruckunterschieden, der chemischen Konsistenz von Gasen und der Muskelspannungen kontrolliert und integriert. Das kinästhetische sensorische System trägt in diesem Prozess die Hauptverantwortung. Wenn die Muskeln und Sensoren des Atmungsprozesses mit anderen Aktivitäten, etwa dem Tragen von Gewicht oder einer Kontraktion zur Vermeidung von Schmerzen beschäftigt sind, dann ist das Atmungssystem herausgefordert, neue Ressourcen zu aktivieren, um jene Bewegung zu veranlassen, die die Luft weiterhin in und aus dem Körper heraus bewegt.

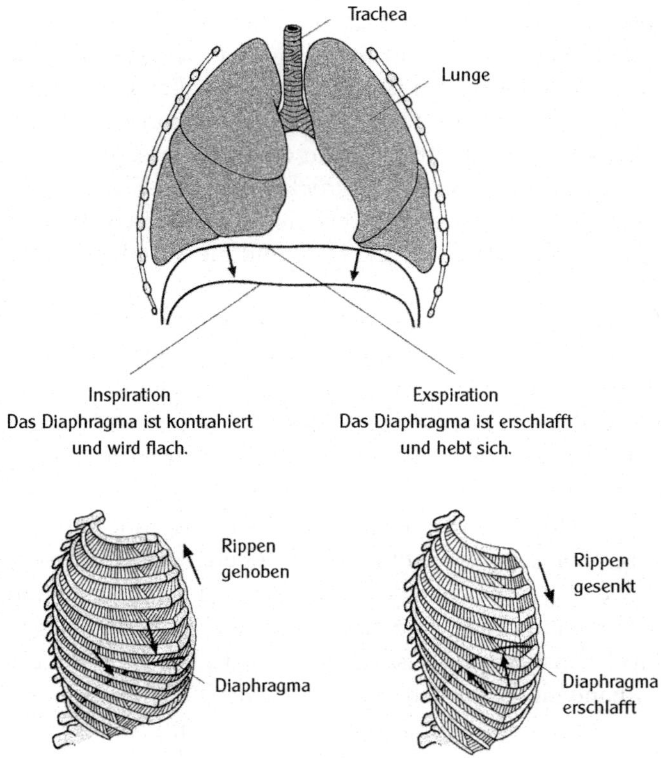

Die Thoraxkapazität ist größer, die Zwischenrippenmuskeln kontrahieren sich, um die Rippen anzuheben; das Diaphragma ist kontrahiert und wird flach.

Die Thoraxkapazitat ist geringer; die Zwischenrippenmuskeln erschlaffen, damit sich die Rippen senken; das Diaphragma ist erschlafft und hebt sich.

Abb. 4.53
Ein- und Ausatmung.

4.11.2 Die Atemsequenz

Zu Beginn eines Atemzugs erfolgt die Kontraktion eines großen Teils des Diaphragmamuskels. Hierdurch wird die Wölbung dieses Muskels in Richtung Becken gedrückt. Gleichzeitig entspannen sich die Muskeln zwischen und um die Rippen. Diese koordinierte Anstrengung führt dazu, dass der Brustkorb an Volumen zunimmt. Der Luftdruck innerhalb des Brustkorbs, der die Lunge umgibt, verringert sich, da für die gleiche Menge Luft nun mehr Platz vorhanden ist. Der Unterschied zwischen dem Luftdruck außerhalb des Körpers und innerhalb des Brustkorbs verursacht, dass Luft von außen in die Lunge gesogen wird, da sie von einem niedrigeren Luftdruck umgeben ist. Gleichzeitig besteht ein Kontakt der Luftwege mit dem höheren äußeren Luftdruck, und zwar durch die Nase und die Mundhöhle sowie die Trachea.

Die Luft strömt solange weiter in die Lunge, bis der Luftdruck innerhalb des Brustkorbs dem, der außerhalb des Körpers vorherrscht, angeglichen ist. Zu diesem Zeitpunkt entsteht eine kurze Pause, in der sich die Muskeln, welche die Ausdehnung des Brustkorbs bewirkt haben, wieder entspannen. Dies führt dazu, dass sich der Brustraum aufgrund der Schwerkraft wieder verkleinert. Wenn der Raum des Brustkorbs jedoch kleiner wird, vergrößert sich der Luftdruck im Inneren des Körpers und die Luft drängt nach einem Gleichgewicht mit dem jetzt niedrigeren äußeren Luftdruck. Zum Ende dieser Sequenz ist es möglich, die Muskelanstrengung auszuführen, welche mit viel Kraft die noch vorhandene Luft nach außen befördert. Aber selbst bei noch so großer Anstrengung werden die Lungen niemals vollständig entleert.

Das Herz und ein Teil des Magens nehmen links von der vertikalen Mittellinie des Körpers im Bereich der Lungen einen großen Raum ein. Deshalb ist auf dieser Körperseite weniger Platz für Lungengewebe. Es gibt drei Lungenlappen auf der rechten Seite des Thorax und nur zwei auf der linken. In die rechte Seite des Atemsystems kann somit mehr Luft einströmen.

Der Brustkorb verfügt im unteren Bereich über mehr Bewegungsfreiheit als im oberen und ist auf der Vorderseite bewegli-

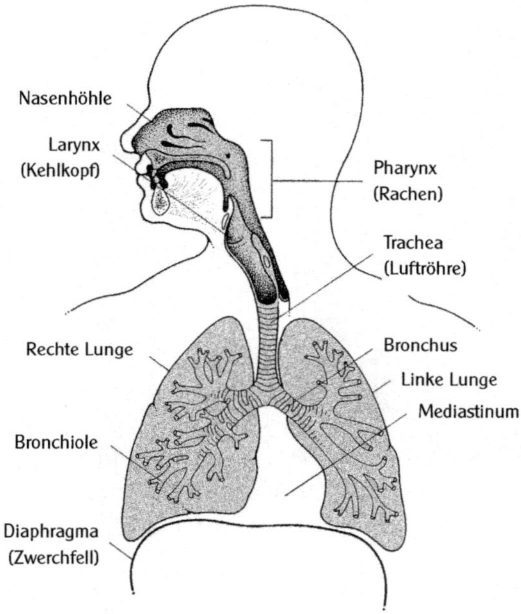

Abb. 4.54
Atmungsorgane.

cher als auf der Rückseite. Dies bedeutet, dass die muskulären Anstrengungen im Brustkorb unten und vorne effektiver sind, wenn es darum geht, Luft in die Lungen fließen zu lassen, als andere Muskelbewegungen, die hinten und oben stattfinden.

4.11.3 Überlegungen für die Pflege

Patienten, die eine Unterbrechung der natürlichen Atmungssequenz erleben, leiden unter einer akuten und manchmal lebensbedrohlichen Krise. Selbst wenn man den Atem mehr als eine Minute lang anhalten kann, wird in manchen Fällen innerhalb von Sekunden eine beträchtliche Schädigung eintreten, wenn kein ausreichender Austausch der vitalen Gase durch die Atmung stattfindet. Die gemeinsame Suche mit dem Patienten nach neuen Ressourcen ist das Arbeitsfeld der Pflegenden. Um hier eine effektive Hilfestellung anzubieten, müssen sie kein Atemtherapeut sein.

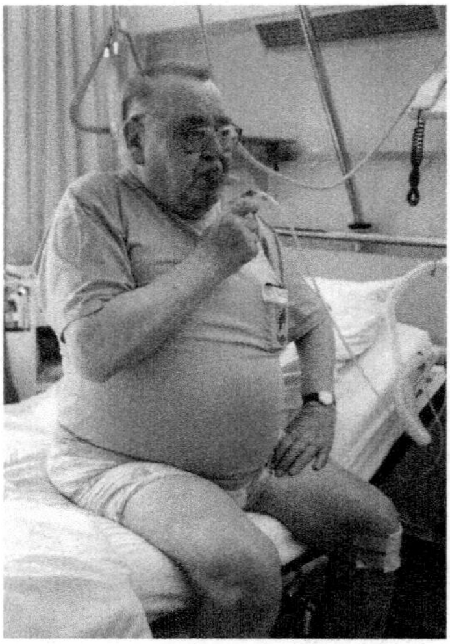

Abb. 4.55 Patient bei der Atemtherapie.

Pflegende sollten die Rolle verstehen, die der Thorax auch bei allen anderen Aktivitäten spielt. Er liegt in der Mitte des Körpers und bestimmt dadurch in jeder Position die Verteilung der anderen Massen. Wir kontrollieren die Fortbewegung auch dadurch, wie wir den Brustkorb bewegen. Die Spannungen im Brustkorb beeinflussen die Bewegungen der Arme und die Arme bewegen und positionieren den Brustkorb. Er schützt unsere lebenswichtigen Organe. Darüber hinaus ermöglicht er den Strom an Luft, mit dessen Hilfe wir sprechen und atmen.

Praxistipp

Wenn Sie Patienten für deren Atmung eine Hilfestellung anbieten möchten, bedenken Sie dabei, dass im gleichen Bereich synchron viele andere Aktivitäten stattfinden. Sie sollten Ihre Aufmerksamkeit nacheinander auf diese verschiedenen Funktionen richten. Helfen Sie beispielsweise den Patienten beim Positionswechsel. Führen Sie den gleichen Wechsel beim Sprechen und beim Flüstern, im Gehen und in Ruhe aus. Nutzen Sie die kinästhetischen Konzepte als Checkliste, um die Ressourcen zu entdecken, welche die Patienten zur Effektivitätssteigerung ihrer Atemfunktion besitzen.

4.11.4 Kinästhetische Analyse

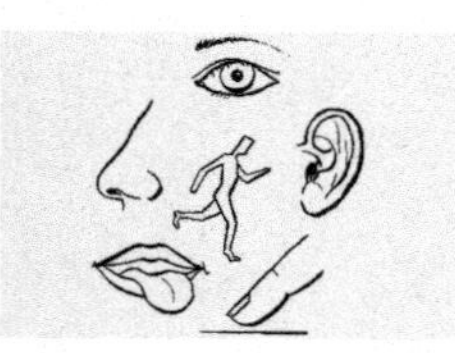

Sinne

Berühren Sie den Brustkorb des Patienten an verschiedenen Stellen, um das Bewegungspotential zu sensibilisieren. Beobachten oder hören Sie den Atembewegungen zu und versuchen Sie, Ihren Atem mit dem des Patienten zu synchronisieren.

Bewegungselemente

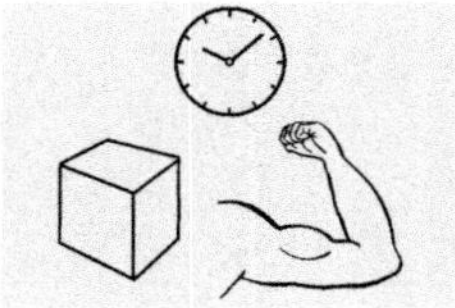

Helfen Sie dem Patienten, die zeitlichen Faktoren der Atmung zu verändern, indem Sie zwischen den Atemzügen hecheln oder warten. Üben Sie mit dem Patient eine Atmung in den verschiedenen Bereichen des Brustkorbs – oben, unten, vorn, hinten. Veranlassen Sie eine Atmung mit mehr oder mit weniger Anstrengung. (Da die Atmung eine Funktion ist, die sowohl mit willkürlichen als auch mit unwillkürlichen Anstrengungen erfolgen kann, bietet sich hierbei die Möglichkeit, die Atembewegungen mit Phantasievorstellungen zu verknüpfen, statt einfach nur eine körperliche Anstrengung während solcher Untersuchungen zu mobilisieren.)

Interaktionsformen

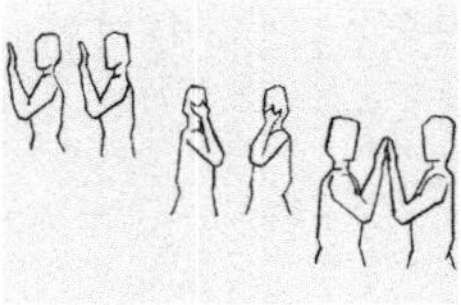

Unternehmen Sie zusammen mit dem Patienten Aktivitäten, bei denen Sie beide bewusst gleichzeitig-gemeinsam oder nacheinander atmen.

Massen und Zwischenräume

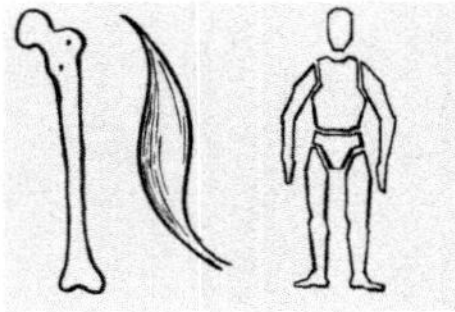

Erforschen Sie jede Körpermasse und beobachten Sie ihre Auswirkungen auf die Atmung des Patienten. Achten Sie auf die Unterschiede der Lungengröße rechts und links, oben und unten, vorn und hinten.

Menschliche Bewegung

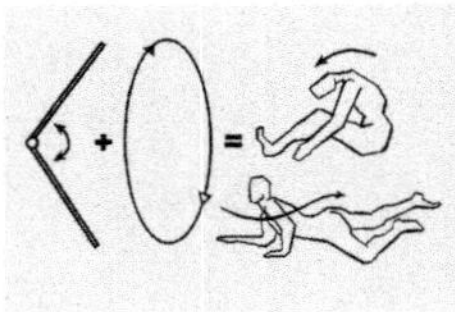

Helfen Sie dem Patienten, Haltungs- und Transportbewegungen in verschiedenen Bereichen zu erfahren, damit neue Bewegungsressourcen für die Atmung entdeckt werden können.

Anstrengung

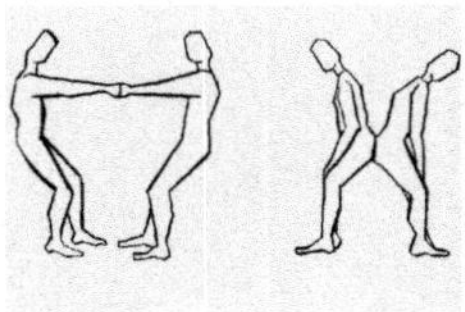

Verändern Sie die Anstrengung beim Atmen durch drückende oder ziehende Bewegungen gemeinsam mit dem Patienten, und zwar mit wechselnden Anstrengungen von Zug und Druck in verschiedenen Körperteilen.

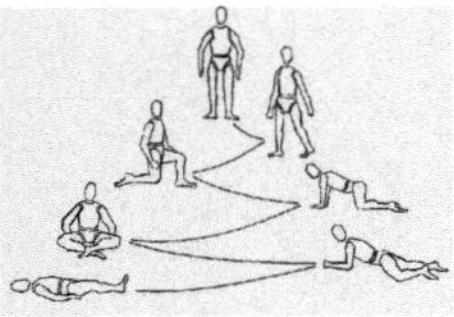

Menschliche Funktionen

Probieren Sie unterschiedliche Grundpositionen aus, um ihre Auswirkung auf die Atmung des Patienten zu untersuchen. Lassen Sie den Patienten unterschiedliche Aktivitäten ausführen, während Sie dabei auf seine Atmung achten, z.B. Summen, Pfeifen, Kauen, Bewegen von Massen etc. Ergänzen Sie diese Übung mit immer neuen Aktivitäten, bis der Patient diese nicht mehr bewältigen kann. Kehren Sie danach zur Qualität der einfachen Atmung zurück.

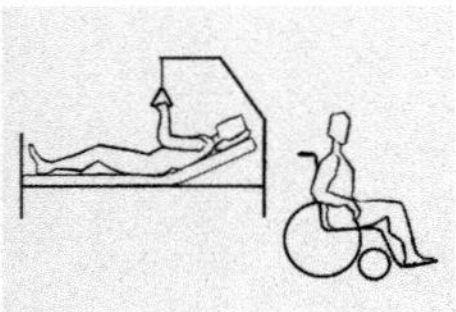

Umgebungsgestaltung

Unterstützen Sie verschiedene Körperteile mit Kissen und beobachten Sie die Auswirkungen auf die Atmung. Vergleichen Sie eine Unterstützung der Vorderseite des Körpers mit einer Unterstützung der Rückseite.

4.11.5 Lernaktivitäten

Studie 1: Kinästhetische Beobachtung der eigenen Atmung

Nehmen Sie zusammen mit einem Studienpartner in einer Grundposition Platz und achten Sie mit Ruhe auf die Atmung. Sie können diese Übung gleichzeitig ausführen. Schließen Sie die Augen und beschreiben Sie die geringsten Details der Bewegung, die durch Ihre Atmung bei Ihrem Übungspartner ausgelöst werden. Machen Sie sich nach Beendigung der Beobachtung Notizen. Wechseln Sie dann in eine andere Grundposition und führen Sie den gleichen Versuch durch. Fahren Sie damit weiter fort, bis Sie jede Grundposition ausprobiert haben. Führen Sie auch Beobachtungen aus, wenn Sie Positionen zwischen den Grundpositionen einnehmen. Diese Studie kann auf taktiler oder visueller Ebene durchgeführt werden, um die Atmung unter den oben genannten Bedingungen zu beobachten.

Überlegungen und Fragen

Welche Atembewegungen finden in den verschiedenen Positionen statt?

Haben Sie bei Ihren Beobachtungen mögliche Muster entdeckt, die Sie in Zusammenhang mit all dem bringen können, was Sie

über die verschiedenen Sinne, die Natur Ihrer Anatomie, die Qualitäten der Grundpositionen oder irgendwelche anderen kinästhetischen Konzepte wissen?
War das Atmen in irgendeiner Position leichter oder schwerer?
Auf der Grundlage dessen, was Sie in dieser Studie gelernt haben, überlegen Sie, was einem Patienten mit Atemproblemen für die Verbesserung seiner Atmung hilfreich sein könnte.

Studie 2

Diese Studie basiert auf der Grundlage einer Feldenkrais-Übung, die wir in *Moshe Feldenkrais'* Buch *Awareness through movement* gefunden haben.
Ein Teilnehmer sollte mehrere andere Personen bei dieser Übung anleiten: Legen Sie sich bequem hin. Schließen Sie die Augen und konzentrieren Sie sich auf Ihre Atmung. Nehmen Sie die Qualität von Anstrengung, Tiefe und Frequenz Ihrer normalen Atmung wahr. Stellen Sie sich nun vor, Sie könnten die Luft sehen, wenn sie in die Nase strömt, durch die Luftwege wandert und jede kleine Passage ausfüllt. Achten Sie darauf, ob auf einer Seite mehr Luft einströmt als auf der anderen. Versuchen Sie imaginär, die Luft einzufärben, dann können Sie dies leichter nachvollziehen. Folgen Sie mit dem inneren Auge dem Luftstrom, wie er weiter durch die Luftwege bis zu den verschiedenen Lungenlappen fließt. Versuchen Sie nicht, bewusst zu atmen. Konzentrieren Sie sich auf Ihre Phantasie. Folgen Sie der gefärbten Luft, wie sie zur rechten Seite der Lunge strömt. Erleben Sie die Luft bei ihrem Eintritt in den ersten Lungenlappen und wie sie ihn nach und nach vollständig ausfüllt. Kehren Sie in Ihrer Vorstellung dann zu jenem Punkt der Luftpassage zurück, wo sich die Eintrittsstelle in den nächsten Lungenlappen auf der rechten Seite befindet und folgen sie der Luft, wie sie auch diesen Bereich ausfüllt. Wiederholen Sie dies mit dem dritten Lungenlappen. Halten Sie nun ein und ruhen Sie sich aus. Achten Sie dabei weiterhin auf eine normale Atmung. Überlegen Sie, ob Sie einen Qualitätsunterschied zwischen der Bewegung auf der rechten und der linken Seite erkennen können. Tauschen Sie Ihre Beobachtungen mit den anderen Anwesenden aus.

Wiederholen Sie diese Übung auf der linken Seite, aber mit der Variation, dass Sie zuerst den unteren Lungenlappen füllen. Wechseln Sie dann zwischen der linken und rechten Seite, wenn Sie die Lungenlappen füllen und leeren. Diese Übung darf ausschließlich in der Phantasie erfolgen. Sonst würde die willkürliche Anstrengung des Atmens eine Spannung verursachen, welche die Differenzierung der komplexen Bewegungsressourcen des Brustkorbs behindert. Wenn bei dieser Übung zwanghaft geatmet wird, kann es schlimmstenfalls zur Hyperventilation kommen.

Studie 3

Zeichnen oder malen Sie in einer kleinen Gruppe den vollständigen Atemapparat auf die Brust eines Interaktionspartners. Skizzieren Sie das System von vorn, von der Seite und von hinten. Versuchen Sie, dies so akkurat wie möglich zu tun, indem Sie einen Anatomieatlas zu Hilfe nehmen.

Studie 4

Beobachten Sie mit einem Interaktionspartner, welche Wirkung verschiedene Aktivitäten auf die Atmung des anderen hat. Notieren Sie, wie sich die Werte von Herzfrequenz und Temperatur verändern, um auch die Feedback-Effekte zu zeigen, die Muskelanstrengungen in Relation zu den menschlichen Funktionen auf unsere vitalen Prozesse haben. Beginnen Sie mit ruhigen Funktionen und gehen Sie allmählich zu aktiveren über. Vergleichen Sie beispielsweise die Funktionen des Liegens, Sitzens und Stehens. Bestimmen Sie die Unterschiede zwischen Sprechen, Summen, Pfeifen und Singen. Beschreiben Sie die Unterschiede beim Atmen und bei anderen vitalen Funktionen, die sich zum einen nach einer Minute gehen und zum anderen nach einer Minute springen auf der Stelle erkennen lassen. Schreiben Sie Ihre Beobachtungen auf, damit Sie sie mit anderen vergleichen können.

4.12 Schlafen und Aufwachen

Es gibt kaum etwas Frustrierenderes, als im Bett zu liegen und nicht einschlafen zu können; oder dazusitzen, über etwas nachdenken oder ein Buch lesen zu wollen und andauernd einzunicken. Schlafen und Aufwachen sind menschliche Aktivitäten. Sie bewegen sich an der Schnittstelle zwischen bewusstem und unbewusstem Verhalten. Nur wenige Menschen können beide Vorgänge direkt durch ihren Willen beeinflussen. Und tatsächlich kann unser Wille ein möglicher Störfaktor für beide Aktivitäten sein.

Schlaf führt zu verschiedenen Bewusstseinszuständen. Die Sinne schalten dabei nicht völlig ab. Sie scheinen jedoch jene Empfindungen auszufiltern, die unwichtig erscheinen und sich störend auf den Schlaf auswirken können. Im Schlaf entspannen wir unsere Skelettmuskulatur. Hierbei läuft eine Vielzahl von grundlegenden physiologischen und organischen Veränderungen ab. Die Atemfrequenz wird verlangsamt und regelmäßig, der Puls nimmt ab. Ein rhythmisches Muster von unwillkürlichen Muskelkontraktionen bewirkt, dass die Zirkulation aufrechterhalten wird. Während des Schlafs leitet unser Körper mehr Blut in die inneren Organe und weniger in die großen Skelettmuskeln. Und natürlich geht die metabolische und energiebezogene Produktion des Körpersystems zurück. Die verminderte Muskelspannung führt dazu, dass unsere Körpermassen eine ruhende Stellung in der Umgebung einnehmen.

Die oben erläuterten Prozesse werden beim **Aufwachen** umgekehrt. Eine erhöhte Muskelaktivität erhöht die Atem- und Herzfrequenz. Das sensorische Bewusstsein wechselt in einen Wachzustand über. Die Zirkulation wird gemeinsam mit der Energieproduktion und den damit im Zusammenhang stehenden metabolischen Aktivitäten verstärkt. Die stärkere muskuläre Anstrengung bringt die Körpermassen ins Spiel. Wir nehmen Wachpositionen ein, z.B. Sitzen, Knien oder Stehen, indem wir unser Gewicht entsprechend organisieren.

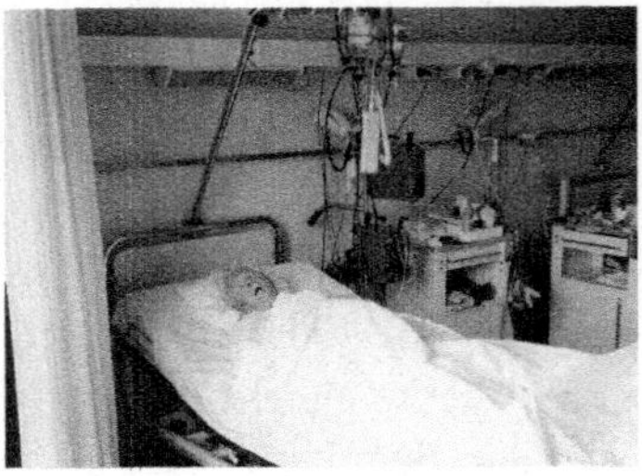

Abb. 4.56
Schlafende Patientin.

4.12.1 Überlegungen für die Pflege

Einschlafhilfen

Wenn das Einschlafen für Patienten schwierig ist, können zahlreiche funktionale Maßnahmen ergriffen werden, bevor man zur Schlaftablette greift. Patienten, die müde sind, aber aufgrund von Sorgen oder Ängsten nicht einschlafen können, hilft es oft, wenn sie einer Person erzählen können, was sie belastet. Bei manchen Patienten führt eine erzählte oder vorgelesene Gutenachtgeschichte zur erwünschten Wirkung. Gelenkte Phantasie zur Verminderung von Körperspannungen ist eine erprobte Einschlafmethode. Ebenso kann ein kurzer Spaziergang oder eine andere körperliche Betätigung hilfreich sein. Bei Patienten, die nicht aufstehen dürfen, können Bewegungsübungen im Krankenbett die körperliche Entspannung geben, die sie zum Einschlafen benötigen.

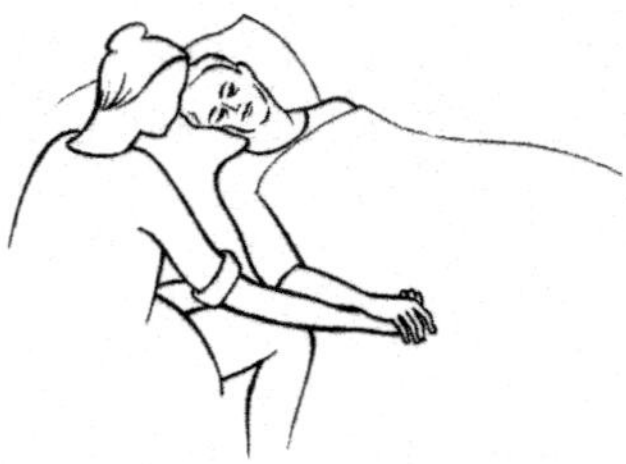

Abb. 4.57 Die Pflegende hält der Patientin beim Einschlafen die Hand.

Praxistipp

Eine **sanfte Massage**, besonders der Zwischenräume großer Körpermassen, führt zur Entspannung der wichtigsten Muskelgruppen und bereitet auf das Schlafen vor. Ruhiges, langsames Streichen an den Vorderseiten der Massen nach unten und an den Rückseiten nach oben kann einen schläfrigen Zustand auslösen. Wir streichen in die Richtung, in die unsere Muskeln die Massen absenken, wenn wir uns in eine Ruheposition niederlassen. Passt man diese Bewegungen dem Atemrhythmus des Patienten an, wird es zu dem Prozess kommen, der auch beim natürlichen Schlaf stattfindet, indem nämlich die verschiedenen Systeme gleichzeitig verlangsamt werden. Und es wirkt oft Wunder, dem Patienten einfach ruhig die Hand zu halten, während er versucht einzuschlafen.

Ein anderer wesentlicher Beitrag, um Patienten ein leichtes Einschlafen zu ermöglichen, ist die **Gestaltung einer schlafför-**

dernden Umgebung. Verringern Sie Licht und Geräusche. Sorgen Sie dafür, dass das Bett der körperlichen Spannung des Patienten entspricht, indem Sie die Kissen oder zusammengerollte Decken so hinlegen, dass die Spannung zwischen den Massen neutralisiert wird. Wenn der Patient lieber auf der Seite oder auf dem Bauch schlafen möchte oder muss, können Kissen und andere Unterstützungshilfsmittel besonders wichtig sein, um die Massen in neutrale Positionen zu bringen. Dies vermindert die Belastung der Muskeln, die für ein effektives Schlafen entspannt sein müssen. Allerdings sollte sorgfältig darauf geachtet werden, dass die Materialien, die zur Unterstützung der Massen verwendet werden, nicht das Gegenteil bewirken und den Schlaf sogar stören. Wenn Kissen zu weich sind, können sie die Bewegungen der Massen einengen und blockieren oder die Atembewegungen der Brust behindern. Wenn man zu weiche Kissen seitlich gegen das Gesicht drückt, kann sogar die Sauerstoffaufnahme beeinträchtigt werden. Sind sie zu hart, können sie dazu führen, dass die Massen instabil oder unbequem liegen. Suchen Sie immer nach der besten Lösung.

Schlafen

Um gut schlafen zu können, muss man die Möglichkeit haben, leichte Anpassungen zum Halten einer Position mühelos vornehmen und ohne aufzuwachen in eine neue Position wechseln zu können. Wir passen unsere Positionen in der Nacht häufig an oder verändern sie. Gut zu schlafen, hängt auch stark davon ab, eine Bettumgebung zu haben, die der Körperspannung entspricht. Jede der Massen muss so platziert werden, dass sie ihr Gewicht direkt an das Bett abgeben kann. Dies gilt unabhängig davon, ob wir auf dem Rücken, auf der Seite oder auf dem Bauch liegen. Kissen verschiedener Größe und Festigkeit sind nützlich, um die richtige Unterstützung zu finden, die der Form der Körperteile und der Spannung zwischen ihnen entspricht. Körperteile, die nicht bewegt werden sollen, können durch eine sehr weiche Unterstützung stabilisiert werden, weil so ihre Bewegung eingeschränkt wird. Massen, die beim Schlafen beweglich bleiben sollen, müssen dagegen mit etwas härteren Kissen unterstützt werden.

Aufwecken der Patienten

Plötzlich aus dem Schlaf gerissen zu werden, ist nicht besonders erfreulich und kann sogar ungesund sein. Es müssen triftige Gründe dafür vorliegen, wenn Pflegende einen Patienten aus dem Tiefschlaf wecken. Wenn es lediglich darum geht, dass sie irgendwelche Routinetätigkeiten ausführen möchten, ist dies kein Grund, den Patienten aufzuwecken. Solche Tätigkeiten sollten zu einem späteren Zeitpunkt, wenn der Patient wieder wach ist, durchgeführt werden.

Auf der anderen Seite werden wir durch zu viel Schlaf und zu wenige Wachphasen auch schwerfällig. **Soziales Engagement** ist eine starke Motivation, aufzuwachen und die Ressourcen zur Interaktion zu mobilisieren. Wenn Sie aufrichtige und sinnvolle soziale Bindungen mit den Patienten herstellen, werden diese alles in ihrer Macht Stehende tun, um von selbst aufzuwachen. Wenn Sie das Patientenzimmer betreten, drehen Sie daher das Licht an, fangen Sie ein Gespräch an oder verursachen Sie andere Geräusche bei Ihren pflegerischen Aktivitäten – dies wird der Anfang des aktiven Aufwachens sein. Die geschäftigen Anblicke und Geräusche wecken die meisten Patienten auf. Auch frische Luft tut Wunder, ebenso warme, feuchte Lappen zum Waschen von Gesicht und Händen.

Stellen Sie sich einmal vor, wie Sie sich fühlen würden, wenn Sie wach werden, weil Ihnen jemand das Gesicht tätschelt. Nehmen Sie bei schlafenden Patienten besser zuerst Kontakt mit den Arm- und Beinmassen auf. Nach einer sanften und vorsichtigen Bewegung dieser Massen können Sie die Rückseite von Becken und Brustkorb berühren. Bewegen Sie auch diese. Nehmen Sie – falls erforderlich – auch Kontakt mit der Rückseite des Kopfes des Patienten auf. Bleiben Sie jedoch von seinem Gesicht fern. Wenn die Patienten anfangen, sich zu bewegen, aber noch mehr Stimulation erforderlich ist, streichen Sie über den Rücken der Massen nach unten und über die Vorderseiten nach oben. Hierdurch wird der Patienten darauf vorbereitet, seine Massen in aufrechtere Positionen zu bewegen. Dies ist die Umkehrung dessen, was zuvor als Einschlafhilfe für Patienten vorgeschlagen wurde.

Praxistipp

Muskelaktivität ist ein sicherer Weg, um vollständig wach zu werden. Ebenso wie in solchen Momenten, in denen Sie der Schlaf schier zu übermannen droht, funktioniert dies auch bei der Mobilisation Ihrer Patienten nach dem Aufwachen. Wenn Sie Probleme haben, wach zu bleiben, und es keine Gelegenheit gibt, ein paar Minuten um den Block zu laufen, spannen Sie einfach Ihre Muskeln für zehn Sekunden an und entspannen Sie sie anschließend wieder. Wiederholen Sie dies, bis Ihr Atem schneller geht. Damit Ihre Patienten richtig wach werden, ist es häufig ausreichend, sie zu kleineren Aktivitäten aufzufordern, z.B. sich umzudrehen oder aufzusetzen.

4.12.2 Kinästhetische Analyse

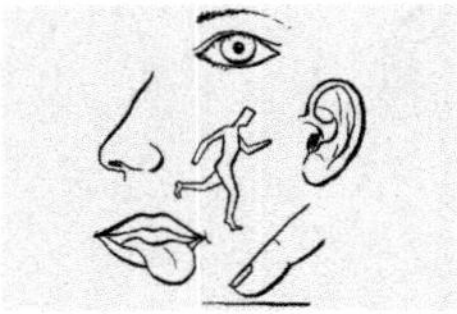

Sinne

Überlegen Sie, welche sensorischen Bedingungen dazu beitragen, Patienten zum einen beim Einschlafen und zum anderen beim Aufwachen zu unterstützen.

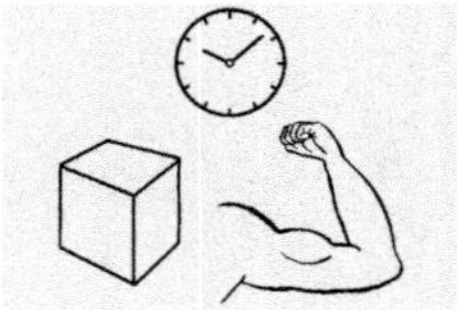

Bewegungselemente

Passen Sie die Elemente Ihrer Bewegung denen der Patienten an und verändern Sie sie gemeinsam in Abhängigkeit von deren Schlaf- oder Wachzustand.

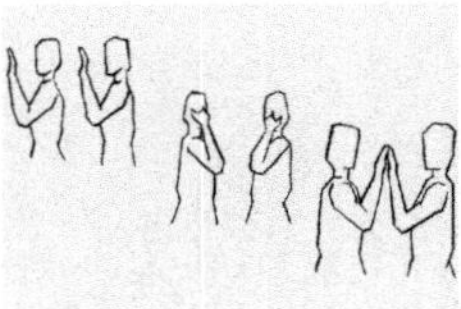

Interaktionsformen

Schlafen ist eine eindeutig einseitige Aktivität. Dagegen beinhaltet die Hilfe für das Einschlafen auch schrittweise oder gleichzeitig-gemeinsame Interaktionen.

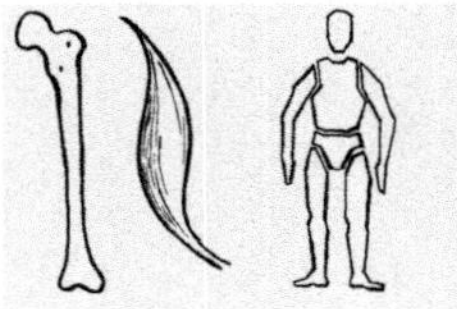

Massen und Zwischenräume

Versuchen Sie, die Massen der Patienten nach Möglichkeit in solche Positionen zu bringen, in denen ihr Gewicht direkt auf die Unterstützungsflächen abgegeben werden kann.

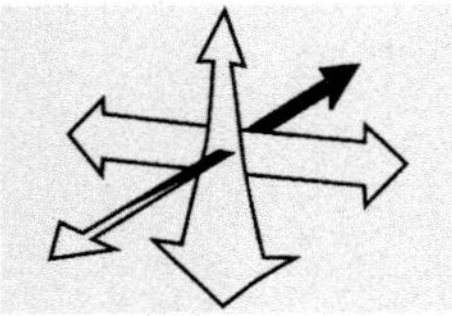

Orientierung

Bemühen Sie sich, das Gewicht der Patienten über die Rückseiten der Körpermassen zu organisieren. Dann sind die vorderen Muskeln frei, die erforderlichen Bewegungen für das Schlafen oder Aufwachen durchzuführen. Bieten Sie eine Orientierungshilfe an, indem Sie das Bett in eine Position bringen, die für den Patienten vertraut ist.

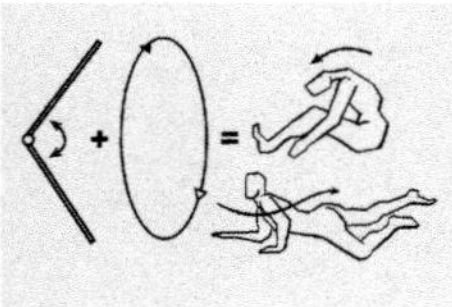

Menschliche Bewegung

Beschränken Sie die Transportbewegungen des Patienten, damit er einschlafen kann. Nehmen Sie sich Zeit, die Bewegungsressourcen des Patienten beim Aufwachen neu zu entdecken.

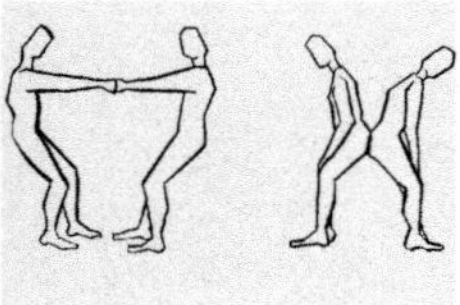

Anstrengung

Schlafen wird überwiegend von leichten drückenden Bewegungen aller Körpermassen auf die Unterstützungsfläche begleitet. Wenn Arme oder andere Körperteile aus dem Bett heraushängen, stört dies den Schlaf.

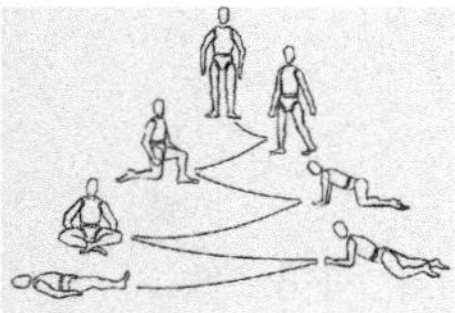

Menschliche Funktionen

Schlafen ist eine Funktion der Bewegung am Ort, die am besten unterstützt wird, indem man eine Position herausfindet, die das Schlafen erleichtert. Lassen Sie sich von den Patienten die Schlafpositionen zeigen, die sie bevorzugen, und organisieren sie eine entsprechende Unterstützung im Bett.

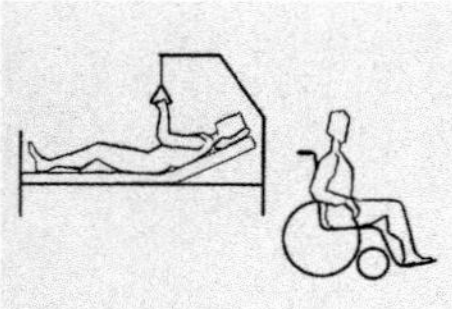

Umgebungsgestaltung

Für einen gesundheitsfördernden Schlaf ist eine sichere, warme, trockene und stabilisierende Umgebung erforderlich.

4.12.3 Lernaktivitäten

Studie 1

Legen Sie ein Tagebuch über Ihre eigenen Schlafgewohnheiten an. Notieren Sie alles, was Sie innerhalb einer Woche feststellen. Schreiben Sie auf, warum Sie schlafen. Wann gehen Sie ins Bett? Wie lange dauert es, bis Sie einschlafen? An wie viele Träume erinnern Sie sich? Tragen Sie jede Nacht oder jeden Morgen alles ein, an was Sie sich in Bezug auf Ihren Schlaf noch erinnern können. Nach einer Woche besprechen Sie Ihr Tagebuch mit einem Studienpartner, der ebenfalls ein solches angelegt hat.

Studie 2

Führen Sie mit der Gruppe ein Brainstorming durch, bei dem eine Zusammenstellung von schlaffördernden Strategien erarbeitet werden soll. Probieren Sie die Strategien aus und berichten Sie, welche Methoden sich als effektiv bewährt haben und welche nicht.

Studie 3

Erstellen Sie einen Bericht mit Hilfe von Interviews mit mindestens sieben Personen über deren Schlaf- und Aufwachgewohnheiten. Entwickeln Sie in einer Gruppe ein Protokoll für die Durchführung der Interviews.

Studie 4

Erforschen Sie, wie die Beschaffenheit eines Bettes Ihren Schlaf beeinflusst. Vergleichen Sie dazu das Schlafen auf verschiedenen Unterlagen: eine Nacht im eigenen Bett, eine Nacht auf einer „weichen“ Luftmatratze (simulierte Antidekubitusmatratze), eine Nacht auf einem Sofa und eine Nacht auf dem Fußboden.

4.13 Sterben und Tod

Zu leben bedeutet immer auch die Konfrontation mit dem Tod. Der Tod ist die natürliche Vollendung des Lebens. In Deutschland sterben in Krankenhäusern und Pflegeheimen mehr Menschen als zu Hause in vertrauter Atmosphäre. Deshalb sind Pflegende häufiger als andere Personen mit dem Tod konfrontiert. Die Art und Weise, wie Sterbende behandelt werden, hat entscheidenden Einfluss auf ihr noch verbleibendes Leben und die Qualität ihres Todes. Hierin spiegelt sich auch die Qualität unseres eigenen Lebens wider.
Der Tod kann als Funktion betrachtet werden. Soweit wir wissen, ist er keine wiederholbare Aktivität. Wir können nur einmal

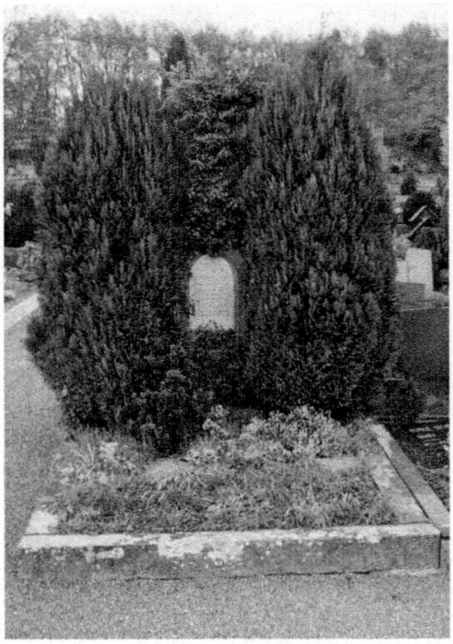

Abb. 4.58
Grabstätte.

sterben. Der Tod ist die letzte Aktivität eines lebenden Systems. Wir sollten alle darauf vorbereitet sein.
Während des Sterbeprozesses bestehen Atmung, Zirkulation, Ausscheidung und alle anderen menschlichen Funktionen weiter. Der Tod tritt ein, wenn so viele biologische Systeme zusammengebrochen sind, dass keine der Lebensfunktionen mehr fortgeführt werden kann. Bis zu diesem Moment erhalten sterbende Menschen viele Funktionen ihres Lebens weiter aufrecht. Oftmals benötigen sie dabei eine Hilfestellung.

4.13.1 Überlegungen für die Pflege

Sterbende Menschen bedürfen umfassender Betreuung. Die Pflegenden tun dies mit Fürsorge und größtem Respekt. Sie helfen Sterbenden, all ihre Funktionen bis zu dem Zeitpunkt weiterzuführen, an dem sie erlöschen und keinen Beitrag mehr zum Lebensprozess leisten können. Erinnern Sie sich daran, dass aktive Bewegung die inneren Prozesse antreibt. Oftmals sind Sterbende sehr empfindsam. Viele von ihnen leiden unter Schmerzen. Ihre Haut ist sehr empfindlich. Die Pflegenden werden daher die Qualität des Sterbeprozesses am ehesten fördern, wenn Sie die Betroffenen nicht mehr stören als erforderlich.
Wenn sich ein Mensch auf den Tod zu bewegt, werden seine Lebensprozesse langsamer, bis sie schließlich ganz aufhören. Das bedeutet aber auch, dass er, je näher er dem Tod ist, umso weniger an Bewegungsaktivitäten teilnehmen kann. Sie als Pflegeperson werden einen Großteil der Bewegungen übernehmen müssen. Auf diese Weise entwickelt der Patient durch seine kinästhetischen Sinne wieder ein Gefühl der Selbstwahrnehmung. Dadurch nimmt er aktiv an seinem Sterbeprozess teil,

selbst wenn er sich nicht mehr viel alleine bewegen kann. Dies wird ihm die Möglichkeit gegeben, sich der Sterbefunktion mit Würde und ein wenig Selbstkontrolle zu stellen. Es kann sehr hilfreich sein, einen bewussten Tod zu sterben.

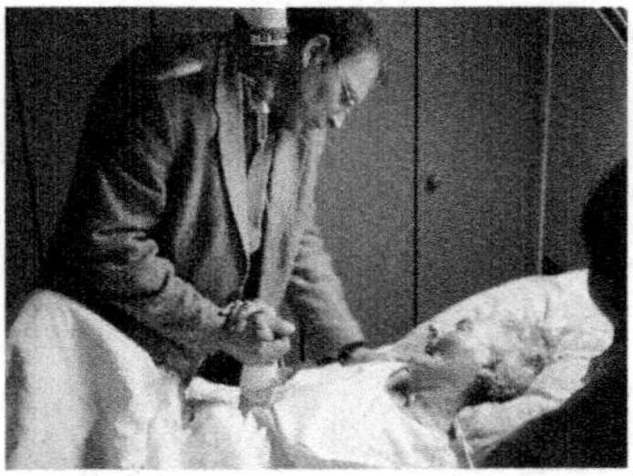

Abb. 4.59
Sohn mit seiner sterbenden Mutter.

Wenn die Patienten in der Endphase ihres Lebens keine differenzierte Hilfe erhalten, kann sich ein ganz anderes Szenario entwickeln. Eine undifferenzierte Versorgung kann leicht einen Schmerz verstärken, der durch innere und/oder emotionale Probleme verursacht wird. Die Patienten haben dann häufig Angst, sich zu bewegen, was die Interaktion mit ihnen erschwert. Um Druckgeschwüre zu vermeiden, liegen die Betroffenen zusätzlich noch auf einer Antidekubitusmatratze. Ihre Inaktivität kombiniert mit dem Liegen auf einer sehr weichen Matratze führt dazu, dass sie das Gespür für ihren Körper völlig verlieren. Sie verlieren damit auch das Gefühl für sich selbst. Dann kann es geschehen, dass sie auf unbestimmte Zeit weiter existieren, obwohl sie weder richtig leben noch sterben. Wenn Patienten dagegen Hilfe erhalten, sich zu bewegen, werden sie erleben, welche ihrer Funktionen noch vorhanden sind. Bis zum Ende ihres Lebens können Sterbende so ihren Körper und damit sich selbst bewusst wahrnehmen.

4.13.2 Kinästhetische Analyse

Sinne

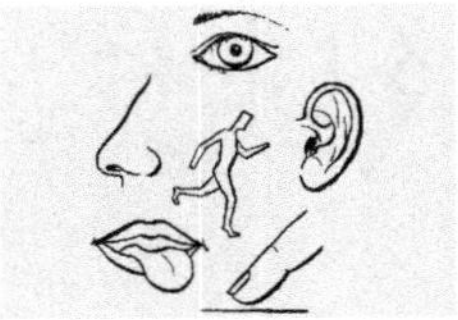

Verringern Sie die externen Reize. Sterbende benötigen eine Unterstützung, um ihre eigene Bewegung zu spüren. Gehen Sie besonders vorsichtig mit der Haut um.

Bewegungselemente

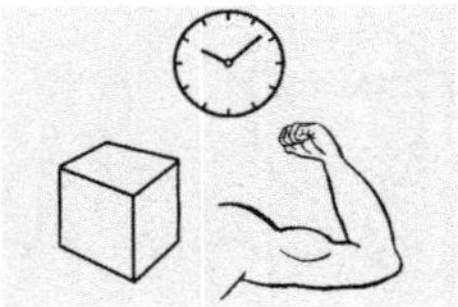

Wenn sich die Menschen dem Tod nähern, werden alle Bewegungen langsamer. Die Patienten werden immer kraftloser und ihr Bewegungspotential wird immer geringer. Passen Sie sich diesen Veränderungen an.

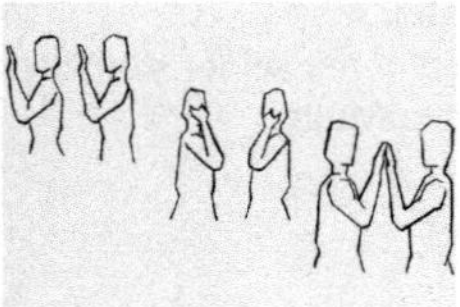

Interaktionsformen

Die Interaktionsformen können zur Einschätzung der Bewegungsressourcen des Patienten genutzt werden. Begegnen Sie ihm mit der Interaktionsform, die ihren Bedürfnissen in der jeweiligen Phase entspricht. Zuerst ist der Patient vielleicht noch fähig, seine Funktionen alleine auszuführen (einseitige Interaktion). Später braucht er dann eher eine schrittweise oder gleichzeitig-gemeinsame Hilfe. Am Ende ist wieder eine einseitige Pflege erforderlich, damit er jene Bewegung erhält, die ihn seinen Körper bis zum Ende seines Lebens spüren lässt.

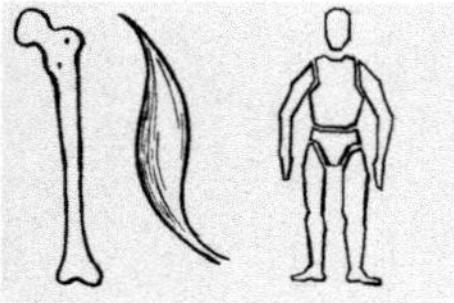

Massen und Zwischenräume

Lange Phasen eingeschränkter Bewegung können zum Verlust von Knochenmasse führen. Helfen Sie den Patienten, ihr Gewicht auf die gesamte Länge ihrer Knochen zu verteilen. Vermeiden Sie punktuelle Belastungen der Knochen. Unterstützen Sie die Massen der Patienten, um ihnen das Liegen zu erleichtern.
Stellen Sie fest, welche Massen und Zwischenräume für Bewegungen frei sind und welche stabilisiert werden müssten, um Schmerzen und Verletzungsmöglichkeiten zu verringern.

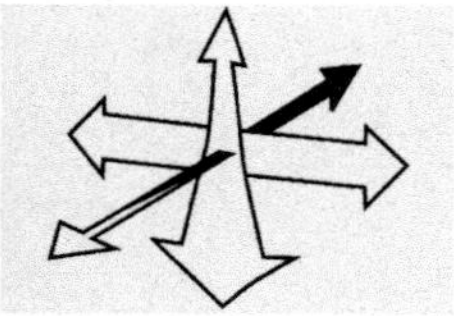

Orientierung

Bestimmen Sie, worauf Patienten ihre Aufmerksamkeit richten, und nutzen Sie dieses Wissen, um ihnen ein Mindestmaß an Bewegung zu gewährleisten. Das Gewicht über die Rückseiten des Körpers zu leiten, verringert die Belastung im Körper.

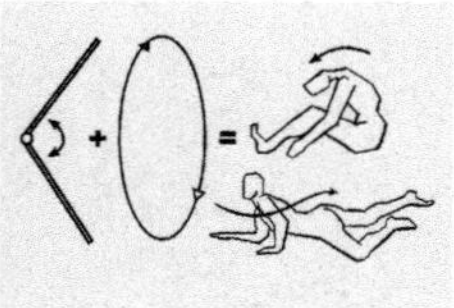

Menschliche Bewegung

Parallele Bewegungen sind meist eine unnötige Belastung für die inneren Organe, die Knochen und die Haut. Spiralige Bewegungen sind einfacher auszuführen. Sie verteilen das Gewicht auf mehrere Körperbereiche.

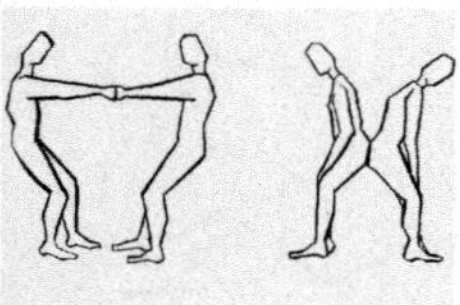

Anstrengung

Wenn die Kraft nachlässt oder die Schmerzen zunehmen, finden Sie eine Kombination von ziehenden und drückenden Bewegungen, die diese Probleme umgehen.

Menschliche Funktionen

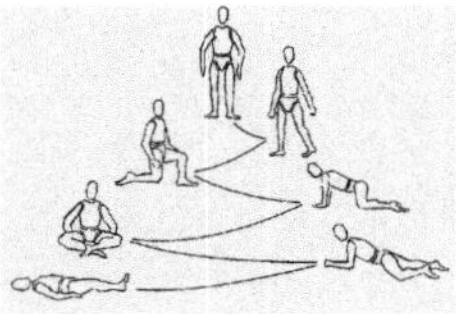

Einfache Funktionen: Position halten.
Helfen Sie den Patienten, ihr Gewicht über möglichst viele Massen zu verteilen. Dies wird die Belastung des Skelettmuskelsystems und der Haut verringern. Achten Sie darauf, jede Position so zu organisieren, dass der Patient ohne große Anstrengung Bewegungsanpassungen vornehmen kann.
Komplexe Funktionen: Helfen Sie den Patienten, in „gehenden" Bewegungen aus einer Position in eine andere zu wechseln. Heben und Rutschen als Fortbewegungsformen belasten den Körper.

Umgebungsgestaltung

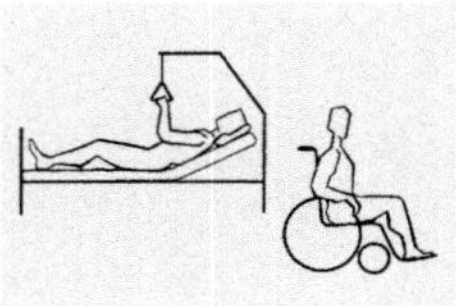

Organisieren Sie die Umgebung des Patienten so, dass sie seiner Körperspannung und seinen Schmerzen angepasst ist. Die Patienten müssen ihr Gewicht an das Bett abgeben können, damit die Muskeln frei sind, solche Funktionen auszuführen, die mithelfen können, ihr Leben friedvoll zu beenden.

4.13.3 Lernaktivitäten

Studie 1
Diskutieren Sie in der Gruppe die persönlichen Erfahrungen bei der Beobachtung des Sterbeprozesses.

Studie 2
Beobachten und charakterisieren Sie die Unterschiede in der Art und Weise, wie sterbende Patienten von der Familie und wie sie von dem im Gesundheitsbereich tätigen Personal behandelt werden.

Studie 3
Beobachten Sie sich selbst, wenn Sie mit sterbenden Patienten arbeiten. Wie kümmern Sie sich um das noch verbleibende Leben? Wie können Sie ihnen im Sterbeprozess helfen?

Studie 4
Stellen Sie sich Ihren eigenen „Wunsch-Sterbeprozess" im hohen Alter vor. Wo wären Sie dann gerne? Wen hätten Sie gerne um

sich? Welche menschlichen Funktionen wären für Sie dann noch wichtig? Wie sollten professionelle Betreuungspersonen Sie behandeln und inwieweit sollten sie Ihren Vorstellungen nachkommen, bestimmte Funktionen weiter ausführen zu können? Nutzen Sie Ihre Phantasie, um neue Möglichkeiten zu entdecken, wie Sie den Sterbeprozess Ihrer Patienten erleichtern können.

5 Verhaltenskybernetikk: Die wissenschaftlichen Grundlagen der Kinästhetik

Die Kinästhetik befindet sich seit 30 Jahren in einem stetigen Entwicklungsprozess. Form und Inhalt der Kinästhetik sind durch den Werdegang ihrer Begründer, durch ihr Studium, durch die klinische und humanistische **Psychologie**, durch **Tanz** und **Bewegungstherapie** sowie durch die **Verhaltenskybernetik** beeinflusst worden. Literatur über Psychologie und Tanz gibt es in großem Umfang, über die Theorie und Forschung der Verhaltenskybernetik steht der Öffentlichkeit jedoch weitaus weniger Literatur zur Verfügung. Die Absicht dieses Kapitels besteht darin, diese Informationen zusammenzutragen und vorzustellen. Wir beginnen mit einer kurzen Zusammenfassung der kybernetischen Forschung für all diejenigen, die einen ersten Einblick über dieses Fachgebiet erhalten wollen. Der daran anschließende Abschnitt entspricht einer ausführlichen Beschreibung der kybernetischen Forschung, die zur Entwicklung der Kinästhetik als Ansatz zur Gesundheitsentwicklung in der professionellen Pflege beigetragen hat.

5.1 Kurze Beschreibung der kybernetischen Forschung

Das Forschungsfeld der Verhaltenskybernetik setzt seinen Schwerpunkt auf die Kontrolle und Kommunikation von lebenden Systemen (Wiener, 1948). Seit 1945 haben Wissenschaftler, die sich mit der **Kybernetik** beschäftigten, die motorisch-sensorischen Rahmenbedingungen des menschlichen Verhaltens durch experimentelle, optische, elektronische, elektromechanische, televisions- und computergestützte Methoden untersucht. Die Ergebnisse dieser Forschungen liegen den Kinästhetik-Programmen zugrunde. Sie stellen das Fundament für ein Pflegeprogramm dar, in dem auf der einen Seite eine effektive Ergonomie und auf der anderen Seite Handling- und Bewegungsfähigkeiten für professionell Pflegende konzipiert wurden, die sowohl ihre eigene Gesundheit als auch die ihrer Patienten unterstützen sollen.

> Die Kinästhetik im Pflegeprogramm bietet ein Gesundheitsentwicklungs- und Handlingkonzept, und zwar als Ergänzung zur medizinischen und therapeutischen Behandlung der Patienten.

Abb. 5.1 Feedback-Kontrollsystem.

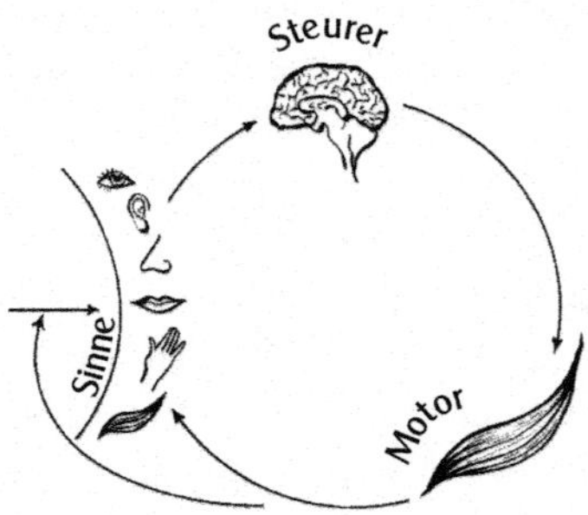

Vier Forschungskategorien aus der Kybernetik bilden die Grundlage für die Kinästhetik in der Pflege (☞ 5.1.1 – 5.1.4).

5.1.1 Die Rolle der Bewegung bei der Selbstkontrolle von Verhalten

- Der Mensch ist ein sich selbst kontrollierendes und sich selbst entwickelndes Rückkopplungssystem, das sein eigenes Verhalten selbst erzeugt (Bateson, 1972; Powers, 1979; Smith, 1972; Wiener, 1948). Bewegung hat in diesem Prozess eine grundlegende Bedeutung. Die Funktion jedes sensorischen Systems ist von der Fähigkeit abhängig, auf visuelle, auditive, gustatorische, olfaktorische, taktile und kinästhetische Reize bezogene Bewegungsmuster zu erzeugen, ihnen zu folgen und sie zu interpretieren.
- Diese motorisch-sensorischen Systeme sind so gekoppelt, dass eine Veränderung in einem System auch die anderen Systeme verändert; als Beweise können die Forschungsarbeiten zu folgenden Themen dienen:
  - Beziehung zwischen Vision und Bewegung (Gould und Smith, 1963)
  - Beziehung zwischen Atmung und Bewegungssystemen (Putz und Molitor, 1968)

- Interaktion zwischen den Systemen der Haltungsbewegungen und der expressiven Bewegungssysteme (Smith, Ansell und Smith, 1963; Smith und Henry, 1966)
- Beziehung zwischen Berührung und Bewegung (Smith und Sturgeon, 1971; Meyer, 1971).

Die Ergebnisse dieser Arbeiten haben eine wichtige Bedeutung für die pflegerische und therapeutische Beschäftigung mit Menschen. Obwohl Patienten schmecken, riechen, sehen, hören oder reden können, sind sie oft nicht in der Lage, ihre muskulären Anstrengungen so zu organisieren, dass sie die empfangenen Reize aufnehmen und entsprechend auf sie reagieren können. In der Kinästhetik lernen die Pflegenden, bei jedem Handling die Bewegungen der Patienten zu organisieren und dabei die Selbstkontrolle der Patienten zu unterstützen.

5.1.2 Beziehungen zwischen Bewegung und vitalen Systemen

- Atem- und Herzfunktion werden über das kinästhetische System reguliert (Granite, 1955; Smith und Smith, 1970).
- Verschiedene Forschungsprojekte (Smith und Leudke, 1968; Smith und Henry, 1967; Smith, 1967) haben gezeigt, dass die Atmung ein **Tracking-Prozess** (*to track* = folgen) ist. Das Volumen, die Geschwindigkeit und andere Faktoren der Atmung sind vom Herzrhythmus, von Haltungsbewegungen sowie der artikulierten Bewegung von Gesicht und Extremitäten abhängig.
- Die großen Muskeln des Körpers treiben die internen Prozesse an (vgl. Smith, K.U. und Schiamberg, L., 1962.)

Die Ergebnisse dieser Studien erläutern die Beziehung zwischen den motorischen Systemen sowie sämtlichen vitalen Funktionen und weisen nach, dass die aktive Arbeit der großen Muskeln im Körper wichtig ist, um diese Systeme aufrechtzuerhalten und/oder in Gang zu bringen. Dies zeigt die Bedeutung der Tatsache, dass Pflegende ein Handling-Konzept als Werkzeug erhalten, mit dem sie ihre Patienten aktiv an jeder Positionsveränderung, an den täglichen Aktivitäten und an allen Fortbewegungsprozessen **(Transfers)** beteiligen können.

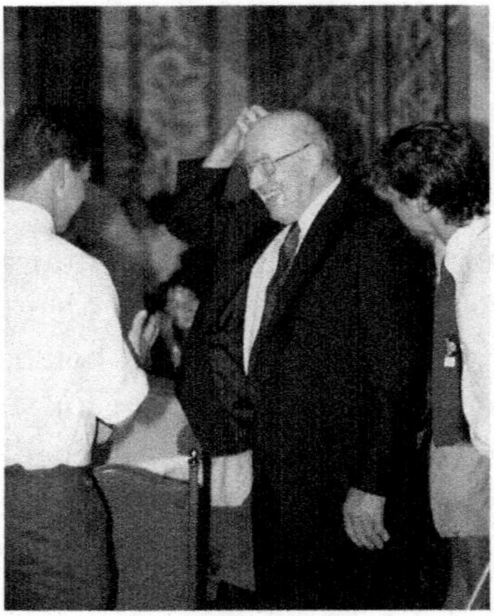

Abb. 5.2 Der Wissenschaftler K. U. Smith befasst sich in seinen Studien mit der Kybernetik.

5.1.3 Das Erlernen von Bewegung

- Ein wichtiger Aspekt besteht für den Menschen darin, dass er ein Bewegungssystem ist, das der Bewegung anderer Menschen folgt und durch den Prozess des **Social Tracking** mit anderen kommuniziert (Smith, 1972; Ting, Smith und Smith, 1972).
  In einem **Social Tracking-Prozess** sind die bewegungsbezogenen und sensorischen Systeme von zwei oder mehreren Menschen so gekoppelt, dass die Beteiligten über eine große Einflussmöglichkeit auf die sensorischen Reize und den Bewegungsausdruck des jeweils anderen verfügen. In einem solchen Prozess ist die Bewegung jeder Person eine Quelle für die Bewegungen des anderen Beteiligten.
- Menschen kommunizieren mit Hilfe von drei wesentlichen Interaktionsformen: **gleichzeitig-gemeinsame, schrittweise** und **einseitige Interaktionen.** In einer gleichzeitig-gemeinsamen Interaktion erfolgt der Informationsaustausch unmittelbar über eine Berührung. In einer schrittweisen Interaktion werden die Informationen nacheinander ausgetauscht. Und in einer einseitigen Interaktion werden nur von einem Beteiligten Informationen gegeben (Smith, 1972).
- Nach der Geburt entwickeln Säuglinge einen Kontrollmechanismus, indem sie sich selbst in ihrer Umgebung bewegen, diese Umgebung manipulieren und mit anderen Menschen durch Folgen der Bewegungen von Betreuern und anderen Personen kommunizieren, die mit ihnen interagieren (Maietta, 1986; Smith, 1972). Kleinkinder erlernen die Bewegungskontrolle durch gleichzeitige Interaktionen (Smith, 1972). Diese Form der Interaktion ist die effektivste Art des Erlernens von Bewegung (Stein und Meyer, 1971). Die Rückmeldung über den Tastsinn erfolgt fast gleichzeitig; folglich kann die Bewe-

gung einer Person eine Quelle für die Bewegung einer anderen sein. Kinder erlernen schrittweise und einseitige Interaktionsfähigkeiten, wenn ihre Betreuer Worte und visuelle Signale benutzen, um die Bewegungsprozesse zu interpretieren.

Den Zustand vieler Patienten kann man durchaus mit dem von Kleinkindern vergleichen. Kranke Menschen haben oft einen Teil ihrer Bewegungsfähigkeit eingebüßt. Pflegende lernen durch die Kinästhetik, die drei Interaktionsformen bei ihren täglichen pflegerischen Aktivitäten mit Patienten sowohl als Analyse- wie als Handling-Werkzeug einzusetzen. Menschen, die ihre Bewegungsfähigkeit verloren haben, sind auf taktil geführte Prozesse zur Bewegungskontrolle und zur Entwicklung potenzieller Fähigkeiten angewiesen. Indem sie wieder mehr Kontrolle über ihre Bewegung erlangen, führen die schrittweisen und einseitigen Interaktionen (im Kontext von Bewegungsaktivitäten) zu mehr Selbständigkeit.

5.1.4 Kybernetische Analyse der Rahmenbedingungen von Produktivität und Sicherheit am Arbeitsplatz

Arbeitsproduktivität und Sicherheit gründen auf drei Faktoren:

- Die Berufstätigen müssen die motorischen und sensorischen Fähigkeiten für ihre spezifischen Tätigkeiten besitzen.
- Bei Bedarf müssen die motorischen und sensorischen Fähigkeiten trainiert werden, die für diese Tätigkeiten benötigt werden.
- Die Umgebung muss so gestaltet werden, dass die Durchführung dieser Tätigkeiten möglichst einfach ist (Smith, 1991).

Die Kinästhetik ist in der Pflege die praxisbezogene Anwendung dieser Forschungsergebnisse.

5.1.5 Zusammenfassung

Die gesamten Forschungsergebnisse bilden das Fundament der Kinästhetik als Bewegungs- und Handling-Konzept, das es den Pflegenden ermöglicht, mit ihren Patienten in einer Art und Weise zu interagieren, die sie selbst vor Verletzungen schützt und sowohl ihre eigene Gesundheitsentwicklung als auch die der Patienten fördert.

5.2 Ausführliche Beschreibung der kybernetischen Forschung

Die **Verhaltenskybernetik** erforscht die Kontrolle und Kommunikation von lebenden Systemen (Wiener, 1948). Schon vor dem Zweiten Weltkrieg haben die Wissenschaftler der Kybernetik die motorisch-sensorischen Parameter des Verhaltens studiert. Die gesammelten Beweise sprechen dafür, dass Bewegung und die motorischen Systeme des Körpers eine zentrale Rolle sowohl bei der Kontrolle des individuellen und des kollektiven Verhaltens als auch bei der effektiven Kommunikation spielen (Bertalanffy, 1968; Powers, 1973; Smith, 1945, 1965, 1968, 1971, 1972; Wiener, 1948, 1950).

Eine Reihe von Untersuchungen im Bereich der Kybernetik haben Anfang der 30er Jahre bedeutende Beobachtungen über die Feedback-kontrollierte Natur der menschlichen Funktionen ergeben. Die frühesten Studien, die von McGinnis (1930) durchgeführt wurden, untersuchten die visuellen Fähigkeiten des Folgens bei neugeborenen Säuglingen. Er fand heraus, dass Neugeborene visuell einer glänzenden Uhr folgen können und bereits während der frühen postnatalen Entwicklung eindeutig darauf reagieren. Mehrere Jahre später nutzten Smith und Warkentin (1937) kleine Kätzchen, um die visuellen Folgefähigkeiten sowie die visuelle Präzision zu studieren. Sie erkannten, dass das akkurate Folgen eine kontinuierliche Orientierung und Synchronisation von Augen- und Körperbewegungen beinhaltet.

Diesen Untersuchungen folgten experimentelle Studien, um aktuelle Messdaten für die Interaktionen zwischen Augen- und Körperbewegungen zu erhalten (Smith, 1937; Smith und Bojar, 1938; Smith und Bridgman, 1943; Smith und Kappauf, 1940; Smith, Kappauf und Bojar, 1940). Die Forschungen ergaben, dass jede Augenbewegung unmittelbare Anpassungen aller anderen motorischen Systemkomponenten zum Ausgleich einer Veränderung nach sich zieht. Diese initiale Studienreihe bewies die komplexen funktionalen Beziehungen zwischen motorischen und sensorischen Systemen. Sie zeigte auch, dass die Entwicklung von Fähigkeiten in jedem einzelnen System einen Lernprozess in beiden Bereichen erfordert.

Smith (1945) steuerte in diesem Bereich einen weiteren Beweis bei, indem er in einer Studie untersuchte, wie die Interaktion und Integration der motorischen und sensorischen Prozesse die Reaktion in einem System leiten, das sich aus einem Mensch und einer Maschine zusammensetzte. Die Forschungsfragen lauteten: Wie werden mögliche Fehler einer Leistung kontinuierlich korrigiert? Wie erfolgt der Lernprozess?

Dabei fand er heraus, dass die sensorischen Systeme bei einer Bewegung unmittelbar die Auswirkungen dieser Bewegung registrieren und ordnen. Diese Effekte ziehen die sofortige Veränderung der Bewegung einzelner Personen in einer kontinuierlich zirkulären Struktur von motorisch-sensorischen Anpassungen nach sich.

Die Beschreibung dieses Lernprozesses kann auf alle Individuen jeden Alters in sämtlichen Lernsituationen angewandt werden. Sie dient als Basis für das kybernetische Modell des menschlichen Funktionierens, welches Menschen als sich selbst kontrollierende und selbst entwickelnde Feedback-Systeme beschreibt (Bateson, 1972; Powers, 1979; Smith, 1972; Wiener, 1948). Dieses Modell besagt, dass jeder Mensch sein eigenes individuelles Verhalten entwickelt. Unsere sensorischen Systeme registrieren die Wirkung der Informationen einer Aktivität und nutzen die Information zur Regulierung der nächsten Reaktion. Die Bewegung spielt in diesem Prozess eine zentrale Rolle. Die Funktion jedes sensorischen Systems ist von der Fähigkeit abhängig, Bewegungsmuster in Verbindung mit spezifischen visuellen, auditiven, gustatorischen, olfaktorischen, taktilen und kinästhetischen Reizen zu erzeugen, ihnen zu folgen und sie zu interpretieren. Jeder Mensch entwickelt dabei seine eigenen Verhaltensmuster. Kranke, desorientierte und verletzte Patienten erleben häufig eine dramatische Abnahme der sensorischen Reize. Je besser Pflegende Patienten dabei helfen können, bewegungsrelevante und sensorische Reize zu erzeugen, ihnen zu folgen und sie zu interpretieren, desto größer wird ihre Fähigkeit sein, ihr eigenes gesundes Verhalten zu kontrollieren und zu entwickeln.

5.2.1 Motorisch-sensorische Regulation des Leistungsvermögens

Die Untersuchungen über die motorisch-sensorische Regulation des Leistungsvermögens nutzten Versuche mit optischen, elektronischen, elektromechanischen und televisionsgestützten Verfahrensweisen sowie Echtzeit-Computermethoden, um das integrierte Funktionieren von motorisch-sensorischen Systemen als Feedback-kontrollierte Prozesse zu studieren (Smith, 1971). Typischerweise führten in solchen Studien die Teilnehmer bestimmte Aufgaben aus, während sie ein fehlerhaftes oder verzögertes Feedback erhielten. Erlernen und Kontrollieren von Bewegungen unter fehlerhaften oder verzögerten Feedback-Bedingungen wurden mit dem Lernprozess während eines unmittelbaren sensorischen Feedbacks verglichen. Auf diese Weise war es möglich, die zahlreichen motorisch-sensorischen Beziehungen der menschlichen Bewegung und der entsprechenden Lernprozesse präzise zu bestimmen.

Die Studien über die motorisch-sensorische Regulation (Gould und Smith, 1963; Putz und Molitor, 1968; Smith K.U., Ansell S. und Smith M., 1963; Smith und Henry, 1966) sind deshalb von besonderer Bedeutung, weil sie die komplexe Beziehung zwischen den motorischen und den verschiedenen sensorischen Aspekten des menschlichen Funktionierens aufzeigen. Man erkannte, dass Menschen unabhängig von ihrem Alter fähig sind, Veränderungen der eigenen Person sowie bei anderen zu folgen und Anpassungen vorzunehmen, wenn ein unmittelbares sensorisches Feedback eintritt. Wenn es jedoch zu einer Verzögerung des Feedbacks kommt, die für die Kontrolle der Bewegung ausschlaggebend ist, nimmt die Leistung ab und das Lernen wird selbst mit vorhandener Erfahrung unmöglich.

Gould und Smith (1963) untersuchten die Beziehungen zwischen visuellen und motorischen Aktivitäten. Sie verwendeten televisionsgestützte Methoden zur Kontrolle des visuellen Feedbacks, wenn beim Durchpausen gerader Linien oder aber beim freihändigen Zeichnen von Kreisen Abweichungen auftraten. Beim Durchpausen erhielt die Testperson eine konstante visuelle Information über ihre Leistung, wenn sie mit einem Stift zwischen zwei

Linien zeichnete. Das visuelle Feedback der motorischen Leistung, die durch das taktile Feedback beim Folgen des Stiftes der durchgepausten Linien bestätigt wurde, erlaubte dem Zeichner, seine Bewegungsfehler umgehend zu verbessern. Beim freihändigen Zeichnen, bei dem der jeweilige Teilnehmer nur ein visuelles Feedback seiner Leistung erhielt, konnten die Bewegungsfehler nicht angepasst und die Leistung somit nicht verbessert werden.
In ähnlichen Studien haben K. U. Smith, S. Ansell und M. Smith (1963) die Fähigkeiten von Testpersonen beim Folgen von Bewegungsmustern einerseits bei einem verzögerten und andererseits bei einem unmittelbaren Feedback verglichen. Sie erkannten, dass ein dynamisches Feedback, bei dem die Teilnehmer eine kontinuierliche visuelle Rückmeldung über die Auswirkungen ihrer Bewegungen erhielten, eine effektive Methode für eine bessere Leistung und einen verbesserten Lernprozess darstellten. Sie konnten eindeutig nachweisen, dass das statisch-operationale Feedback, bei dem den Teilnehmern nur auf einem stehenden Bild die Auswirkungen ihrer Bewegungen gezeigt wurden, eine ineffizientere Lernmethode war.
In einem anderen Bereich der motorisch-sensorischen Funktionen untersuchten Putz und Molitor (1968) die komplexe Beziehung zwischen Atmungs- und Bewegungssystemen. Zwei Gruppen von Teilnehmern wurden in Bezug auf ihre Fähigkeit verglichen, Atmung und Bewegung unter variierenden Bedingungen zu koordinieren. Die Mitglieder der einen Gruppe nutzten bestimmte Teile ihres Körpers, um den eigenen Atemmustern zu folgen, die als Sinuswellenmuster auf einem oszillographischen Bildschirm angezeigt wurden. Sie konnten ihren Atem regulieren, wenn sie der visuellen Aufzeichnung ihrer Atmung bei gleichzeitigen taktilen Kontakten folgten. Die Teilnehmer der zweiten Gruppe sollten ebenfalls bestimmte Körperteile nutzen, um einem diesmal maschinell erzeugten Muster zu folgen, das ebenfalls auf einem Oszillographen angezeigt wurde. Dieses Atemmuster entsprach nicht ihrem eigenen und die Testpersonen konnten ihre Atmung unter diesen Bedingungen nicht regulieren. Die Ergebnisse untermauerten die komplexe Beziehung zwischen Atmung und Bewegung. Darüber hinaus konnte man nachweisen, dass das Lernen mit Hilfe eines körperorientierten

Feedbacks (bei dem sensorische Effekte in einem zirkulären Prozess zu Anpassungsbewegungen führten) im Vergleich zu anderen Situationen, in denen die Teilnehmer den Mustern eines externen Umgebungsreizes zu folgen hatten, die sich etwaigen Fehlern nicht anpassten, überlegen war.

Smith und Henry (1966) führten Studien über die Interaktionskomponenten der Bewegungssysteme und der expressiven Bewegung unter Anwendung von Haltungsplattformen durch. Eine Haltungsplattform ist ein Brett, das auf einer Art Waage angebracht ist und jede Bewegungs- oder Richtungsänderung einer draufstehenden Person registriert. In diesen Studien führten die Forscher komparative Messungen von Transport- und Haltungsbewegungen durch, die für die bilaterale Koordination, aber auch für die Koordination nach oben und nach unten sowie nach vorn und nach hinten verantwortlich sind. Während ein Teilnehmer Buchstaben und Bilder unter verschiedenen Bedingungen visueller, auditiver, kinästhetischer oder taktiler Methoden des sensorischen Inputs zeichnete, wurden seine Haltungsanpassungen von dem Apparat aufgezeichnet. Die Ergebnisse zeigten, dass die Haltung und ihre sensorischen Kanäle als Feedback-kontrollierte Mechanismen reguliert werden.

Smith und Sturgeon (1971) sowie Stein und Meyer (1971) erforschten die komplexen Beziehungen zwischen Berührung und Bewegung. Sie fanden heraus, dass Berührung das effektivste Mittel ist, um akkurates Folgen und einen gleichzeitigen Austausch zwischen Menschen sicherzustellen, da das taktile System die Informationen weitaus schneller überträgt und interpretiert als alle anderen exterozeptiven Systeme. Aus diesem Grund sind auch alle sensorischen Systeme, die langsamer als das Seh- und das Hörvermögen funktionieren, wenig effektiv für die Kontrolle von Bewegung. Smith und Sturgeon (1971) untersuchten auch die Auswirkungen des verzögerten taktilen Feedbacks, indem eine Transmissionsdifferenz zwischen Finger- und Daumenbewegung und der vibro-taktilen (durch Reibung erzeugten) Stimulation der gleichen Finger hergestellt wurde. Die Ergebnisse zeigten, dass jede Verzögerung in zunehmendem Maße schwere Störungen der Koordinationsfähigkeit zwischen Finger- und Daumenbewegung verursacht.

Stein und Meyer (1971) studierten die Fähigkeit, den Bewegungen einer anderen Person mit Hilfe der Berührung von einer oder beiden Händen zu folgen. Sie befestigten Verbindungsleitungen an den Handinnenflächen der Teilnehmer, mit deren Hilfe die Genauigkeit beim Folgen gemessen werden sollte. Diese Messungen wurden in einen Computer übertragen, wo sie mit Messungen der Genauigkeit beim Folgen der Handbewegung einer anderen Person, diesmal allerdings ohne Berührung, also nur aufgrund visueller Impulse, verglichen wurden. Man fand heraus, dass in Bezug auf Genauigkeit und Synchronisation eine Bewegung, wenn sie sich auf die Berührung mit ein oder zwei Händen verließ, um den Bewegungen einer anderen Person folgen zu können, jener weitaus überlegen war, die darauf beschränkt war, auf rein visuelle Wahrnehmungen zu reagieren.
Diese Ergebnisse haben eine wesentliche Bedeutung für die professionelle Pflege und die therapeutische Arbeit mit Patienten. Selbst wenn Patienten schmecken, riechen, sehen, hören und sprechen können, sind sie in manchen Fällen nicht dazu in der Lage, ihre Muskelanstrengungen so zu organisieren, dass sie sich möglichen Reizen anpassen und angemessen auf sie reagieren können. Doch wie alle Menschen können sie den Bewegungsmustern einer anderen Person folgen, wenn sie nur lange genug taktilen Kontakt halten, was mit einer größeren Genauigkeit im Vergleich zu rein visuellen oder auditiven Interaktionen einhergeht (Smith und Sturgeon, 1971; Stein und Meyer, 1971).
Diese Ergebnisse belegen, dass Pflegende mit ihren Patienten durch Berührung und Bewegung einen interaktiven Kontakt herstellen können, selbst wenn andere Kommunikationsmodalitäten nicht mehr zur Verfügung stehen. Darüber hinaus können Pflegende Berührungs- und Bewegungsprozesse nutzen, um Patienten bei der systematischen Entwicklung von verlorenen sensorischen Fähigkeiten beizustehen.

5.2.2 Studien über das Social Tracking

Die Vorstellung, Pflegende darin auszubilden, mit Patienten durch Berührungs- und Bewegungsprozesse zu interagieren, stammte aus den **Social Tracking-Studien**, die von Smith et al.

in den *Behavioral Cybernetic Laboratories an der University of Wisconsin,* Madison, USA, durchgeführt wurden (Smith, 1972; Ting, M. Smith und K. U. Smith, 1972). Das Konzept des Social Tracking besagt, dass zwei oder mehrere Personen, die in einem geschlossenen motorisch-sensorischen Kreislauf interaktiv miteinander verbunden sind, in dem sie gegenseitig den sensorischen Input des jeweils anderen durch Berührungen kontrollieren, ihre Bewegungen aufeinander abstimmen (Smith, 1972). Oder mit anderen Worten ausgedrückt: Menschen jeder Altersstufe folgen und kommunizieren miteinander während einer Interaktion weitgehend durch Synchronisation ihrer Bewegungen.
Eines der ersten Experimente zur Überprüfung der Möglichkeit einer Feedback-Kontrolle beim Social Tracking (K. U. Smith, S. Ansell und W. M. Smith, 1963) untersuchte Testpersonen beim Durchpausen eines visuellen Musters, während diese – ohne vorher darüber informiert worden zu sein – die parallelen, doch verzögerten Bewegungen einer anderen Person auf einem Fernsehmonitor verfolgten. Das Ergebnis zeigte, das das soziale Lernen eingeschränkt ist, wenn erstens ein Feedback verzögert erfolgt und zweitens die Interaktion keine gegenseitige Kontrolle beinhaltet, bei der jede Person zur Gesamtleistung beiträgt.
Ting, M. Smith und K. U. Smith (1972) untersuchten den Lernprozess unter drei verschiedenen Vorgaben:

- Lehrer oder Modell beobachten, was eine imitierende Person tut, zeigen aber keine Reaktion darauf.
- Das Modell erhält keine Anzeichen dafür, was die imitierende Person tut.
- Das Modell beobachtet, was die imitierende Person tut, und versucht zu helfen, indem es seine Bewegungen anpasst, damit die imitierende Person beim Folgen weniger Fehler macht.

Man fand heraus, dass der Lernprozess am erfolgreichsten verlief, wenn das Modell kontinuierlich seine Bewegungen anpasste, so dass der Imitierende immer exakter folgen konnte. Darüber hinaus bestimmten die Forscher durch einfaches Vergleichen des Folgens anhand verschiedener sensorischer Möglichkeiten, dass das Folgen mittels Berührung effektiver war als bei jedem anderen sensorischen Medium. Dabei waren nicht nur die zeitlichen Komponenten der Bewegung während des Folgens genauer, sondern auch die Präzision der räumlichen Aspekte und der Anstrengung am exaktesten, wenn sich die Teilnehmer gegenseitig berührten.

Diese Studien unterstützen die These, dass die Kommunikation durch Bewegung zwischen Pflegenden und Patienten primär durch gegenseitig aufeinander abgestimmte Bewegungen und einen sensorischen Input gelenkt wird. Durch **berührungsgelenkte Interaktionen** werden die motorischen und sensorischen Systeme von Pflegenden und Patienten miteinander in einer Weise verbunden, die es ihnen erlaubt, den Bewegungen des anderen zu folgen und sich entsprechend anpassen zu können. Durch solche Interaktionen entdeckt der Patient die Bewegungsmöglichkeiten seiner Gelenke wieder, er lernt die verschiedenen Bewegungsebenen seines Körpers und die möglichen Bewegungsrichtungen auf diesen Ebenen neu kennen (**Haltung** und **Transport**) und er erlebt neue Möglichkeiten zur Bewegung seines gesamten motorischen Systems. In diesem Kontext ist die Bewegung des Pflegenden die Hauptressource zur Unterstützung einer gesunden Entwicklung der Patienten.

Alle Menschen, also auch Pflegende und Patienten, synchronisieren ihr Verhalten während einer Interaktion. Eine der frühesten Forschungen über die Synchronisation wurde von Bateson und Mead (1942) durchgeführt. Unter Anwendung einer Filmanalyse fanden sie heraus, dass Individuen interagieren, indem sie die Bewegungen anderer Personen vervollständigen oder sie spiegelverkehrt oder parallel nachvollziehen. Ihre Beobachtungen zeigten, dass eine logische Synchronisation der Bewegungsmuster durch einen zwischenmenschlichen Austausch entsteht, der einen verständlichen Kontext für die Kommunikation herstellt. Birdwhistle (1970) analysierte unter Anwendung der Methode der Kinesis Filme mit Familieninteraktionen und Condon (1975) untersuchte mit Hilfe von Filmstudien die Synchronität und Diachronität von Interaktionen; sie kamen beide zu den gleichen Schlussfolgerungen.

Was in den meisten Forschungen über die **Synchronität** fehlt, ist eine Erklärung der motorisch-sensorischen Grundlagen des synchronisierten Verhaltens. Die Arbeit von Smith (1971) verdeutlichte, dass es unterschiedliche Arten der Übereinstimmung oder Synchronität zwischen interagierenden Personen gibt. Eine Person kann in einer Interaktion zahlreiche Anpassungen vornehmen und sie trotzdem noch synchronisieren. Wir nehmen an, dass die Art und Weise, wie eine Pflegeperson sich einem Patienten anpasst, einen erheblichen Einfluss darauf hat, ob und was er in der Interaktion lernt. Wenn der Patient einen Großteil der Anpassungen selbst übernehmen muss, erfolgt das Lernen nur in einer Richtung und ist auf das Repertoire des dominierenden Pflegenden beschränkt. Wenn Patient und Pflegender jedoch gemeinsam zur Interaktion beitragen, d.h. sie beobachten kontinuierlich die Bewegungsmitteilungen des jeweils anderen und passen sich ihnen an, werden beide neue und unerwartete Reaktions- und Anpassungsstrukturen erlernen. Durch solche Prozesse erweitern sowohl Pflegende als auch Patienten ihre Bewegungs- und Interaktionsfähigkeiten.

5.2.3 Social Tracking-Fähigkeiten beim Kind

Patienten, die ihre Bewegungsfähigkeiten verloren haben, ähneln in mancher Hinsicht kleinen Kindern, weil ihr Hauptziel im Erlernen neuer motorischer Fähigkeiten besteht. Die Forschung über die Entwicklung der Social Tracking-Fähigkeiten von Kindern haben wertvolle Informationen darüber erbracht, wie die Bewegungsfähigkeiten einer Person entwickelt werden können, und zwar unabhängig von Alter, Bewegungseinschränkung etc. Studien zum Thema Social Tracking gehen davon aus, dass die Bewegungsfähigkeiten von Kindern durch **Tracking-Prozesse** zwischen ihnen und ihren Betreuungspersonen entstehen. Ansell und Smith (1973), Smith (1972, 1973), K. U. Smith, C. Zwerg und N. Smith (1963) fanden heraus, dass sehr kleine Kinder viel besser dynamischen Bewegungsmustern folgen und sie darstellen können, als die gleichen Muster, wenn sie ihnen statisch präsentiert werden, nachzuahmen. Diese Studien können als Unterstützung für die These betrachtet werden, dass gleichzeitig oder simultan verlaufende Interaktionen von fundamentaler Bedeutung sind und die Voraussetzung für die Fähigkeit eines Kindes bilden, sich in einem seriellen Austausch zu engagieren. In diesen Studien beweist die Fähigkeit kleiner

Kinder, dynamischen Mustern zu folgen, dass das dynamische gleichzeitige Folgen als Vorstufe für die visuelle und manuelle Erfahrung mit statischen Formen angesehen werden muss. Auch ein Kind muss solche Bewegungsmuster mit Hilfe gleichzeitiger Interaktionen mit anderen jahrelang erleben, bevor es sie in einem anderen zeitlichen Rahmen wieder erkennen und reproduzieren kann.

Kinder beginnen bereits im Säuglingsalter mit der Verinnerlichung von Bewegungsmustern, indem sie, wenn sie angefasst und getragen werden, den Bewegungsstrukturen ihrer Eltern folgen. Ebenso können sich Patienten, die neue Bewegungsmuster erlernen müssen, selbst erfahren, wenn sie ihre Bewegungen auf die der Pflegenden abzustimmen versuchen.

Ansell und Smith (1973) studierten die Entwicklung von Folge-Fähigkeiten bei Gruppen von Kindern im Vorschulalter. Sie untersuchten Kinder im Alter von drei, vier und fünf Jahren hinsichtlich ihrer Fähigkeiten im dynamischen Folgen der Bewegungen anderer Personen durch visuelle Anleitung. Sie fanden heraus, dass die Fähigkeit zum dynamischen, visuell-manuellen Folgen schon bei Säuglingen vorhanden ist. Die Präzision des Folgens entwickelt sich dann nach und nach im Alter zwischen zwei und zehn Jahren.

Smith (1973) untersuchte Kinder und Jugendliche im Alter von drei Jahren bis zur späten Pubertät in Bezug auf ihre Fähigkeit, vorhersehbaren und nicht vorhersehbaren dynamischen Bewegungsmustern durch eine Milchglasscheibe zu folgen. In diesen Studien zeichnete der Forscher auf der einen Seite der Scheibe beispielsweise eine Struktur in Form einer acht oder eines doppelten Triangels; das Kind sollte auf der anderen Seite der Glasscheibe versuchen, dem Muster mit einem Zeichenstift zu folgen. Die Studien zeigten, dass Kinder einer dynamischen sozialen Struktur in jungem Alter sehr viel leichter folgen können, als die gleiche Struktur nachzuvollziehen, wenn sie sie zuvor nur in statischer Form erlebt haben. Diese Studien sprechen dafür, dass das berührungsgelenkte gleichzeitige Folgen der Fähigkeit vorausgeht, sowohl Personen oder Objekten visuell zu folgen, als auch statische Formen visuell zu erkennen. Der Forscher zog die Schlussfolgerung, dass ein Kind solche Muster grob- und feinmotorischer Bewegungen mit Teilen des Körpers oder dem gesamten Körper Jahre zuvor erlebt, bevor es sie in symbolischer oder abstrakter Form wieder erkennen und reproduzieren kann.

> Wir nehmen an, dass Patienten mit Bewegungseinschränkungen oder sogar dem völligen Verlust ihrer Bewegungsfähigkeit eine große Befriedigung durch gleichzeitige Interaktionen mit den Pflegenden erfahren und so ihre Funktionen verbessern können. Diese Art von Austausch kann als Grundlage für die Entwicklung von Kommunikations- und Bewegungsfähigkeiten sowie der Entwicklung anderer sensorischer Fähigkeiten dienen.

Experimentelle Beobachtungen von Smith (1973) über ein- bis dreijährige Kinder bei Interaktionen mit Fingerspielen ergaben, dass für die Entwicklung von immer besser kontrollierten Bewegungen das taktile Folgen eine ganz wesentliche Rolle spielt. Bei diesen Beobachtungen zeigte sich, dass ein Kind mit verbundenen Augen den Bewegungen anderer Personen akkurat folgen konnte, solange sich ihre Finger berührten. Das gleiche galt für das Folgen mit beiden Händen. Wenn das Band über den Augen jedoch entfernt wurde und das Kind den Handbewegungen der anderen Person nur durch Augenkontakt folgen sollte, erwies sich das bereits als sehr schwierig. Zwei Händen ohne körperlichen Kontakt nur unter Zuhilfenahme der Augen als Anleitung zu folgen, war praktisch unmöglich.

Die Social-Tracking-Studien ergaben, dass sich sowohl die reibungslose motorische Kontrolle als auch die bimanuelle Koordination bei Säuglingen und Kindern als Folge ständig wiederholter und kontinuierlicher taktiler Interaktionen entwickeln. Wir gehen davon aus, dass auch Patienten durch vergleichbare Arten von gleichzeitigen Interaktionen mit Pflegenden eine solch reibungslose motorische Kontrolle entwickeln können, die nun einmal erforderlich ist, um die Umgebung effektiv manipulieren zu können.

> Die Bedeutung der kybernetischen Forschung ist für die Pflege von Patienten offensichtlich: die Unterstützung von taktil-bewegungsgelenkten Interaktionen zwischen Pflegenden und Patienten werden Verletzungen bei beiden Gruppen vermindern, während gleichzeitig der Genesungsprozess der Patienten gefördert wird.

5.2.4 Physiologische Verhaltensregulation

Dieser Abschnitt betrachtet die verhaltensorientierte kybernetische Erklärung von internen organischen, kinästhetischen, respiratorischen, venösen, hormonellen und metabolischen Prozessen bei Energieproduktion und -austausch. Die kybernetische Theorie geht davon aus, dass das skelettmotorische System eine dominierende Rolle in der Feedback-Regulation der venösen Zirkulation, der äußeren Atmung und aller wesentlichen Aspekte der Energieproduktion, -regulation und -verteilung spielt. Bis vor kurzem wurden die allgemeinen Dogmen der **Homöostase** (Cannon, 1929) und der **Instinktmotivation** (Hull, 1943) als Grundlage der Energiekontrolle akzeptiert, da viele Auswirkungen der neuromuskulären Aktivität auf die viszeralen Funktionen noch nicht vollständig erkannt waren (Smith und Smith, 1970). Man glaubte lange Zeit, dass der einzige direkte reziproke Effekt der Muskelaktivität auf die internen Funktionen in der kinästhetischen Wirkung der Bewegung liegt. Smith (1971) trug Ergebnisse aus dem Bereich der Bioenergetik zusammen und entwickelte so ein Systemkonzept aus neuralen, molekularen und biochemischen Elementen der physikalischen Konditionierung, das er als Theorie der homöokinetischen Energiekontrolle bezeichnete. Diese Theorie besagt, dass die autonom-physiologische Regulation durch selbstgesteuerte, Feedback-kontrollierte Skelettmuskel-Aktivitäten bestimmt wird.

Man geht davon aus, dass die Feedback-kontrollierten autonomen Interaktionen von drei Hauptmechanismen bestimmt werden. Diese werden wie folgt beschrieben:

- Alle Ebenen der internen physiologischen und autonomen Regulation besitzen eine direkte reziproke Feedback-Verbindung zum skelettmotorischen System, so dass jede klare Aktivität die Charakteristika der internen Energieproduktion reziprok beeinflusst.

- Das externe skelettbezogene Verhalten wird nicht intern von inneren homöostatischen Triebkraftmechanismen oder durch unbewusste Triebkräfte angeregt. Stattdessen trifft eher das Gegenteil zu, dass nämlich das externe neuro-muskuläre Verhalten einen dominierenden Einfluss auf Qualität und Quantität der organischen, autonomen, physiologischen und zellulären Aktivitäten ausübt.
- Die kardiovaskulären und respiratorischen Systeme werden kontinuierlich und systematisch durch die Reaktion des motorisch-sensorischen Systems reguliert, um die Sensibilität und die spezialisierte Integration der energieproduktionsrelevanten Anforderungen des Muskelsystems zu erleichtern (Smith und Smith, 1970).

Feedback-Kontrolle der Energieproduktion durch Bewegung

Hill (1960) hat nachgewiesen, dass Produktion und Nutzung von Energiekomponenten in den Muskeln jeweils dadurch bestimmt werden, ob die Muskeln während einer Kontraktion gedehnt oder verkürzt sind. Dieses Charakteristikum der muskulär-metabolischen Interaktion ist ein exzellentes Beispiel für eine **Feedback-Kontrolle,** da sie in unmittelbarem Zusammenhang mit der externen oder internen Integration steht. Hill verglich anhand des Bildes einen starken, athletischen Mann mit einem kleinen, zierlichen Mädchen, wozu er beide in entgegengesetzter Richtung auf ein Tandem setzte und in die Pedale treten ließ. Der Mann trat unter Anwendung des Prinzips der apositiven Arbeit in die Pedale, welche der Kontraktion der Muskeln in einem verkürzten Zustand entspricht, während das Mädchen rückwärts trat und das Prinzip der anegativen Arbeit nutzte, also die Kontraktion der Muskeln in gedehntem Zustand. Wenn die Effizienz beider Arbeitsformen gleich wäre, würden sich beide Radler in einem Maß ermüden, das direkt von ihrer jeweiligen Kraft abhängig ist, doch das Mädchen bleibt davon relativ unbetroffen, da es sich erfolgreich den Anstrengungen des vorwärtsradelnden Mannes widersetzt. Dies zeigt in einer höchst einprägsamen Weise einige der verschiedenen Feedback-Effekte in

Verbindung mit den verschiedenen Formen der Muskelreaktion und erläutert eindeutig, dass Energieproduktion und -nutzung dynamisch mit den spezifischen Auswirkungen der Muskelkontraktionen in Verbindung stehen und nicht als festgelegte, generelle Faktoren betrachtet werden können, wie in der Vergangenheit behauptet wurde.

ATP-Produktion

Weitere Hinweise auf die skelettmuskuläre Feedback-Kontrolle, die zur Regulation der Energieproduktion auf zellulärer Ebene ausgeübt wird, zeigen sich bei der Untersuchung der Hauptmerkmale des molekularen Energiemetabolismus. Dieser entsteht aus der Produktion von ATP durch die Mechanismen des Kohlendioxyd-Metabolismus sowie des aeroben und anaeroben Metabolismus (Smith und Smith, 1970). **ATP** ist das Endprodukt der zellulären Energieproduktion. Es wird in den Mitochondrien der Muskelzellen gebildet und ist für eine Vielzahl von Aktivitäten verantwortlich, einschließlich der Aminosäuresynthese, der Proteinsynthese sowie des Kohlehydratabbaus und – hier von größtem Interesse – der Muskelaktivität. Informationen über die ATP-Produktion und -Verwendung sind nicht neu; was diesem Thema jedoch eine neue Perspektive hinzufügt, ist die Systeminterpretation der physikalischen Konditionierung, um die Smith und Smith (1970) dieses Grundwissen ergänzt haben. Sie haben überzeugend all die Prozesse erläutert, die bei der ATP-Produktion und -Verwendung aufgrund skelettmuskulärer Reaktionen auf organischer, physiologischer, autonomer, zellulärer und molekularer Ebene durch die reziproke Interaktion der Feedback-Kontrolle selbst reguliert und integriert werden. Man geht aus kybernetischer Sichtweise weiter davon aus, dass mit Ausnahme intramuskulärer Mechanismen der ATP-Produktion alle Bereiche der physiologischen Feedback-Kontrolle mit der externen motorischen Reaktion, und zwar mittels spezifischer neuraler Kreisläufe, direkt mit dem kinästhetischen System in Verbindung stehen (Smith und Smith, 1970). Dieses kinästhetische gamma-efferente System besteht aus einem geschlossenen kreisförmigen sensorischen und regulatorischen System, das eine Verbindung mit dem Kleinhirn hat, aus Frequenz und Ausmaß der Muskelaktivität des Körpers sowie aus einer Kontrolle des metabolischen Zustandes der alpha-muskulären Fasern. Mit Hilfe der Feedback-Kontrolle reguliert das kinästhetische System die respiratorische und die kardiale Aktivität, sowohl direkt durch die Nervenaktivität selbst als auch indirekt durch die von ihr freigesetzten Hormone Epinephrin und Azetylcholin. Man muss verstehen, dass die Kontrolle in zwei Richtungen erfolgt, da die muskuläre Aktivität nicht nur die neuro-hormonellen, organisch-zeitlich regulierten und metabolischen Aktivitäten betrifft, sondern im Gegenzug auch die Kontraktionsmuster des Skelettmuskelsystems.

Organisches Feedback der motorischen Reaktion

Eine Systemanalyse der Beziehung zwischen neuromuskulärer Reaktion und autonom-physiologischen, viszeralen Funktionen geht davon aus, dass sie voneinander abhängig sind. Wegen der dem neuromuskulären System inneliegenden Mobilität, Anpassungsfähigkeit und Zugänglichkeit für eine willentliche, direkte und selbstregulierte Kontrolle ist es offensichtlich, dass dieser Bereich bei der Interaktion des Systems gegenüber den autonom-physiologischen Mechanismen des Körpers dominiert. Die Skelettmuskeln stellen einen fundamentalen Bestandteil des Kreislaufsystems dar. Eine drastische Demonstration der muskulären Einflussnahme auf das venöse System wird bei einer 65°-Lage mit den Füßen nach unten erkennbar. Wenn Sie bewusst die Muskeln der Beine kurze Zeit entspannen, wird es aufgrund der verminderten Blutzufuhr im oberen Teil des Körpers, ausgelöst durch die fehlende Muskelspannung im peripheren venösen System, zur Bewusstlosigkeit kommen. Man weiß auch, dass die Feedback-Kontrolle der Muskelkontraktion während einer verstärkten Aktivität die Freisetzung von Adrenalin reguliert, wodurch die Dilatation der Blutgefäße kontrolliert wird und gleichzeitig der Blutfluss die Energiekomponenten Kohlehydrate und Sauerstoff ins Gewebe führt und die Abfallprodukte entfernt. Die Skelettmuskeln besitzen darüber hinaus im Rahmen des Kontrollprozesses der Blutverteilung eine einzigartige Kapazität für die Aufnahme von zwanzigmal soviel Blutvolumen während einer körperlichen Anstrengung (Smith und Smith, 1970).

Die Skelettmuskeln spielen offensichtlich auch eine wichtige Rolle bei der Kontrolle der äußeren Atmung sowie der Herzfrequenz. Smith und Smith (1970) haben festgestellt, dass das wichtigste Merkmal der äußeren Atmung darin besteht, dass die Frequenz und das Volumen eher durch bewusste Maßnahmen beeinflusst werden können, als durch interne physiologische Einflüsse, einschließlich Medikamenten. Man kann daraus eindeutig den Schluss ziehen, dass das Atemsystem direkt mit dem neuromuskulären System verbunden ist. Substantielle, experimentell begründete Beweise unterstützen heute die Annahme, dass alle viszeralen Funktionen nur mit Hilfe der mit dem skelettmuskulären System verbundenen, Feedback-kontrollierten Interaktionen stattfinden können.

Atmung

Spezifische Techniken der Echtzeit-Computerforschung sind dazu entwickelt worden (Smith und Arndt, 1969), verhaltensbezogene physiologische Interaktionen durch kontrolliertes Feedback mit Hilfe verschiedener Systemvariablen sowie durch funktional getrennte dynamische Kontrollprozesse zu analysieren, ohne dabei ihre Integrität zu beeinträchtigen. Mehrere Studien von Smith und Leudke (1968), Smith und Henry (1967) und Smith (1967), in denen die äußere Atmung als ein Tracking-Prozess untersucht wurde, waren aus dem Grund besonders wichtig, weil sie die gegenseitige Beziehung zwischen dem motorischen System und den viszeralen Funktionen bestärkten und weil sie die ihrer Integration unterliegenden Mechanismen beleuchteten. Die erste dieser Studien untersuchte die Effekte einer körperlichen Anstrengung auf das atmungskontrollierte Tracking. Eine Testperson versuchte, einen gleich bleibenden Atemdruck aufrechtzuerhalten, während sie in einen Apparat blies, der die Unterschiede des Drucks aufzeichnete. Nach der computergestützten Verarbeitung der Informationen wurde dies der Person in Form eines visuellen Feedbacks gezeigt, was für die Anpassung und Regulierung der Anstrengung genutzt werden konnte.

Dabei fand man heraus, dass die atmungskontrollierten Reaktionen durch den Herzrhythmus, sowie durch Haltungsveränderungen, Atemrhythmus und die Bewegungen von Lippen, Zunge und Kiefer der Testperson beeinflusst wurden. Dadurch konnte bewiesen werden, dass die Bewegungskontrolle des Atemdrucks eine Kombination von Aktivitäten ist, die aus einer Reihe von neuromuskulären Komponenten besteht. Es erfolgte ein beträchtlicher Lernprozess im Verlauf von weiteren 25 Versuchen im Rahmen dieses Experiments, was die Überzeugung bestärkte, dass das **Atemsystem** ein extrem präzises Tracking-System ist, das temporäre, räumliche und energetische Verhaltenskomponenten den dynamischen und komplexen Aktivitäten des neuromuskulären Systems anpassen kann. In ähnlichen Experimenten, in denen das visuelle Feedback entweder zeitlich oder räumlich abgewandelt wurde, verschlechterte sich die Leistung proportional zum Ausmaß der Feedback-Abweichung, besonders im Fall von zeitlichen Verschiebungen. Der Ausfall bestimmter Verhaltensmuster unter solchen Bedingungen ist ein Beweis dafür, dass das äußere respiratorische System kein reizabhängiger Reflexmechanismus ist, sondern bezüglich seiner Funktionstüchtigkeit vollständig von einem kontinuierlichen reziprok-sensorischen Feedback hinsichtlich der eigenen Bewegung sowie der innersystemischen Bewegungskomponenten abhängig ist.

Weitere Forschungen auf diesem Gebiet (Smith, 1971) haben ergeben, dass die Integration von unterschiedlichen Körperbewegungen mit den Bewegungen des respiratorischen Systems von einem präzisen Feedback-Timing der Bewegungen und der sensorischen Stimulation des Atemsystems abhängt. Während die äußere Atmung als eine Skelettmuskelaktivität betrachtet werden muss, weiß man heute, dass alle Aspekte der inneren Atmung und folglich des Energieaustauschs unmittelbar von dieser abhängen.

Glossar

Aktivitäten: ☞ Menschliche Aktivitäten

Bewegung: Es ist zu unterscheiden zwischen dem biologischen Phänomen der Bewegung, die ein lebendes System durchführt, und einer Bewegung, die das Ergebnis universaler physikalischer Ereignisse ist. Fraglos unterliegen alle biologischen Bewegungssysteme den Bewegungsgesetzen des physikalischen Universums. Es ist aber ebenso offensichtlich, dass die zielgerichtete, absichtliche Bewegung noch andere Merkmale aufweist. Lebende Systeme sind nicht nur in Bewegung, wie jede Materie es ist, sie bewegen sich darüber hinaus selbst. Materie allein bewegt sich nicht. In beiden Fällen ist Bewegung die Veränderung von Gewicht/Stoff auf der Grundlage von Zeit, Raum und Kraft.

Bewegungselemente: Jede Bewegung besteht aus drei Elementen, die sich wechselseitig beeinflussen: Zeit, Raum und Anstrengung (Kraftaufwand). Durch diese drei elementaren Bestandteile kommt Gewicht zu einer Positionsveränderung.

Bewegung am Ort: Aktivität, bei der die Bewegung nicht das Ziel hat, den ganzen Körper an einen anderen Ort zu bewegen. Bewegung am Ort beinhaltet eine Vielzahl von Bewegungen, die wir z.B. beim Essen und Trinken oder An- und Auskleiden durchführen.

Anstrengung: Das vierte kinästhetische Konzept. Kraftanwendung, die zu einer Bewegung oder zur Unterbrechung einer Bewegung des Körpergewichts beiträgt. Man unterscheidet zwei Arten der Anstrengung: Zug, wenn die Kraft von einem bestimmten Kontaktpunkt wegführen soll, und Druck, wenn die Kraft auf einen bestimmten Kontaktpunkt hinführen soll.

Feedback: Technischer Begriff aus der Kybernetik, der sich auf eine Information bezieht, die aus dem unmittelbaren Austausch zwischen motorischem und sensorischen System entsteht. Im allgemeinen Sprachgebrauch wird damit meist ein Verhalten bezeichnet, das zu einem früheren Zeitpunkt stattgefunden hat; dies sollte nicht mit dem in der Kinästhetik verwendeten Feedback-Begriff verwechselt werden.

Funktionale Anatomie: Das zweite kinästhetische Konzept, bei dem es um die anatomischen Grundlagen für eine Bewegung geht: um Knochen und Muskeln, Massen und Zwischenräume sowie um Orientierung im Körper. Funktionale Anatomie ist das Studium der Qualitäten und Merkmale unseres Körpers im Hinblick auf ihren Beitrag zur Durchführung der Lebensaktivitäten.

Fortbewegung: Die Bewegungskombination verschiedener Körpermassen, die zu einer Ortsveränderung des gesamten Körpergewichts führt. Jede Fortbewegung besteht aus drei Schritten:
- das Körpergewicht wird z.B. durch eine Seitwärtsdrehung verlagert
- das entlastete Körperteil bewegt sich frei zu einem neuen Ort
- das Körpergewicht verlagert sich auf den neuen Ort.

Gehen: Fortbewegung, bei der das Körpergewicht immer Kontakt mit der Unterstützungsfläche hat (☞ auch Fortbewegung).

Grundposition: Eine der sieben Positionen, die den Rahmen für relativ stabile Platzierungen der Körpermassen bilden: Rückenlage, Ellenbogen-Bauchlage, Sitzen, Vierfüßlerstand, Einbein-Kniestand, Einbeinstand, Zweibeinstand.

Haltungsbewegung: Bewegung des Gewichts bestimmter Massen zueinander hin oder voneinander weg. Auch die Bewegung verschiedener Gewichte innerhalb von Massen aufeinander hin oder voneinander weg (☞ auch Transportbewegung).

Haltungsebenen: Bestimmte Gelenke und Bereiche des Körpers, die die Bewegung von Gewicht eng begrenzen. Meist ist es eine Vorwärts- und Rückwärtsbewegung auf der Sagittalebene, wobei das Gewicht parallel zur Mittelachse des Körpers auf und ab bewegt wird.

Human Factoring: Kybernetischer Begriff zur Bezeichnung der Bedingungen, in die eine Aktivität eingebettet ist. Diese Bedingungen müssen planvoll verändert werden, wenn sie eine Aktivität bewusst beeinflussen sollen. Die Kybernetikforschung hat ergeben, dass Human Factoring alle Lernprozesse am stärksten beeinflusst. Das kinästhetische Konzept, das sich auf diesen Faktor bezieht, ist die Umgebungsgestaltung.

Interaktion: Wichtigstes kinästhetisches Konzept, das sensorische und motorische Merkmale beschreibt, die zusammen genommen die verschiedenen Formen des Austauschs bilden. Abstrakt gesehen können Interaktionen auf molekularer und zellulärer Ebene, auf Gewebe- und Organebene sowie auf der Ebene von Systemen und eines Ganzen vorkommen, aber auch zwischen Personen, Personengruppen, Kulturen und verschiedenen Spezies. Die Effektivität dieser Interaktionen bestimmt auf jeder Ebene die Qualität der Gesundheit.

Interaktionsformen: Bezeichnung eines Subsystems des kinästhetischen Konzepts der Interaktion. Die drei im kinästhetischen System vorgegebenen Interaktionsformen sind:

- einseitige Interaktion; eine Person folgt der anderen ohne Anpassung oder Rücksicht seitens der Führungsperson
- schrittweise Interaktion; es gibt einen Dialog zwischen den Interaktionspartnern und eine angemessene Zeitspanne zwischen den Austauschmomenten
- gleichzeitig-gemeinsame Interaktion; die Interaktionspartner agieren, indem die eigenen Bewegungen von der Bewegung der anderen Person bestimmt werden.

Kinästhetik: Ein aus den griechischen Begriffen *kinesis* (Bewegung) und *aisthesis* (Wahrnehmung) gebildetes Kunstwort. Es wurde erstmals 1972 von Frank Hatch gebraucht, der einen Kurs der Tanzabteilung der Universität von Kalifornien, Fullerton, so bezeichnete. Seither wird dieser Begriff für die verschiedenen Gesundheitsentwicklungsprogramme verwendet, die Frank Hatch und Lenny Maietta seit 1974 in ganz Europa entwickelt haben.

Knochen und Muskeln: Unterthema des Konzepts der Funktionalen Anatomie. Als stabilisierende feste Struktur des menschlichen Körpers stützen die Knochen passiv das Körpergewicht und tragen das Gewicht. Knochen und Muskeln stellen eine Funktionseinheit dar: die Muskeln als weiche, flexible Struktur des Körpers haben die die Aufgabe, die Knochen aktiv und koordiniert zu bewegen oder in eine bestimmte Position zueinander zu bringen.

Laufen/Springen: Fortbewegung, bei der das Körpergewicht durch die Luft bewegt wird, mit einer freien Falllinie am Ende eines jeden Schritts.

Massen: In der Kinästhetik wird der menschliche Körper in sieben feste Massen und sechs bewegliche Zwischenräume eingeteilt. Die Massen sind Kopf, Brustkorb, Becken, Arme und Beine. Sie sind die Bereiche, die das Körpergewicht ausmachen. Die knöchernen Strukturen liegen bei den Massen direkt unter der Körperoberfläche.

Menschliche Aktivitäten: Kombination aller Bewegungen auf jeder Ebene des Daseins, die auf ein Lebensziel hin ausgerichtet ist.

Menschliche Bewegung: Das dritte kinästhetische Konzept, das die Bewegung verschiedener Gewichte unseres Körpers beschreibt, sowohl in Bezug auf den umgebenden Raum (☞ Transportbewegung) als auch auf den Körper selbst (☞ Haltungsbewegung).

Menschliche Funktionen: Das fünfte kinästhetische Konzept, das die Arten und Merkmale aller Aktivitäten beschreibt. Man unterscheidet die einfache Funktion (☞ Grundposition) und die komplexe Funktion (☞ Bewegung am Ort und Fortbewegung).

Mobilisation: Jede Aktivität zwischen Pflegenden und Patienten, die geeignet ist, deren aktive Teilnahme an ihren Lebensprozessen zu fördern.

Muskeln: ☞ Knochen

Orientierung: Unterthema des zweiten kinästhetischen Konzepts, der funktionalen Anatomie. Orientierung bezeichnet die Beziehung unserer Körperteile zueinander und ihre Beziehung zur Umwelt. Deshalb kann man von „Orientierung im Körper“ und von „Orientierung im Raum“ sprechen. Oft werden die beiden Arten der Orientierung verwechselt und im Laufe einer Aktivität vermischt, was die Effektivität einer Bewegung beeinträchtigt und manchmal sogar zu Rückenschädigungen kommen kann.

Parallele Bewegungsmuster: Parallelbewegungen verbundener Körperteile oder Massen mit nur einer Bewegungsachse, d.h. es handelt sich hier um Beuge- und Streckbewegungen. Eine Aktivität hat einen größeren Anteil von Parallelbewegungen (Haltungsbewegungen), der mit Spiralbewegungen (Transportbewegung) kombiniert wird und eine konstante räumliche Orientierung ermöglicht. Parallelbewegungen sind anstrengender als Spiralbewegungen.

Position: Begriff für einfache menschliche Funktionen. Er bezeichnet ganz allgemein die Platzierung von Körpergewicht. Die verschiedenen Gewichte der Massen können direkt auf die Unterstützungsfläche abgegeben werden oder auf andere Massen, die das Gewicht nach und nach auf eine Unterstützungsfläche ableiten.

Sinnsysteme: Unterthema des ersten kinästhetischen Konzepts, der Interaktion. Wir beziehen uns dabei nicht auf das Sinnesorgan, sondern vielmehr auf alle Eigenschaften und Merkmale, die uns erlauben, durch Bewegung ausgelöste Veränderungen wahrzunehmen. Jedes Sinnsystem ist einem anderen Aspekt der Bewegungselemente zugeordnet. Das Sehvermögen reagiert z.B. auf räumliche Qualitäten, während man mit dem kinästhetischen Sinnsystem Unterschiede im Anstrengungsbereich der Bewegung wahrnehmen kann.

Spiralige Bewegungsmuster: Bewegungsmuster verbundener Körperteile oder Massen, bei dem Haltungsbewegungen und Transportbewegungen den gleichen Anteil haben. Spiralbewegungen führen zu einer fortlaufenden Orientierungsänderung in der Umwelt, verringern jedoch die Anstrengung, weil die Orientierung innerhalb des Körpers erfolgt. Spiralbewegungen erfordern mehr Platz als Parallelbewegungen.

Tracking: Dieser Begriff bezeichnet die Art, wie sich verschiedene Körperteile einer Person (Body Tracking), Individuen oder Gruppen von Individuen (Social Tracking) wechselseitig beeinflussen.

Transportbewegung: Bewegung des Gewichts eines bestimmten Körperteils oder einer Masse in mehrere Richtungen, z.B. Drehen. Bewegungsabläufe setzen sich aus einer Kombination von Haltungs- und Transportbewegungen zusammen; Haltungsbewegungen sorgen für die Aufrechterhaltung des Körpers und regulieren die Stabilität und das Gleichgewicht.

Transportebenen: Gelenke und andere Bereiche des Körpers, die eine fast uneingeschränkte Gewichtsverlagerung erlauben. Diese Bewegungsebenen transportieren die Körpergewichte in den umgebenden Raum.

Umgebungsgestaltung: Das sechste kinästhetische Konzept. Die Umgebung eines Menschen/Patienten sollte so gestaltet sein, dass eine Bewegung so sicher und einfach wie möglich wird und die Umgebung dabei effektiv genutzt werden kann.

Wahrnehmung: Ergebnis der Interaktion zwischen der durch Muskeln ausgelösten Bewegung und dem, was die verschiedenen Sinnessysteme registrieren.

Zwischenräume: Die sechs zwischen den Massen liegenden Bereiche Hals, Taille, Schultergelenke und Hüftgelenke. Sie verbinden die Massen miteinander und ermöglichen eine ausbalancierte Bewegung in unterschiedliche Richtungen.

Literaturverzeichnis

Ansell, S. and Smith, K. U.: Development of social tracking skills in pre-school age groups. In: K. U. Smith and L. Schiamberg, The infraschool: A positive appraoch to parent education for early childhood development. Madison, Wisconsin: University of Wisconsin Behavorial Cybernetics Laboratory (1973)

Atkinson, D. E.: Biological Feedback Control at the Molecular Level. Science (1965), 150: 851–862

Bateson, G.: Steps to an ecolgy of mind. New York: Chandler (1972)

Bertalanffy, L. von: General systems theory. George Braziller (1968)

Birdwhistle, R.: Kinesics and context: Essays on body motion communication. Philadelphia University of Penn. Press. (1970)

Brunner, J. S. Early social interaction and language acquisition. In H. R. Schafer (Ed.), Studies in mother-infant interaction. New York: Academic Press. (1977)

Cannon, W. B.: The wisdom of the body. New York, W. W. and Co., Inc. (1939)

Coleman, P. and Smith, K. U.: Hazard management: preventative approaches to industrial injuries and illnesses. Madison, Wisconsin: Wisconsin Department of Industry, Labor and Human Relations, Bureau of Research and Statistics (1976)

Erikson, E. H.: Childhood and Society. New York: Norton (1950)

Fantz, R. L.: The origins of form perceptions. Scientific American (1961), 204:66–72

Hatch, F., Maietta, L. and Schmidt, S.: Bewegung und Berührung in der Pflege. DBfK Verlag, Eschborn 2 ed (1997)

Hill, A. V.: The maximum work and mechanical efficiency of human muscles and their most economical speed. Physiology (1922), 56:19–41

Hill, A. V.: Production and Absorption of work by muscle. Science (1960), 131:297-307

Hull, C. L.: Principle of Behavior. New York: Appleton (1943)

Hull, S. J.: Auditory discrimination at birth. In S. J. Hutt and C. Hutt (Eds.). Early human development. Oxford University Press (1973)

Huxley, H. E.: The mechanics of muscular contraction. Science (1969), 64:1356–1366

Kao, H. and Smith, K. U.: Social feedback: Determination of social learning. Journal of Nervous and Mental Disorders (1971), 289–297

Klaus, M. H. and Kennel, J. H.: Maternal-infant bonding. St. Louis: Mosby (1976)

Maietta, L.: The effects of handling training on parent-infant interaction and infant development. Unpublished doctoral manuscript: the Fielding Institute; Santa Barbara, California (1986)

Mc Farlane, J. A.: Olfaction in the development of social preferences in the human neonate. In: Parent-infant interaction. CIBA Foundation Symposium. Amsterdam: New Series, ASO (1975)

Mc Ginnis, J. M.: Eye movements and optic nystagmus in early infancy. Genetic Psychology Monogram. 8:421–430 (1930)

Montague, A.: Touching: The human significance of skin (2 ed.). New York: Harper and Row (1978)

Poincare, H.: Science and hypothesis. London: Walter Scot Publishing company (1905)

Powers, W. T.: A cybernetic model for research in human development. In M. Ozer (Ed.): Cybernetic approach to the assessment of children. Boulder, Colorado: West View Press (1979)

Putz, v. and Molitor, L.: The relationship between breathing and motion systems. Madison, Wisconsin: Behavioral cybernetic Laboratory (1968)

Smith, K. U.: The relation between visual and optic projection centers of the brain. Science (1937) 564–565

Smith, K. U.: Neural centers concerned with apparent movement vision. Journal of Experimental Psychology (1945) 28:199–216

Smith, K. U.: Delayed sensory feedback and behavior. Philadelphia: Saunders (1962)

Smith, K. U.: The human social voke: The educational bond between parents and children. Janesville, Wisconsin: Parker Pen Co. (1968)

Smith, K. U.: Cybernetic psychology and the motor system: Feedback principles of psycho-motor perfomance. Madison, Wisconsin: Behavorial Cybernetic Laboratory (1971)

Smith, K. U.: Social tracking and social feedback control: the experimental foundations of social cybernetics. Madison, Wisconsin: Behavorial Cybernetics Laboratory (1973)

Smith, K. U., Ansell, L. and Smith, M. F.: Sensory feedback in behavior and neural systems. American Journal of Physical Medicine (1963): 42:228–262

Smith, K. U. and Arndt, R.: Experimental Hybrid-Computer Automation in perceptual motor and social behavorial research. Journal of Motor Behavior (1961) 1:11–28

Smith, K. U. and Bojar, L.: The nature of optokinetic reactions in mammals and their significance in the experimental analysis of neutral mechanics of visual functions. Psychology Bulletin (1938) 35:193–219

Smith, K. U. and Bridgeman, M.: The neural mechanics of movement vision and optic nystagmus. Journal of experimental Psychology (1943) 33:165–187

Smith, K. U. and Henry, J.: Cybenetic foundations of rehabilitative science. Madison, Wisconsin: Behavorial Cybernetics Laboratory (1966)

Smith, K. U. and Kappauf, W. E.: A neurological study of apparent movement. Journal of General Psychology (1940) 23:315–327

Smith, K. U., Kappauf, W. E. and Bojar, S.: Functions of the visual cortex in optic nystagmus at different velocities of movement of the visual field. Journal of General Psychology (1940) 22:340–353

Smith, K. U. and Leudke, R.: Feedback sychronism between limb movements and external respiration, University of Wisconsin behavioral cybernetics Lab., Madison Wisconsin (1968)

Smith, K. U., Puty, v. and Molitor, L.: Delayed retinal feedback of eye movements. Science (1968) 166:1442–1444

Smith, K. U. and Schiamberg, L.: The infraschool: A positive approach to parent education for early childhood development. Madison, Wisconsin: University of Wisconsin, Behavorial Cybernetics Laboratory (1973)

Smith, K. U. and Smith, W. M.: Cybernetic principles of learning and educational design. New York: Holt, Rinehart and Winston (1966)

Smith, K. U. and Smith, W. M.: Perception and motion: An analysis of spacestructured behavior. Philadelphia: Saunders (1962)

Smith, K. U.: Hazard management: Principles, apllications and evaluation. Cybernetic Laboratory; University of Madison, Wisconsin (1991)

Smith, K. U. and Sturgeon, M.: Effects of delayed tactual feedback. Madison, Wisconsin: Behavorial Cybernetics Laboratory (1971)

Smith, K. U. and Warkentin, J.: The development of visual acuity in the cat. Journal of Genetic Psychology (1937) 50:371–399

Smith, K. U. and Zwerg, C. and Smith, N. J.: Infant control of the behavorial environment. Perceptual and Motor Skills 16 (1963)

Stein, M. and Meyer, R.: Computer analysis of body motion: Systems feedback theory and practice in rehabilitative science. Madison, Wisconsin: Behavorial Cybernetics Laboratory (1971)

Stern, D. N.: A microanalysis of mother-infant interaction: Behaviour regulating social contact between a mother and her 3 1/2 month old twins. Journal of the American Academy of Child Psychiatry (1971) 10:501–517

Ting, T., Smith, M. and Smith, K. U.: Social feedback factors in rehabilitative processes and learning. American Journal of Physical Medicine (1972) 51:86–101

Wiener, N.: Cybernetics: or control and communication in the animal and machine. New York: Wiley (1948)

Wiener, N.: Human use of human Beings: Cybernetics and society. New York: Avon Books (1950)

Adressen

Kinaesthetics Institut Deutschland
Gartenstraße 8
D-72108 Rottenburg a.N.
Tel.: 0049/(0)74 72/28 30 641
Fax: 0049/(0)74 72/28 30 642
de@kinaesthetics.com
www.kinaesthetics.com

Kinaesthetics Institut Schweiz
Alpenblickstraße 26
CH-8853 Lachen
Tel.: 0041/55 442 88 88
Fax: 0041/55 442 88 90
ch@kinaesthetics.com
www.kinaesthetics.com

Kinaesthetics Institut Österreich
Billrothstraße 4
A-1190 Wien
Tel.: 0043/1 36 93 126
Fax: 0043/1 36 93 127
at@kinaesthetics.com
www.kinaesthetics.com

Sachwortverzeichnis

W

Z

Printed by Printforce, the Netherlands